实用眼科疾病诊治

主编◎ 黄　静

天津出版传媒集团

天津科学技术出版社

图书在版编目(CIP)数据

实用眼科疾病诊治 / 黄静主编. -- 天津：天津科学技术出版社，2019.6
ISBN 978-7-5576-6450-3

Ⅰ.①实… Ⅱ.①黄… Ⅲ.①眼病-诊疗Ⅳ.①R77

中国版本图书馆CIP数据核字(2019)第100764号

实用眼科疾病诊治
SHIYONG YANKE JIBING ZHENZHI
责任编辑：王连弟　吴　頔
责任印制：兰　毅
出版：天津出版传媒集团
天津科学技术出版社
地址：天津市西康路35号
邮编：300051
电话：(022)23332369
网址：www.tjkjcbs.com.cn
发行：新华书店经销
印刷：山东道克图文快印有限公司

开本 787×1092　1/16　印张 18　字数 423 000
2019年6月第1版第1次印刷
定价：108.00元

前　　言

眼睛是心灵的窗口，通过这一点就知道眼睛的重要性，其实眼睛很脆弱，一定要好好保护，因为如果眼睛有什么疾病就会导致视力下降、视神经衰退，甚至会失明。临床眼科是医院重要科室之一，有着独特的理论体系和丰富的实践内容。

本书共十一章，包括眼科检查、眼睑病、泪器病、结膜病、角膜病、玻璃体疾病、视网膜疾病、视神经、视路和瞳孔路疾病、眼眶病、眼外肌病、眼外伤等内容。以眼科常见病、多发病的实际诊疗步骤为主线进行编写，具有很强的可操作性和实用性，适合眼科初学者和基层眼科医生参考使用。

在编写过程中，作者虽然力求做到写作方式和风格上的统一，但由于都是在繁忙的工作之余进行编写以及受作者的水平所限，不足和疏漏之处在所难免，恳请读者及同行指正，以供今后修订时完善。

编者

目 录

第一章 眼科检查

第一节 眼部体征速查

一、眼眶

1.浅眼眶

头颅狭小、成骨不全、先天性小眼球或无眼球、眶骨肥大、指(趾)畸形、Apert 综合征。

2.窄眶距

眼、齿、指(趾)畸形、发育异常,Goldenhars 综合征。

3.宽眶距

脑积水、脑巨大畸形、脊脑膜突出、Chiari 畸形。

4.假性宽眶距

内眦赘皮、鼻梁低矮、外斜视、内眦间距宽大、小睑裂。

5.眼球突出

(1)炎症性:全眼球炎、眶蜂窝织炎、急性鼻窦炎、炎性假瘤、眶骨膜炎、眶尖综合征、眶上裂综合征、Graves 病。

(2)占位性:眶内异物、眼眶肿瘤、嗜酸性粒细胞肉芽肿。

(3)外伤性:眶内外伤出血、挤压综合征、眼眶挫伤。

(4)血管性:眶内血管瘤、颈动脉海绵窦瘘、淋巴管瘤。

(5)神经麻痹性:神经性眼外肌麻痹、海绵窦综合征、神经纤维瘤。

(6)先天性:颅面骨成骨不全、眼眶脑膜膨出、脑积水。

6.眼球内陷

眼球萎缩、老年性眶壁骨折、眶脂肪萎缩、先天性小眼球。

7.眼眶杂音

动静脉瘤、颈动脉狭窄、颈动脉海绵窦瘘。

二、眼睑

1.眼睑肿胀

(1)炎症性肿胀:眼睑板腺炎、眼睑板腺囊肿、眼睑疱疹感染、睑缘炎、蜂窝织炎、过敏、电光性眼炎、外伤。

(2)周围组织病变波及:泪腺炎、泪囊炎、急性结膜炎、青光眼急性发作、眼内炎、Graves 病、Mikulicz 综合征。

(3)非炎症肿胀:眶内脂肪脱垂、血管神经性水肿、风疹、外伤骨折引起眼睑气肿、眼睑皮肤松弛、营养不良、全身疾病引起眼睑水肿等。

2.眼睑充血

睑缘炎、眼睑板腺炎、眼睑板腺囊肿、眼睑、眼眶蜂窝织炎、外伤，电光性眼炎、急性泪囊炎。

3.眼睑硬结

眼睑板腺炎、眼睑板腺囊肿、眼睑肉芽肿、睑板腺癌、基底细胞癌、鳞状细胞癌。

4.上睑下垂

(1)先天性：小睑裂综合征、眼外肌纤维化综合征、下颌瞬目综合征、先天性上睑下垂。

(2)后天性：重症肌无力、Horner 综合征、第Ⅲ对脑神经麻痹、老年性上睑下垂、慢性进行性眼外肌麻痹、肉毒毒素注射后。

(3)假性上睑下垂：眼睑皮肤松弛症、眶壁骨折、小眼球、眼睑水肿、眼球后退综合征、眼睑痉挛、癔症。

5.眼睑痉挛

结膜炎、角膜炎、眼表异物、虹膜睫状体炎、睑内翻、倒睫、电光性眼炎、视疲劳、散瞳后畏光、白化病、神经衰弱、原发性眼睑痉挛。

6.内眦赘皮

(1)睑板型内眦赘皮：起于睑板皱襞，止于内眦皮肤联合处。

(2)反向内眦赘皮：皱襞起自下睑，止于内眦稍高位置。

(3)小睑裂综合征：同时伴有睑裂短小，上睑下垂。

7.小眼睑

先天性小睑裂综合征，通常合并有鼻梁扁平、上睑下垂和内眦赘皮。

8.眼睑缺损

(1)先天性：多合并眼部发育异常，如小角膜、小眼球、虹膜缺损、脉络膜缺损等，可伴有全身发育异常、畸形等。

(2)眼睑肿物切除术后，眼睑外伤。

9.眼睑内翻

(1)先天性睑内翻：可合并上睑下垂、内眦赘皮等眼部其他畸形。

(2)瘢痕性睑内翻：外伤、沙眼等因素引起的眼睑瘢痕挛缩。

(3)痉挛性睑内翻：眼部刺激征。

(4)老年性睑内翻：眶脂肪萎缩、眼轮匝肌收缩。

10.眼睑外翻

(1)瘢痕性睑外翻：外伤、溃疡及手术等原因所致眼睑瘢痕挛缩。

(2)老年性睑外翻：皮肤、眼轮匝肌松弛。

(3)麻痹性睑外翻：面神经麻痹。

11.眼睑闭合不全

睑外翻、眼睑缺损、上睑退缩、眼球凸出、昏迷、面神经麻痹。

12.上睑退缩

(1)生理性：恐惧、愤怒等原因引起的交感神经兴奋。

(2)机械性：眼睑外伤、炎症、瘢痕，Graves 病，提上睑肌、苗勒肌痉挛。

(3)神经性:应用引起交感神经兴奋药物后。

(4)下颌瞬目综合征。

13.倒睫

(1)先天性倒睫、睑内翻、双行睫。

(2)沙眼引起睫毛乱生、睑内翻。

三、泪器

1.泪腺肿大

泪腺肿瘤、泪腺脱垂、急性泪腺炎、Mikulicz 综合征。

2.泪囊区红肿

急性泪囊炎、新生儿泪囊炎、泪囊继发感染。

3.泪囊区肿物

泪囊肿瘤、泪囊囊肿。

四、结膜

1.结膜充血

结膜炎、眼表异物、沙眼、干眼症、全身性热病、眼外伤。

2.睫状充血

虹膜炎、虹膜睫状体炎、巩膜炎、眼球筋膜炎、青光眼、眼外伤等。

3.混合性充血

角膜炎、眼表异物、青光眼急性发作期、眼内炎、眼外伤。

4.新生血管

(1)外伤和炎症刺激可产生新生血管。

(2)沙眼、化学烧伤后、角膜炎、外伤伤口修复。

5.结膜下出血

(1)炎症、眼外伤。

(2)应用抗凝药物、咳嗽、动脉硬化、凝血功能异常。

6.结膜色素

结膜下出血,黄疸,长期应用眼药水,结膜炎,银、铁、铜质沉着症,Addison 病,角膜软化症,痣,黑色素瘤,黑色素细胞症。

7.结膜隆起的斑块

睑裂斑、翼状胬肉、淋巴管扩张。

8.结膜乳头和滤泡

结膜炎、沙眼。

9.结膜膜性增生

渗出膜位于睑板表面,不易擦除,易出血。多见于链球菌、白喉杆菌、铜绿假单胞菌、腺病毒、单纯疱疹病毒等引起的结膜炎。

10.结膜假膜

易去除,不伴出血。多见于淋球菌、真菌、葡萄球菌、病毒感染等原因所致的结膜炎。

11.睑球粘连

化学伤、烧伤、Stevens-Johnson 综合征、过敏、眼瘢痕性天疱疮。

12.睑结膜巨大乳头

春秋季结膜炎、巨乳头性结膜炎、上方角膜缘性角结膜炎。

13.结膜肿物

皮脂瘤、血管瘤、淋巴瘤、Bowen 病、乳头状瘤、肉芽肿、上皮植入性囊肿。

五、角膜

1.角膜混浊

(1)角膜水肿:急性眼压升高(青光眼等)、盘状角膜炎、角膜缺氧、角膜损伤、术后因角膜内皮失代偿引起的角膜水肿、角膜移植术后排斥反应、Fuchs 角膜内皮营养不良、虹膜角膜内皮综合征、眼内炎、暴露性角膜炎。

(2)角膜溃疡:细菌性角膜炎、病毒性角膜炎、真菌性角膜炎、棘阿米巴角膜炎。

(3)角膜斑翳:流行性角膜结膜炎、角膜炎、外伤、沙眼。

(4)角膜血管翳:沙眼、角膜炎、外伤恢复后。

(5)角膜变性:老年环、角膜营养不良、带状角膜变性。

(6)角膜后沉着物(KP)

①非肉芽肿性葡萄膜炎:细小灰白色,呈三角形分布于下方角膜后壁。

②肉芽肿性葡萄膜炎:羊脂状,体积较大。

③色素性沉着:陈旧、慢性性炎症。

2.角膜肿瘤

多发于角膜缘,有乳头状瘤、皮样囊肿、鳞状细胞癌、皮脂瘤、上皮瘤。

六、巩膜

1.巩膜充血

结节性巩膜炎、浅层巩膜炎、深层巩膜炎、坏死性巩膜炎、硬化性角膜炎。

2.巩膜压痛

巩膜炎、虹膜睫状体炎。

3.巩膜隆起

巩膜炎、巩膜葡萄肿。

4.巩膜血管扩张

眼静脉或海绵窦血栓、颈动脉海绵窦瘘、Graves 病、肿瘤。

5.巩膜色素改变

巩膜黑变、Ota 痣、蓝色巩膜、巩膜炎。

七、前房

1.浅前房

(1)浅前房伴高眼压:闭角型青光眼、白内障晶状体膨胀期、恶性青光眼、晶状体脱位、脉络膜上腔出血、肿瘤。

(2)浅前房伴低眼压：青光眼滤过性手术后、内眼手术创口闭合不良、脉络膜脱离、睫状体脱离。

2.深前房

近视、晶状体脱位、睫状体脱离、后巩膜破裂伤。

3.前房积脓

感染性角膜溃疡、色素膜炎、眼内炎、白内障术后、眼内肿瘤、球内异物、外伤。

4.前房积血

外伤、内眼术后、虹膜新生血管、肿瘤、凝血功能障碍性疾病、医源性。

八、虹膜

1.虹膜异色

(1)虹膜色浅：Fuchs 异色性虹膜睫状体眼、葡萄膜炎、虹膜萎缩、老年性改变。

(2)虹膜色深：Fuchs 异色性虹膜睫状体眼、眼黑变病、色素痣、铁锈沉着症、神经纤维瘤、色素性青光眼。

2.虹膜新生血管

新生血管性青光眼、糖尿病视网膜病变、视网膜中央动脉阻塞、眼部缺血综合征、葡萄膜炎、视网膜脱离、眼内肿瘤、青光眼绝对期。

3.虹膜震颤

晶状体脱位、无晶状体眼、白内障过熟期。

九、瞳孔

1.瞳孔直径大

交感神经兴奋、暗处、药物散瞳后、动眼神经麻痹、瞳孔扩约肌麻痹、颅脑损伤、外伤性散瞳、弱视、睫状神经节损伤、Adie 瞳孔、黑矇。

2.瞳孔直径小

老年人、全身麻醉后、药物缩瞳后、虹膜睫状体炎、Horner 综合征、Argyll-Robertson 瞳孔、低眼压、丛集性头痛、颅脑损伤。

3.瞳孔不规则形

外伤、虹膜炎、青光眼、手术损伤、虹膜囊肿、虹膜肿瘤、虹膜后粘连、先天虹膜形态异常。

2.白瞳症

Coats 病、视网膜母细胞瘤、视网膜脱离、白内障、早产儿视网膜病变、色素膜炎、弓蛔虫病。

十、晶状体

1.晶状体浑浊

(1)前囊下浑浊：青光眼斑、眼球钝挫伤、前极性白内障、晶状体前囊破裂、眼内铁或铜质异物、假性晶状体上皮剥脱、药物中毒。

(2)皮质、核混浊：老年性白内障、先天性核性白内障、先天性板层白内障、眼脑肾综合征、手足搐搦性白内障、半乳糖性白内障、花冠点状白内障。

(3)后囊下浑浊:继发性白内障、永存原始玻璃体增生症、辐射性白内障、老年性白内障、红外线损伤白内障、药物中毒、眼球钝挫伤、糖皮质激素性白内障、肌强直性白内障。

2.小晶状体、球形晶状体

先天性小晶状体、Marfan 综合征、同型胱氨酸尿症、Lowe 综合征、Alport 综合征。

3.晶状体脱位

Marfan 综合征、Marchesani 综合征、外伤、同型胱氨酸尿症。

4.晶状体缺如

先天性。

5.晶状体彩色浑浊

药源性、低钙血症、强直性肌营养不良。

十一、玻璃体

1.玻璃体混浊

玻璃体积血、葡萄膜炎、玻璃体变性、视网膜脱离、Behcet 综合征、眼外伤、星状玻璃体变性、胆固醇沉着症。

2.玻璃体机化

玻璃体积血、外伤、视网膜脱离。

十二、视网膜

1.视网膜出血

糖尿病视网膜病变、视网膜静脉阻塞、高血压性视网膜病变、妊娠高血压综合征、视网膜血管炎、外伤、血液病、感染性脉络膜视网膜炎、恶性贫血、结缔组织病。

2.视网膜水肿

视网膜动脉阻塞、视网膜静脉阻塞、视网膜震荡、视网膜炎。

3.视网膜渗出性病变

(1)硬性渗出:糖尿病视网膜病变、高血压性视网膜病变、Coats 病、视网膜炎。

(2)绵絮斑:视网膜动脉阻塞、视网膜静脉阻塞、糖尿病视网膜病变、高血压性视网膜病变、视网膜炎、白血病、恶性贫血、结缔组织病。

4.视网膜血管改变

(1)视网膜动脉改变:动脉粥样硬化、高血压、妊娠高血压。

(2)视网膜静脉扩张:视网膜静脉阻塞、动脉硬化、视网膜血管瘤、红细胞增多症。

(3)新生血管:糖尿病视网膜病变、视网膜静脉阻塞、早产儿视网膜病变、葡萄膜炎、白血病、Eales 病。

(4)静脉白鞘:陈旧性视网膜静脉阻塞、视网膜静脉周围炎、葡萄膜炎、视网膜病毒感染、败血症、Behcet 综合征、结核。

5.视网膜增生

糖尿病视网膜病变、视网膜静脉周围炎、视网膜静脉阻塞、玻璃体积血、早产儿视网膜病变、外伤。

6.视网膜脱离

孔源性视网膜脱离、渗出性视网膜脱离、牵拉性视网膜脱离、外伤、医源性。

十三、黄斑

1.樱桃红样改变

视网膜中央动脉阻塞、Tay-Sachs 病、Niemann-Pick 病。

2.红色圆形斑

黄斑裂孔、黄斑出血。

3.黄斑水肿

糖尿病视网膜病变、葡萄膜炎、视网膜脱离、内眼术后、视网膜静脉阻塞。

4.黄斑隆起

视网膜脱离、中心性浆液性脉络膜视网膜病变、色素上皮脱离、老年性黄斑变性。

十四、视神经

1.视盘充血

视盘血管炎、视盘炎、远视。

2.视盘萎缩

青光眼、缺血性眼病、视神经炎晚期、中毒、视网膜色素变性、视神经挫伤、视神经管骨折、Leber 病、Tay-Sachs 病、多发性硬化、先天性视神经萎缩、遗传性视神经萎缩。

3.视盘水肿

视神经炎、视网膜静脉阻塞、视盘血管炎、炎症、出血、外伤、肿瘤、脑膜炎、高颅压。

十五、眼外肌

1.斜视

内斜视、外斜视、展神经麻痹、内眦赘皮、动眼神经麻痹、Graves 病、黄斑移位、眶底骨折。

2.眼球运动受限

外伤、眶壁骨折、脑神经麻痹、眼外肌麻痹、Graves 病、眼外肌纤维化综合征、眼球后退综合征、肿瘤。

十六、眼球震颤

1.摆动性眼球震颤

先天性、黄斑病变、点头痉挛。

2.急跳性眼球震颤

生理性、隐性眼球震颤、延髓病变、脑炎、乙醇中毒、多发性硬化、小脑萎缩、基底动脉供血不全、糖尿病、前庭病变、第四脑室病变。

十七、眼压

1.高眼压

青光眼、脉络膜上腔出血、葡萄膜炎、肿瘤、外伤、内眼术后、高眼压症。

2.低眼压

内眼术后创口闭合不良、视网膜脱离、眼球萎缩、脉络膜脱离、外伤。

第二节 视功能检查

视觉的基本功能包括光觉(暗适应、明适应)、形觉(视力、视野)、色觉等。

一、中心视力

中心视力是指视网膜黄斑中心凹的视觉敏锐度,即对物体的精细分辨力。临床上常用远视力表和近视力表做检查,无论远、近视力表,其1.0视力的视标都是按照1°角的标准设计的。视标形态有多种类型,最常用的是“E”形,还有“C”环形,字母或阿拉伯数字,以及儿童用的简单图形视标。

(一)远视力

远视力是指视标放在眼前5m远处时所检查的视力。视力的记录方法在我国习惯用小数表示(如0.2),国际上常用分数表示(如6/30;20/100),其计算公式相同,为$V=d/D$,V为实测视力,d为实际看见某个视标的距离,D为正常眼应能看见该视标的距离。我国通用“国际标准视力表”,亦有用对数视力表的。

检查时,被检者位于距视力表5m远处(如距离受限,可用平面镜作反射来达到5m距离),被检者眼睛高度最好与视标处于同一水平,或与视力表1.0行视标的高度相同,以减少视角差。视力表须有标准亮度的光线照明。两眼分别检查,一般先右后左,一眼用眼罩遮盖,注意不要压迫眼球,亦不可留有缝隙,以正面眼位自上而下指出视标缺口方向,直至不能辨认为止,即为该被检眼的视力。正常远视力为1.0。如能辨认国际标准视力表第5行全部视标和第6行2个视标,则视力记录为0.5^{+2}。如果第一行视标(0.1)也不能辨认,则让患者逐渐向视力表移近,直至仅能看清第一行,此时该眼的视力为被检者与视力表的距离除以50m(0.1行的视标设计为5m/50m)。例如距视力表2m,则实际视力为0.04(2/50),依次类推。如果在距视力表0.5m处仍不能辨认第1行视标时,即视力低于0.01时,嘱被检者数出检查者伸出的手指,并记录正确辨认时的距离。例如,数指/20cm。如果手指数也不能辨认,则用手在被检者眼前摆动,如能察觉手影,则视力为手动。如果手动感觉亦无,则需测试光感,光感测定应在暗室内进行,用烛光或手电灯光照射被检眼(另一眼必须严密遮盖),用黑纸板将光源时遮时现,同时询问被检者能否感觉光亮,如有光感,记录测试距离。如不能感觉光亮,则记录为无光感。对有光感视力者,需进一步测光定位和红、绿色觉。光定位是将光源置于受检眼前1m处,嘱受检者正前方注视,然后将光源分别置于上、中、下、右上、右、右下、左上、左、左下等九个不同方位(光源在移动过程中需要遮盖),根据受检者对光源所在位置是否能正确判断分别记录为(+)或(-)。例如记录$\begin{matrix}+&+&+\\+&+&+\\+&+&+\end{matrix}$表示所有九个方位均能正确指出,而$\begin{matrix}-&-&-\\+&+&+\\+&+&+\end{matrix}$则表示上方三个方位没有光感。红、绿色觉能够帮助判断黄斑功能,可让受检者通过红、绿色玻璃置于眼前观看光源,或用红、绿光源直接测试受检者能否辨认红、绿颜色。

(二)近视力

近视力检查是测定近距离阅读能力,检查时用标准近视力表,其设计原理和记录方法均同远视力表,照明需充分但要避免反光。在标准距离(即通常的阅读距离 30cm)处能阅读第十行,其近视力为 1.0,即为正常近视力。如近视力在 1.0 以下,可将近视力表与受检眼之间的距离随意变动,以求最佳距离时能辨认到的最小视标为止。如果能辨认视标的距离小于标准距离,多为较高度数的近视眼或低视力者,如果能辨认视标的距离大于标准距离,多为远视眼或老视。另外有 Jaeger 近视力表,检查方法相同,记录为 7 个等级,最大的视标为 J_7,最小的视标为 J_1。

远、近视力的测定结果,可为判断受检眼的基本屈光状态提供有用的依据,例如近视力好,远视力差为近视眼;远视力好而近视力差,可能为老视等。

视力检查的记录应包括裸眼视力、矫正视力。矫正视力应注明矫正镜片是球面镜(用 S 表示),还是圆柱镜(用 C 表示);是凹透镜(用－表示),还是凸透镜(用＋表示),以及相应的屈光度(用 D 表示)等。

通常 3～4 岁以上的儿童大多数能够配合作上述远、近视力表的检查,更小的幼儿则需用特殊的儿童图形视力表检查。如果幼儿尚不能够表达时,则需作注视反射和跟随反射等大致了解其视力情况。例如,用手电灯光或色泽鲜艳的物体置于受检儿童前方,观察其是否注视灯光或物体,并随之移动或伸手抓取。

二、视野

当一眼向前方注视目标时所能看见的整个空间范围,称为视野。相对中心视力而言也称周边视力,反映黄斑中心凹以外的视网膜功能。虽然其视锐度较低,但能使人们感知周围环境,物体的方位,以及外界物体的运行及其速度,也是形成双眼立体视觉的重要基础。

(一)视野计及其原理

视野检查是用视野计进行。视野计的应用发展分三个阶段:最初始于 19 世纪的中心平面视野计(1855 年)和周边弧形视野计(1857 年);第二阶段是 Goldmann 半球形动态视野计(1945 年)和 Tübinger 静态视野计(1966 年);第三阶段是 20 世纪 70 年代电子计算机的发展带来了自动化(电脑)视野计。

根据视野计设计的原理,视野检查分动态视野检查和静态视野检查两大类。①动态视野检查,是用恒定速度将一光标从看不见区域移向看见区域,直到被检查者察觉。用同一强度和大小的光标沿不同子午线所检测到的一系列动态视点,即构成一条等视线,因此动态视野检查又称等视线视野检查。传统的手工操作弧形视野计、正切屏视野计、Goldmann 视野计均为动态视野计。动态视野检查是定性检查,主要用于周边视野检查及晚期严重视野损害病例的视野检查。②静态视野检查,是在视屏的各个设定点上,用亮度由弱逐渐增强的光标来检测被检者刚能感受到的光强度,既视觉阈值。沿一条子午线所测的一系列静态视觉阈值位点即构成纵剖面(视丘)视野图,因此静态视野检查又称纵剖面视野检查。目前的各种自动化视野计都是依据静态视野检查原理设计的,它又分为阈上值视野和阈值视野测定。阈上值视野测定是用亮度略高于正常的每个点局部阈值的固定光标来检测,主要用于人群的普查,区别正常与异常,筛选是否有视野损害。阈值视野测定是用一定大小的光标在不同位置测出被检者能够感受到的最低刺激亮度，即测出阈值，主要用于早期发现视野损害，并有定量指标，利于随访。

（二）视野检查及判断

视野检查属于心理物理学检查，反映的是被检者的主观感觉。影响检查结果的因素较多，主要有被检者自身因素、检测者的规范操作以及检查环境影响等。

1.视野检查法

（1）对比法：是一种简单易行、初步粗略的估计周边视野的方法。被检者与检查者（视野正常）面对，双方眼睛应在同一水平，彼此相距0.5～1m。查右眼时，嘱被检者右眼与检查者左眼彼此相互注视，分别遮盖或闭合另一眼，检查者伸出一手指置于二人中间，自周边向中央缓慢移动，嘱被检者觉察到手指后立即告知。这样就有可能与检查者自己所觉察的视野范围（即正常视野）进行比较；分别在上、下、内、外、内上、内下、外上、外下等8个不同方位依次如法检查。此法特别适用于检查明显的偏盲患者。

（2）弧形视野计或Goldmann视野计法：此法也是测周边视野，Goldmann视野计所测得的视野更准确。弧形视野计屏幕是一半圆形的金属板，Goldmann视野计是一半圆球屏，半径均为33cm，距中心点的对侧处设有被检者下颌托架。检查时，被检者舒适的坐于视野计前，下颌固定于托架上，并可上、下、左、右调节托架，使被检眼与球屏中央固视点相对应，并嘱被检者注视中央固视点，另一眼遮盖不漏光。用不同大小、光亮度及颜色的视标（通常选用标准光标，Goldmann Ⅲ4e白色光标，即$4mm^2$大小/1000asb亮度/100%通透）沿不同子午线自周边向中央缓慢匀速移动，直至被检者示意觉察到时，在此点作一标记于视野记录表上。如此每移动15°～30°在各个子午线作检查，最后将所标记的点连接画线，得到该眼的周边视野范围。Goldmann视野计也可作中央30°视野检查。

（3）平面视野屏法：是用一平方米的黑色屏来检查中央30°范围的视野。被检者坐在视野屏前1m处，被检眼向前注视视野屏中央的固视点，并与固视点处于同一对应位置，另一眼遮盖。用一视标（通常用2mm直径的视标）先检查出生理盲点的位置和大小（生理盲点中心点在固视点颞侧15.5°，水平向子午线下方1.5°处，约5.5°×7.5°，呈垂直椭圆形），然后在各不同方位子午线上，自周边向中央缓慢匀速移动视标，直到被检者示意觉察到时作一标记，继续向中央移动直至固视点，其间如有视标消失或又出现，亦均作标记。检查完毕，将各可见点、各不可见点分别相互以线条连接，便测出有无中央视野的缺损、暗点或生理盲点扩大等。

（4）自动视野计法：是用计算机辅助的视野计作静态阈值视野检查，可选用不同的视野检查程序（常用中央30°视野的阈值检测程序），自动地按照内设程序随机地在视野的各个位点用不同亮度的光标测定其光阈值，不仅可检测出视野损害的范围，而且能够对其损害的程度作出定量化的测定。此外，自动视野计均设有被检眼的监视系统（防止眼球移位或闭眼），可靠性检测系统及记录储存和统计系统。因此，自动视野计的检查具有标准化操作，敏感性高，可靠性强，有利于随访比较，快速方便等优点。检测方法基本同Goldmann视野计，只是觉察到光标时需被检者自己用手指按压应答键来表示，光标的出现是随机的静态点，亮度不同，整个检测过程由程序控制，直至检测完毕，直接打印出视野检测结果图。

自动视野计有多种类型，公认的是Octopus视野计和Humphrey视野计。常用的参数有：平均敏感度（MS），即各点敏感度之和除以检查区域点数；平均缺损（MD），即各点与正常值(内存)相差的所有缺失量之和除以检查区域点数;缺失变异(LV)及校正缺失变异(CLV),即缺失量减去平均缺损的方差,再减去测量误差,然后校正,反映视野局限性缺损状况;可靠因素(RF),为综合固视丧失、假阳性应答、假阴性应答等的指标,反映视野检查结果的可信程度。

2.视野结果判断

正常视野范围以白色光标视野为最大,依次为蓝、黄、红、绿色光标视野,依次递减约10°。白色视野的颞侧边界可超过90°,鼻侧约60°,上方约55°,下方约65°。视野分中心视野即距注视点30°以内的空间范围,周边视野即距注视点30°以外的空间范围。通常中心视野检查较为常用,在疾病早期诊断中的作用也更为重要。

视野检查结果的诊断分析时,要注意干扰因素的影响,如边缘暗点,易为颜面部(鼻梁、眉弓、上睑)、矫正镜片或镜架等因素干扰,被检者过度紧张易发生高假阳性率,疲劳易导致敏感度降低,注意力不集中易误判等。视野损害根据形态可分为偏盲(包括象限性、水平性偏盲),视野向心性缩小,视野缺损(常见鼻侧阶梯、颞侧楔形缺损)、暗点(包括中心暗点、旁中心暗点、弓形暗点、环形暗点以及生理盲点扩大)、管状视野、颞侧孤岛等;根据损害程度可分为相对暗点(低于正常阈值)和绝对暗点(完全丧失)。相对暗点的判断有时较难作出,需要经过一段时期后复查视野来比较分析,并结合眼部(尤其是眼底)特征来综合分析判断是屈光介质还是视网膜视神经的问题。

如果对多次视野进行随访分析,需在同一型号同一视标或检测程序的视野计检查的视野才具有可比性,目前Octopus视野计和Humphrey视野计的最新型号都有视野变化趋势分析功能。

三、色觉

色觉是辨别外界特征颜色的能力,其敏锐度很强。色觉检查的目的是检查被检者的辨色能力是否正常,当辨色能力发生障碍时,轻者称为色弱,重者称为色盲。色觉障碍者常根据生活中的经验来判别颜色而不自觉有辨色力的缺陷,多数是在体检时始被发现。

色觉检查需在充足的自然光线下进行,不适宜用人工照明,一般检查距离为50cm,双眼同时检查,被检者视线与画面垂直,应在5秒内作出判断。在难以作出检查结论时,可以同时使用不同的方法或不同版本的假同色表以资比较。常用的方法有:

(一)假同色图(色盲本)检查

临床上常用假同色设计的色盲本检查色觉。图中的数字、字母、图形或曲线,是用亮度相等但易为色觉障碍者混淆的颜色斑点组成。色觉障碍者虽不能正确分辨某些颜色,但能区别其明亮度。因此,制图时将某些明亮度相同但色调不同的颜色绘制在一起,以使色觉障碍者无法或难以辨认,相互混淆,从而暴露其色觉异常状态。国际上以石原忍及Stilling色盲本为标准,我国则有俞自萍、贾永源、汪芳润等自行绘制的色盲本。色盲检查时先阅读示教图(正常人及色觉异常者均能正确辨读),然后可随手翻阅,并根据色盲本内的附带规定说明来判断检查结果。检查时注意保持检查图的清洁、完好,有污染或褪色的会影响检查结果不宜使用。

(二)彩线试色法

此法简便易行。将许多不同颜色,深浅不一的彩线(常用绒线)混合成一堆,嘱被检者从中选出颜色相同的彩线放在一起,或选出检查者要求颜色的彩线,或指出某种颜色的彩线。然后根据其表现结果作出判断。

（三）色觉镜检查

利用红光和绿光适当混合成黄光的原理，制成可以测定色弱程度的仪器。从目镜中可见圆形视野，下半为黄光，上半为红光和绿光的混合，由被检者任意调配红光与绿光使之形成与下半一致的黄光，根据红光、绿光所需的配合量可更准确地判断色弱程度或色盲。

（四）色相排列法

用于定性和定量检查以及色觉异常机制的研究，常用的有两种。

1.FM-100 色彩试验

是由 93 个色相子组成，分为四盒，每盒有 2 个固定的参考子分别固定在盒的两端，另外有 85 个为可移动的色相子分为 21～22 个一组供被检查者作匹配排列使用。在不低于 270lux 的自然光线或国际照明委员会标准照明的人工光源下两眼分别进行检查，被检者按颜色变化的规律顺序排列色相子，每盒排列时间一般为 2 分钟。将色相子背面标示的序号记录在记分纸上，画出其轴向图和计算出总错误分，并以此判断色觉异常的类型和程度。

2.D-15 色盘试验

是由 16 个色相子组成，其中 1 个为参考子，其余 15 个为自然色圈中相等色调阶差的色相子。检查方法和条件同 FM-100 色彩试验，排列时间一般为 1 分钟。色相子排列的顺序描绘在记录纸上，根据色圆周图上的方向判断色觉状况。

色觉障碍常是先天性疾患（多数为遗传性），也有获得性。红绿色盲者将红蓝、青蓝相混淆；红色盲者不能区别鲜红、深绿、棕色，以及玫瑰色、蓝色、紫色；绿色盲者则无法区别鲜红、淡绿、棕色，以及玫瑰色、灰色、淡绿色。临床上红绿色盲为多见，少数不能分辨任何颜色，即只能辨别明暗或黑白者为全色盲。红绿色盲者中心视力一般正常，而全色盲者视力常明显下降。

四、暗适应及明适应

光觉是视觉中最基本的功能，测量暗适应、明适应能力和其过程也是对光觉能力测定的基本方法。

（一）暗适应

处在高度明亮环境下的视觉器官，由于已经产生了对明亮环境的适应，一旦进入光线暗淡的环境时，一开始会感到一团漆黑，对周围物体无法辨认。但经过一段时间后即能逐渐辨认暗淡光线下的事物，眼的这种对光敏感度逐渐增加、并达到最佳状态的过程称为暗适应。

暗适应的检查方法较多，有简单的粗略检查和应用各种暗适应仪的复杂检查。

1.简单法

通过暗适应功能正常的检查者与被检者作对比来判断。根据被检者与检查者同时进入有弱光的暗室内，能分辨室内物体时间的前后，或根据被检者在室内的活动情况来粗略估计被检者的暗适应能力。也可在暗室内，被检者与检查者并排观察一远视力表，通过特殊装置使视力表的照明由极弱逐渐增强，将两者能看清视力表第一行的最大视标所需要的时间做比较来估计其暗适应情况。

2.暗适应计法

有多种暗适应检查仪器，如 Zeiss-Hartinger 暗适应计、Goldmann-Weekers 暗适应计、夜盲计、夜视计等。

Zeiss-Hartinger暗适应计有精确的记录装置，内设可调节光圈，使亮度可连续变化，并将被检者每一时点检查的感光阈值打印记录。检查前必须先处在光适应状态，然后在暗室内按适当的时间间隔测定亮度阈值，最后将记录下的各点连成曲线。

夜视计主要测定最初2分钟内暗适应下的视力，常用于驾驶员的体检。有12种测试图表自动依次显示，夜间视力正常者全能辨认，夜盲者则不能辨认。此外，还可测定暗光情况下的视力和眩光后视力的恢复功能。

正常人暗适应曲线的最初2～3分钟视敏度提高很快，5～8分钟后逐渐变慢，代表视锥细胞的暗适应过程，以后完全是视杆细胞的暗适应过程，在30分钟时几乎达到最高峰，50分钟后即不能再增高。

（二）明适应

正常人从暗处突然进入光亮环境时，也会感到眩光而不能分辨周围景物，约一分钟后方开始适应，这一过程为明适应或光适应。目前临床上明适应测定尚未实际应用。

第三节　瞳孔反应检查

一、瞳孔光反应检查

【适应证】

(1)普通眼科就诊的患者。

(2)健康体检。

【禁忌证】

无。

【操作方法及程序】

1.直接光反应

(1)受检者面对检查者，双眼注视远方。

(2)检查者用手电筒光从侧方照向一眼，同时观察被照眼瞳孔的反应情况。

(3)正常时瞳孔被光照后即缩小，停止照射即散大。

(4)分别检查两眼，以比较双侧瞳孔反应的程度和速度。

2.间接光反射

(1)受检者面对检查者，双眼注视远方。

(2)检查者用手电筒光照射一眼瞳孔，观察另一眼瞳孔反应。

(3)正常时当照射一眼时另一眼瞳孔缩小，不照射时另一眼瞳孔散大。

(4)分别检查两眼，以比较双侧瞳孔反应的程度和速度。

【注意事项】

(1)检查瞳孔应该在暗光下进行。

(2)照射瞳孔的光线不应太强或太弱。

(3)检查时应保证光源只照射一侧眼，对侧眼不应受到光的照射。

(4)检查时应让患者注视远处目标，光线自下而上照入，避免与近反射引起的瞳孔改变相混淆。

(5)检查儿童时，请家长或他人帮助在远处设置一目标。

二、瞳孔摆动闪光试验

又称相对性传入性瞳孔阻滞试验(RAPD)。

【适应证】

(1)怀疑单侧或双眼不对称的前段视路(视网膜、视神经、视交叉)病变。

(2)功能性瞳孔检查。

【禁忌证】

无。

【操作方法及程序】

(1)通常被检查者与受检查者面对面，采取坐位。

(2)令受检查者双眼注视远距离目标。

(3)分别记录双眼瞳孔大小。

(4)检查者选择明亮的光线，如卤素光或间接检眼镜，分别照双眼。光线照射健眼 3 秒时，可见双眼瞳孔缩小，随后移动光线照患眼 3 秒，若出现双眼瞳孔不缩小，再以 3 秒间隔交替照射双眼，可见健眼瞳孔缩小，患眼瞳孔扩大。

(5)上述结果为相对性瞳孔阻滞，也称 Marcus Gunn 瞳孔征阳性。

【注意事项】

(1)检查时，照射的角度和位置必须保持一致。

(2)检查时，照明要求其明亮均匀、只照一眼而照不到另一眼。

(3)检查时，光源应来回摆动照射，两眼照射时间应一致，且不宜过长。

三、瞳孔近反射

【适应证】

普通眼科就诊的患者。

【禁忌证】

无。

【操作方法及程序】

(1)检查时先嘱受检者向远方注视，然后突然令其注视近处 15cm 的物体。

(2)可见受检者双眼向内集合，瞳孔同时缩小。如果瞳孔开始收缩，再让患者注视逐渐远离的目标。观察瞳孔是否开大。

【注意事项】

(1)检查瞳孔近反应时应首先检查其随意的瞳孔近反应，然后再检查由视觉刺激引起的集合运动的瞳孔收缩。

(2)瞳孔的近反射不同于光反射，没有反复变化的情况，如果眼球集合程度不变，瞳孔的收缩程度也不变。

四、偏盲性瞳孔反应

【适应证】

怀疑视网膜、视神经、视束或视中枢病变所致的视野偏盲性缺损。

【禁忌证】

无。

【操作方法及程序】

(1)用点光源分别对双眼自鼻侧及颞侧进行斜照或用裂隙灯之柱状光束斜照，观察瞳孔反应的灵活度。

(2)如果光线自一侧照射时瞳孔反应灵敏，而自另一侧照射时反应迟钝，则为偏盲性瞳孔反应。

【注意事项】

注意使用的光源大小和照射的角度。

第四节　三面镜检查

【适应证】

(1)了解视网膜状态，尤其是周边部及远周边部视网膜状态。

(2)查找视网膜裂孔。

(3)了解前房角状态。

(4)视网膜光凝治疗。

【禁忌证】

(1)结膜或角膜急性传染性疾病或活动性炎症者以及严重角膜上皮水肿或损伤者。

(2)低眼压合并视网膜或脉络膜活动性出血者。

(3)眼球开放性损伤者。

(4)具有可能破裂的巨大薄壁滤过泡者。

【操作方法及程序】

(1)检查器械的准备：①三面镜。②照明放大设备，如裂隙灯显微镜。③接触液，如1%甲基纤维素滴眼液。

(2)三面镜的清洗和消毒：首先用手指沾少许软肥皂溶液擦洗，然后以自来水流水冲洗干净，最后以75%乙醇棉球或3%过氧化氢棉球擦拭。

(3)受检者的准备：利用三面镜进行眼底检查前，对受检眼进行散瞳，要求瞳孔直径大于8mm，滴表面麻醉剂，如0.5%地卡因滴眼液两次。

(4)受检者的位置：嘱受检者坐在裂隙灯前，调整座椅、检查台、颌架及裂隙灯显微镜的高低，使受检者下颌舒适地置于下颌托上，前额紧贴头架的额带上。

(5)安放三面镜：将接触液滴入三面镜凹面内，检查者左手拇指提起受检眼上睑，右手拇指和示指稍倾斜持三面镜，使其凹面向上。然后嘱受检眼稍往上注视，检查者右手中指或无名指轻拉受检眼下睑向下，将三面镜靠近眼睑的边缘置入下穹隆部。再嘱受检眼向前注视，并以下穹隆部的三面镜边缘为支点，迅速将三面镜向上转动 90°，使其凹面与角膜面接触。

(6)检查顺序：一般按照先检查眼底后极部，再检查眼底周边部的顺序进行检查。检查时，通过旋转三面镜和移动裂隙灯，依次连续检查整个眼底的情况。

(7)完成检查后，检查眼滴抗生素滴眼液，并根据检查所见，记录检查结果。

【注意事项】

(1)三面镜使用前，应认真清洗和消毒。使用后应认真清洗后放回。

(2)安放三面镜时动作应轻柔，防止擦伤角膜。

(3)安放三面镜后，若发现三面镜与角膜之间有空气泡存在，应重新安放三面镜。

(4)检查时应注意除中间镜子中所见图像为正像外，其余镜面所见图像均为倒像。

第五节　眼屈光检查

屈光检查用来确定眼屈光状态的性质和程度，主要分为三类：①以诊断为目的即诊断性验光；②以配镜为目的即配镜性验光；③以屈光矫正手术为目的即手术性验光。屈光检查通常称为验光，所使用的方法基本相同，但根据验光目的不同会有不同的要求。屈光不正引起的视力低常，通过验光配镜或手术，可使视力提高到正常。

配镜性验光是为了清晰、舒适、持久地用眼，并可能矫正或改善视疲劳、隐内斜或隐外斜等屈光眼肌问题。如果验光可用 5 分制来描述，那么 1～3 分的验光为普通验光，也可称为初级验光：1 分：主觉插片法；2 分：电脑验光＋主觉插片法；3 分：电脑验光＋他觉检影＋主觉插片法；4～5 分可称为综合验光：4 分：3 分＋双眼调节平衡；5 分：4 分＋眼位检查＋双眼单视功能＋调节＋集合功能等，作出综合判断后给予处方。

诊断性验光须单眼进行，另眼予以遮盖。应用综合验光仪进行验光时，须根据检测目的比如双眼视觉功能、隐斜测定等合理使用各类镜片。

屈光手术术前验光对于手术设计非常重要，特别需要重视：①判别终点的设定。屈光度的测定需要利用好红绿平衡的方法。②双眼调节平衡。③主视眼。确定主视眼，一般设计使术后主眼与术前保持一致。④其他：如老视的测定、眼位、职业与运动爱好、双眼视觉辐辏、隐斜、AC/A 等。有助于术前设计考虑到各方面因素，使手术矫正视力的同时兼顾改善双眼视觉。

验光需要设备。镜片箱和检影镜是必备的，自动电脑验光仪和综合验光仪也在普及。电脑验光仪的数据可作为屈光状态的初筛，不能作为验光的标准。综合验光仪可以高效率地检测屈光度数，同时对眼位、双眼平衡等进行检测定量。综合验光仪的规范应用，可以有效提高验光水平。

常用的验光镜片种类有：①球面镜：凸球镜：矫正远视；凹球镜：矫正近视。②圆柱镜：凸柱镜：矫正远视散光；凹柱镜：矫正近视散光。凸透镜用“＋”符号表示，凹透镜用“－”符号表示。镜片的屈光数字代表其屈光度(D)，每 1 屈光度＝1D。综合验光仪(下图为综合验光仪镜片组件）最主要的作用是把镜片组合在一起，更有效地转换和协调使用。

验光需要检测眼调节静息状态的屈光度，有一些情况下需要扩瞳验光。验光也可分为他觉验光和主觉验光。他觉验光是通过检影镜，对被检者瞳孔中的光影移动进行判断，适合幼儿或扩瞳情况下的验光，主觉验光是通过被检者戴上试镜片后对矫正视力的变化进行判别，适用主觉配合较好的成人和部分青少年。

验光是否需要睫状肌麻痹剂：对 6 岁以下的儿童、高度远视、伴有内斜视的患者，检查前为使调节充分麻痹，应滴用 0.5%～1%阿托品眼药水或眼膏，每日 3 次，一般连续滴 3 天；每次滴药时，应压迫泪囊 2 分钟以免药液流入鼻腔被吸收，引起皮肤潮红，口干、心悸等副作用。对于其他调节偏强的患者也可应用短效睫状肌麻痹剂，可滴用 0.5%～1%托吡卡胺眼药水、复方吡卡胺眼药水等每 5 分钟 1 次共 3 次，也可称“快速扩瞳验光”；或滴用 2%后马托品（每 15 分钟一次，共 5～6 次）。40 岁以上成人，因睫状肌调节力已较大衰退，一般并不需要睫状肌麻痹剂。对于已经有可靠的验光史包括已有至少一次阿托品眼药水睫状肌麻痹后验光记录的患者，即使高度远视或 6 岁以下仍然可以选择快速扩瞳验光或自然瞳孔验光。

一、主觉验光法

插片检查使位于无穷远物体通过被检眼前的矫正镜片在视网膜上产生共轭点，根据患者主觉，测量其达到正常视力所需镜片的屈光度数。

验光前，应常规预先进行远、近视力检查，配合裂隙灯和眼底镜检查，在了解屈光间质及眼底情况的基础上，初步了解屈光性质和屈光度数。

1.远、近视力均正常

为正视眼或调节功能正常的远视眼，部分轻度近视或散光的眼也可以表现为正常的远和近视力。

2.远视力正常，近视力差

为远视眼或老视眼。

3.远视力差，近视力正常

为近视眼。

4.远、近视力均差

为散光眼或调节功能不足的远视眼或其他眼病。

（一）远视

1.云雾法

云雾法的目的是放松调节，事实上所有验光的方法都必须尽可能减少调节对验光结果的影响。

云雾法适应证：不宜作散瞳检影的远视患者以及可疑性青光眼、对阿托品及后马托品等过敏的患者。

传统的云雾法对于所加正镜的幅度以及对视表的要求没有很好的统一。

可先用眼底镜检查，或用插片法粗略估计远视度数，将此远视镜片放于镜框内，然后在二眼前同时加＋4.00D～＋5.00D 球镜，视力立即下降，眼前犹如云雾遮蔽，一刻钟后，再交替递减-眼的凸镜度数（调换镜片时，应先置后撤，以免引起调节），直至达到正常视力所需的最高凸镜度数，也就是远视的屈光度数。

例如：插片法粗测远视为＋2.00，视力达 1.2，双眼前加＋4.00 球镜，一刻钟后，递减右眼镜片度数，当减到 2.25D 时，视力又恢复至 1.2，则其远视度数为＋2.25D。

2.插片法

在眼前放置凸透镜。在测定远视力的基础上，相对于估计度数再加上＋0.75D 至＋1.50D 的凸透镜镜片，其度数由＋0.25D 逐渐变化，使远视力达到终点判断（最佳视力或更小更黑的视表主观感受）所需的最高凸透镜度数，即为远视度数。

例如：＋2.25D 和＋2.50D 球镜时远视力达 1.5，而加到＋2.75D 球镜时，远视力减低，则其远视度数可判断为＋2.50D。

（二）近视

插片法：在测定远视力的基础上，相对于估计度数再加上＋0.75D 至＋1.50D 的透镜镜片（放松调节），其度数由 0.25D 逐渐变化，使远视力达到终点判断（最佳视力或更小更黑的视表主观感受）所需的最低凹透镜度数，即为近视度数。

例如：－2.25D 和－2.50D 球镜时远视力达 1.5，则其近视度数可判断为－2.25D。

（三）散光

适用于规则性散光，混合性散光则以检影法为适宜。

1.插片法

可先分别用－0.50D 球镜及＋0.50D 球镜初测，若加－0.50D 球镜，视力有提高者为近视；加＋0.50D 球镜，视力有提高者为远视。然后按远视或近视插片法检查，直到视力无法继续提高时为止。在此基础上，近视者用－0.50D 柱镜，远视用＋0.50D 柱镜，分别放在 90°、180°、45°、135°轴位；若在某轴位视力有进一步提高，再以此轴位为中心，每 15°改换轴位，以找出视力最清楚的轴位，此即为散光的轴位，在此轴位上加减柱镜度数，直至视力达到正常或最满意时为止。远视散光度数应为达到正常视力所用柱镜的最高度数；近视散光度数应为达到正常视力所用柱镜的最低度数。

例如：先加－0.50D 球镜，视力有提高，以近视插片法递加度数，视力只能达到 0.6，其最低度数的镜片为－2.00D 球镜，将此镜片放在试镜架内，在其前加－0.50D 柱镜，轴位放在 180°，视力继续提高到 0.7，转动轴位至轴位 160°时，视力最清楚，在此轴位继续递加柱镜度数至－1.50D 及－1.75D，视力均可达 1.2，则其散光度数应为－1.50D 柱镜轴 160°。此眼的屈光度数表示为－2.00D球镜－1.50D 柱镜轴 160°。

2.散光表验光法

散光表为直径约 25cm 的圆形钟表面，通过圆心各数字间均有一组平行线条，每组有三条线，其间距与线宽相等，形成放射状排列。

先用球镜按上述插片法查出视力不能继续再提高所需的度数，将此镜片放在镜框内，嘱患者注视墙上的散光表，散光者可发现有一组线条较其他线条更清晰（或更黑），则与此组线条垂直的轴即为散光轴，在此轴位上再按上述插片法加－0.50D 柱镜，视力进一步提高者为近视散光，加＋0.50D 柱镜，视力提高者为远视散光，然后递加柱镜度数直至视力达到正常时为止。

二、他觉验光法

他觉验光中检影法是基本方法，其他的还有带状光检影法、电脑验光仪检查以及综合验光仪检查。

(一)检影法

检影法须在暗室内进行，可在瞳孔散大后进行，也可在自然瞳孔下进行。检影法检查时不必根据患者主觉就能查出屈光性质与度数，特别适用于儿童或精神状态不稳定者，适应于所有屈光不正的患者。

检影法的局限性在于屈光间质的混浊程度会影响检影结果，不适合那些屈光间质特别是光学区明显混浊的患者。检影技术人员的经验和操作的规范与否，也会影响到结果。

1.检查器械

(1)平面反光镜：为直径 2cm 或 4cm 的圆形平面反光镜，中央 2mm 直径不涂水银作为视孔，一端有柄。

(2)灯光源：以 100W 磨砂灯泡作光源，套以金属外罩，罩上有 2.5～3cm 直径的圆孔，使灯光仅由此圆孔射出，光源放在患者左(或右)侧，使灯光由检查者手中的反光镜反射入患者的瞳孔内。

(3)电光视网膜检影镜：可不需上述的反光镜与灯源设备，使用及携带均较方便。

2.检查方法

检查者面对患者 1m 距离(或 75cm，50cm，换算时注意实际距离)，右手持检影镜(或反光镜)于右眼前，使自己的眼正对视孔，并移动检影镜，将光线投射于患者的瞳孔内。此时检查者通过视孔可在后者瞳孔领内，窥见光影与黑影交替出现的情况。前者代表视网膜受映照的光反射；后者代表未受映照部分的阴影。在检眼镜上、下及左、右轻微摆动下，瞳孔内光影可表现下列的移动情况：①光影不动：检影镜摆动时，光影固定不动，表示有－1.00D 的近视(因为 1m 的检距使检影镜视孔恰好处于患者眼前 1m 处的远点上，故患眼必为－1.00D 近视。如检距为 0.5m，则应为－2.00D 近视)。②光影顺动：即光影动向与检影镜动向一致，表示是远视、正视或小于－1.00D 的近视。用凸球镜可使顺动光影中和，即光影不再随检影镜摆动而移动(反转点)。③光影逆动：即光影动向与检影镜动向相反，表示是近视(－1.00D 以上)。用凹球镜可使逆动光影中和。④有两个光影沿着不同轴向移动：瞳孔内两条互成直角的子午线上均有光影移动，其明暗程度及移动快慢不等，表示有散光存在；若两个光影均为逆动或顺动，则为复合性散光，一为逆动另一为顺动，则为混合性散光。可用球镜中和一条子午线上的光影，一般先中和度数低者，此时出现一带状光影，即散光带，散光带方向即代表散光的轴向，根据散光带的动向，可分别用凸柱镜(对顺动)或凹柱镜(对逆动)加以中和。圆柱镜的轴向永远指向散光带的方向。低度散光时，常见不到明显的散光带，仅表现一卵圆形光影，须仔细观察，否则易被忽略。⑤剪动光影：瞳孔内两个平行光影沿同一子午线(180°轴)作反方向移动，上方光影向下，下方光影向上，而合为一条光带，犹如剪刀双刃的开合动作。剪刀光影无法用镜片全部中和，只能选定一主要光影(常为顺动光影)加以中和，按照实践及患者对镜片的接受程度，对剪动光影的检影结果可为凸球镜或凹柱镜。光影越暗和移动越慢，表示屈光异常程度越深。反之，光影越亮和移动越快则表示屈光异常程度越低，或越接近中和。

检影所得的屈光度数需加上由检影距离的人为近视度数，才是实际的屈光度数。

例一，顺动光影用＋3.00D球镜中和，其近视度数应为＋3.00D＋（－1.00D）＝＋2.00D。

例二，逆动光影用－1.00D球镜中和，其近视度数为－1.00D＋（－1.00D）＝－2.00D。

例三，瞳孔内两条子午线上出现不同的光影，说明有散光，检查方法有两种：

(1)一条子午线上用－3.00D球镜中和，在60°子午线上有一逆动散光带加－1.00D柱镜、轴60°中和，其结果为－4.00D球镜加－1.00D轴向为60°的柱镜（验光距离1m，即需加－1.00D，一般记录为－4.00D(　)－1.00D×60°）。

(2)两条子午线上光影分别用球镜中和，两者之差为散光度数。

一条子午线用＋3.00D球镜中和，60°子午线上有顺动散光带，即散光轴为60°，撤去镜片用＋4.00D球镜中和，两者差为＋1.00D，其结果为＋2.00D球镜＋1.00D柱镜轴60°(减去1m距离人为近视－1.00D)。

3.检影注意点

检影时须以瞳孔中央4mm直径的整个光影移动作为标准，不应受周边部光影的干扰。混合性散光具顺动、逆动相混的光影，检影时宜先中和逆动轴向，以便造成一较大的顺动散光带。使顺动散光带更为清晰，易于定准轴位。

采用麻痹睫状肌检影者，可在瞳孔恢复正常后(如阿托品眼药水扩瞳者一般2～3周，快速扩瞳者可6～8小时后)，按检影测得的屈光度数进行插片复验，必要时适当修正，使视力有满意提高而又感到舒适。

(二)带状光检影法

带状光检影镜是JC Copeland所首创，带状光检影镜的特点是光源来自单丝灯泡，由检影镜射入受检眼的光束，在瞳孔内及眼睑皮肤上呈一光带而非光团。灯座可作360°旋转，可使光带置于不同的经线上，有利于分别观察不同经线上的光带特征，不受其他经线的干扰，灯座可上下移动，以改变射入光束的聚散度使瞳孔内顺动光带显得狭而亮，有利于散光轴精确定位。

带状光检影法的基本操作与点状光平面镜检影法相似。用大拇指将套管推至最高位作平面镜检影，将内管旋转使光带映在不同经线的皮肤上，检查180°经线上的屈光不正，光带置于90°做左右偏动。检查90°经线上的屈光不正，光带置于180°做上下偏动，检查45°线上屈光不正，光带置于135°，沿45°经线偏动。然后再根据顺动或逆动，用凸镜片或凹镜片中和光影。

散光检影的方法：①利用顺动光带来确定轴位，因顺动光带有明显的边界，如果是逆动光影，可用凹镜片作过度矫正成顺动。②中和互成直角的两经线光带时采用球镜片，不采用圆柱镜片，因圆柱镜片如错置轴位可人为的改变散光的轴位及度数。复合远视散光先以凸镜片中和度数较低的顺动光带，而另一主经线上仍有顺动光带，再用另一凸镜中和，两凸镜的差即为散光。复合近视散光应以凹镜片先中和度数较高的逆动光带，使另一主经线上度数较低的逆动光带，由于过度中和变为顺动光带。再用凸镜中和顺动光带，最后将所得的镜式变轴即为复合近视散光。

利用顺动光带精确的测定散光轴位是带状光检影的主要优点。例如患眼是复合远视散光，水平经线光带已中和，垂直经线上呈顺动光带，将套管置于最高位，当光带转至85°的经线上显得最狭最亮，且与眼睑皮肤上的光带并行，当光带转到90°或80°时即出现与眼睑皮肤上的光带不并行，且瞳孔内光带变宽，边界变模糊，因此可确定轴位在85°而非90°或80°。

（三）电脑验光仪检查

电脑验光仪是光学、电子和机械三方面组合起来的新型仪器，又称。它利用检影原理，产生一个正弦波，记录中和点。由于近刺激反应引起的调节不能完全去除，对于没有应用睫状肌麻痹剂的眼特别是青少年自然瞳孔下的检测结果可有误差，如近视偏高、远视偏低、散光轴可差8°等，需要注意。用自动验光仪因检查时间缩短，适用于普查。

（四）综合验光仪检查

综合验光仪是一组完整的镜片套件的多功能的组合设备，包括球镜＋20.00D至－20.00D（可0.25D/档），柱镜－6.00D（0.25D/档，负柱镜），辅助镜片包括R、PH、RL、O、OC以及辅助镜片Jackson交叉圆柱镜和Risley棱镜。在瞳距、水平、顶点距离、倾斜度等均可调整。

视力表可包括E字、数字、字母、图形特殊视标，以及红绿视表、散光表、立体视标、Worth四点、双眼平衡视标等。

综合验光仪舒适度提高、更准确如柱镜轴向、较小额外误差。并可利用R位进行视网膜检影、验光的精确阶段能进行隐斜和双眼视功能的测定。

局限性为无法用镜片测度计检查镜片后顶点度数、头位偏斜引起柱镜轴位偏斜。

综合验光程序分为初始阶段、精确阶段和终结阶段。

首先收集屈光状态基本资料；根据资料预测验光可能结果。①病史、常规眼部检查、全身一般情况、患者阅读习惯的视功能要求。②角膜曲率。③检影/电脑验光。④原有镜片测量。检影验光是该阶段的重点。

其次对初始阶段获得的资料进行检验。强调患者对验光的细微变化的主观反应，又称主觉验光。只有综合验光仪使该阶段的工作成为可能。

最后包括双眼平衡和试镜架测试。终结阶段不仅是一种检查或测量技能，更是一种经验和科学的判断。

综合验光仪作主觉验光步骤：①初次单眼MPMVA；②初次单眼红绿平衡；③交叉圆柱镜确定柱镜的轴向和度数；④再次单眼MPMVA；⑤双眼平衡双眼MPMVA。

规范应用综合验光仪更是一种验光理念的更新，可以高效率地检测屈光度数，同时对眼位、双眼平衡等进行检测定量，从而可以有效提高验光水平。

三、配镜的原则

（一）远视的配镜

儿童和青少年的轻度远视，若不伴有远视力的低常和眼位问题，可不必配镜；远视并伴有调节性内斜时，则宜配镜矫正全部远视；若无内斜视，中高度远视的配镜度数宜减去1/4～1/3。在高度远视不能接受全部矫正度数时，应适当减低度数，适应后再复配；或在戴镜开始一段时间内，滴用0.5%阿托品眼药水，以适应配镜。

成年人轻度远视一般可不必配镜，但如因此而出现视力疲劳，则应配镜，并经常戴用。40岁左右的远视患者相对较早或较易出现老视症状，如近距工作或阅读视力受影响，则应及时配镜。

(二)近视的配镜

儿童和青少年的轻度近视,若不伴有远视力的低常和双眼视觉问题且不影响学习(如课堂看黑板等),可观察,可暂不配镜。近视并伴有调节辐辏相关的外斜,则须配镜矫正近视。

轻度近视但远用视力低常对学习工作有影响者或中度近视,应配镜。

高度近视可适当减低度数,使其易于接受,并能适应近距离工作。

已出现老视的近视患者,需配戴渐进镜片。或在戴近视镜片用以矫远视力,再另配阅读近用眼镜,根据老视程度其度数较远用度数适当减低。

(三)散光的配镜

轻度散光,若引起视力减退或视力疲劳时,应予配镜。中高度散光应该戴镜矫正。对复合性散光,配镜处方时,应将球面和柱面符号变为一致,以便易于磨制。

例 1,－5.00D 球镜＋1.00D 柱镜轴 90°应改为－4.00D 球镜－1.00D 柱镜轴 180°。

例 2,＋4.00D 球镜－1.50D 柱镜轴 135°应改为＋2.50D＋1.50D 柱镜轴 45°。

改换原则:①球面镜实际屈光度为原来球面镜屈光度与柱镜之差,符号按照球面镜符号;②柱镜屈光度不变,但改变符号,其轴大于 90°者减去 90°为其轴,小于 90°者加 90°为其轴。

(四)老视的配镜

依据近用视力清晰、舒适、持久的配镜原则,在正确的远用屈光度的基础上再验配老视镜。需要考虑患者阅读或工作的近用习惯距离,可应用综合验光仪 FCC 法测量老视。

若未用综合验光仪检测老视,可参考表 1-1,注意各年龄老视参考屈光度,原有屈光不正者则应减去或加上原有的近视或远视屈光度。

表 1-1 各年龄老视参考屈光度

年龄(岁)	40	45	50	55	60	65	70
老视镜屈光度(D)	＋0.75	＋1.50	＋2.00	＋2.50	＋3.00	＋3.25	＋3.50

(五)角膜接触镜

角膜接触镜由透明的高分子化合物所构成,用以直接贴附在角膜表面,以矫正屈光不正;其表面是球面的,直径比角膜略大,但其弯曲度则与角膜相一致;所用材料的屈光指数也与角膜相近似。

接触镜虽然说是贴附在角膜表面,但实际上是被泪液和角膜隔开,结果表面不规则的角膜会同泪液和接触镜片三者共同组成一个新的、具有完整球面的屈光单位,从而对于角膜引起的散光起着矫正作用。接触镜主要优点包括消除三棱镜作用、消除斜向散光、减少双眼视网膜像差。

接触镜分硬性和软性两种。硬性接触镜是由以甲基丙烯酸甲脂环乙脂聚合脂所构成,质硬不易弯曲变形。软性接触镜则由以甲基丙烯酸醛乙脂为主体的聚合体所构成,质软。高透氧的硬性镜 RGP 适应证较宽,对于高度近视、高度散光等具有良好的作用。青少年中配戴 OK 镜(角膜塑形镜)也在增加。

根据隐形眼镜的更换周期分为传统型(一般指 1 年更换周期)、定期更换型(一般指半年抛)和抛弃型包括月抛、周抛和日抛型。

角膜接触镜安全性的前提是规范配戴和护理。

配戴角膜接触镜的适应证是:无晶状体眼;高度近视或散光,特别是不规则散光者包括圆锥角膜等;屈光参差者、某些特殊职业(如军人,演员,运动员等)等;需要戴镜又不愿戴框架眼镜,期待保持自然仪容的屈光不正者;部分需要保护角膜(如暴露性角膜炎)和起到美容效果如有色隐形眼镜掩盖角膜白斑的患者,也可以配戴角膜接触镜。

配戴流程:①选择好适应证;②眼部常规检查;③检查屈光不正度,并根据“镜、眼距公式”计算所需的角膜接触镜度;④测量角膜前面曲率半径,以确定拟选择的角膜接触镜的曲率半径;⑤综合考虑患者具体情况,选择不同类型及屈光度的接触镜。⑥宣教注意事项及示范配戴方法,确保配戴成功和安全性。

要求 RGP 或 OK 镜配戴者要定期到医院进行随访观察,以发现配戴后出现的相关问题或可能的眼部并发症,及时诊治或调整处理。

第六节　双眼视检查

一、同视机检查

【适应证】

评估斜视在知觉方面损害的程度及治疗效果的客观指标。

【禁忌证】

无。

【操作方法及程序】

(1)分别用同时知觉画片、融合画片、深度知觉画片逐级检查双眼三级视功能。

(2)在Ⅲ级立体视定性基础上,用颜氏立体定量画片检查立体视的定量级别。

(3)视网膜对应检查:用同时知觉画片检查客观斜视角和主观斜视角,根据两种斜视角的比较确定双眼视网膜对应状态。

【注意事项】

检查前需要测出患者瞳距,并进行视力矫正。

二、Worth 四点试验

【适应证】

检查双眼视,判断是否存在抑制、复视。

【禁忌证】

无。

【操作方法及结果评价】

(1)根据红绿互补原理,受检者右眼戴红片、左眼戴绿片,分别注视 33cm 及 6m 处 4 点灯。

(2)受检者叙述所见灯数和颜色。

(3)结果评价。

1)同时看见 4 点,有双眼单视。

2)看见2红2绿者右眼是主视眼,3绿1红者左眼是主视眼。

3)只看见2个红点,表明左眼发生抑制。

4)只看见3个绿点为右眼抑制。

5)看见5个点,3绿2红,表明有复视。

【注意事项】

该方法简单易操作,但不够准确,小的抑制性暗点易被忽略。

三、Bagolini 线状镜法

【适应证】

(1)判断是否存在斜视及异常视网膜对应。

(2)判断是否存在单眼抑制,如全部抑制、中心抑制等。

(3)判断斜视的类型。

【禁忌证】

无。

【操作方法及结果评价】

(1)Bagolini 线状镜置于患者双眼前,嘱患者分别注视 33cm 及 6m 处的点光源。

(2)结果评价。

1)同时看见两条在中点相交叉的光线,表明患者有同时视。

2)看见两条光线相交叉,但其中一条中央有中断,表明一只眼有中心抑制。

3)看见两条光线,但不呈中央交叉状,表明患者有复视。

4)只看见一条光线,表明无双眼同时视。

【注意事项】

检查应在半暗的室内环境进行,同时配合遮盖法。

四、$4^{\triangle}$棱镜片试验

【适应证】

(1)检查是否有中心性抑制暗点。

(2)判断中心融合还是周边融合。

(3)常用于微小斜视的检查。

【禁忌证】

精神因素或全身疾病不适合检查者。

【操作方法及程序】

(1)嘱患者注视 33cm 处的点光源。

(2)于一只眼前置一底向外的 $4^{\triangle}$ 棱镜片,此时注意观察另外一只眼的移动反应。

(3)两只眼分别置 $4^{\triangle}$ 棱镜片交替检查。

【注意事项】

棱镜片底向外测定的是微小内斜;棱镜片底向内测定的是微小外斜。

第七节　眼肌功能检查法

【适应证】

眼位或眼球运动异常的患者。

【禁忌证】

无。

【操作方法及程序】

1.单眼运动检查

(1)单眼运动的幅度:以正常、不足、亢进表示各条眼外肌的肌力。

(2)娃娃头试验(摇头试验):检查者两手固定患儿头部,突然使其左右转动,随着头的运动眼球必然随之左右运动,观察运动幅度。

2.双眼同向运动检查

(1)受检者与检查者面对端坐,保持头部正位。

(2)分别注视 6 个诊断眼位方向的点光源。指出光点在两眼的位置关系。

(3)检查者据此了解每个方位上的一对配偶肌作用是正常、亢进,还是不足。

【注意事项】

(1)多条肌肉麻痹时应查单眼运动,同时要与对侧眼的同名肌肉运动做比较,找出哪条肌肉不足。

(2)娃娃头试验适用于婴幼儿外转不合作时的检查,以和外直肌麻痹鉴别。

(3)合并内眦赘皮的患者应除外假性的上、下斜肌亢进。

第八节　复视检查

一、红镜片遮盖检查法

【适应证】

针对双眼正常视网膜对应的斜视患者,主要用于后天性麻痹性斜视患者的检查。

【禁忌证】

无。

【操作方法及程序】

(1)检查者面对患者,令受检者保持患者正常头位。

(2)在自然光下,受检者右眼前置一红色玻璃片。

(3)检查者手持条形光源或点光源,分别放在患者正前方 1m 处和 6 个诊断眼位。

(4)由受检者指认红白像的相对位置及距离。

(5)检查者根据患者的指认,判断是哪条肌肉麻痹。

【注意事项】

(1)该法属于主观检查方法,结果的可靠性很大程度上取决于受检者能否完全理解和配合。

(2)检查时患者须保持正常头位。

(3)对于多条眼外肌麻痹及异常视网膜对应的斜视患者,该方法所得结果欠可靠。

二、Hess 屏检查法

【适应证】

双眼正常视网膜对应的斜视患者。

【禁忌证】

无。

【操作方法及程序】

(1)患者端坐在距 Hess 屏面 50cm 位置,戴红绿眼镜。

(2)眼镜佩戴顺序为先右红左绿,再右绿左红。

(3)检查者令患者注视 Hess 屏上的红色视标,并用手持的绿色投射灯指出红色视标的位置,与其重合。

(4)依次操纵中心及周围 9 个方位的红色视标,画出连线。

(5)分析眼位的偏斜度。

【注意事项】

(1)检查时患者须保持正常头位。

(2)图形缩小代表肌肉运动不足,为原发性偏斜,为麻痹眼。根据肌肉行使作用的方位确认是哪条肌肉麻痹。图形扩大代表肌力亢进,为继发性偏斜或原发性亢进。

(3)对于异常视网膜对应的斜视患者,该方法所得结果欠可靠。

三、同视机检查法

【适应证】

具备正常视网膜对应且双眼视力均良好的斜视患者。

【禁忌证】

无。

【操作方法及程序】

(1)受检者端坐在同视机前,头部固定于托架上。

(2)检查者用同时知觉画片或者"十"画片分别测定 9 个诊断方位的主观斜视角。

(3)找出斜视角最大的位置。

【注意事项】

(1)受检者需具备正常的视网膜对应以及良好的视力。

(2)检查时受检者须保持正常头位。

(3)对于异常视网膜对应的斜视患者,该方法所得结果欠可靠。

四、Parks 三步法

【适应证】

适于诊断垂直肌麻痹所致的复视。

【禁忌证】

无。

【操作方法及程序】

(1)运用遮盖去遮盖法检查,确定哪一只眼发生上斜视。

(2)确定垂直斜视度向右侧注视大或是向左侧大。

(3)观察头被动倾向一侧时的眼位(Bielschowsky 试验)。

【注意事项】

该检查方法主要用以判断单条垂直肌的麻痹。

五、代偿头位检查法

【适应证】

需要代偿头位消除复视的患者。

【禁忌证】

无。

【操作方法及程序】

1.检查的判断原则

(1)面向麻痹肌作用方向(垂直轴)。

(2)上直肌、上斜肌麻痹时向健侧倾斜;下直肌、下斜肌麻痹时向患侧倾斜(矢状轴)。

(3)上转肌麻痹,头向后仰;下转肌麻痹下颌内收(水平轴)。

2.各条垂直肌麻痹的代偿头位

(1)上斜肌麻痹:头向对侧肩倾斜,下颌内收,面向对侧。

(2)上直肌麻痹:头向对侧或同侧倾斜,下颌上举。

(3)下斜肌麻痹:头向同侧倾斜,面向对侧,下颌上举。

(4)下直肌麻痹:头向对侧倾斜,面向同侧,下颌内收。

3.鉴别原发斜颈、眼性斜颈

用眼罩遮盖一只眼 30 分钟至 1 小时。观察斜颈的变化。遮盖后单眼注视,头位好转或正位为眼性斜颈。此外眼性斜颈还要检查是否运动异常,眼位异常,尤其是看有否垂直斜存在。反之应除外原发性胸锁乳突肌引起的外科斜颈。

【注意事项】

(1)检查时需要受检者配合。

(2)检查时需仔细观察。

六、牵拉试验

【适应证】

(1)判断牵拉正位后是否复视及复视的性质,评估手术后对复视的耐受。

(2)鉴别是肌肉麻痹还是机械牵拉及二者的程度。

【禁忌证】

不能配合的患者。

【操作方法及程序】

(1)局部麻醉。

(2)用结膜镊子夹住部分结膜,将斜视眼牵拉至正位或者过矫,判断肌力。

(3)加红镜片置右眼前,判断复视性质。

【注意事项】

牵拉正位时有复视,还应进一步根据复视的性质是交叉复视还是同侧复视,判断是融合无力性复视还是矛盾性复视。

第九节　斜视检查

一、斜视的一般性检查

【适应证】

(1)判断有否斜视。

(2)明确隐性斜视或显性斜视。

(3)鉴别共同性斜视与麻痹性斜视。

(4)明确斜视的方向。

(5)判断交替性斜视与单侧性斜视。

(6)进一步明确外斜视、内斜视的分类。

(7)了解注视眼。

(8)检查是否 A-V 征。

(9)指导手术治疗。

【禁忌证】

无。

【操作方法及程序】

(1)询问病史,进行眼部常规检查。

(2)进行知觉状态检查。包括视力、屈光状态、注视性质、双眼视功能。

(3)斜视定性检查。有否斜视;真斜视、假斜视;隐性斜视、显性斜视;共同性斜视、麻痹性斜视;斜视的方向:内斜、外斜、垂直斜(上斜、下斜);交替性斜视、单侧性斜视;间歇性外斜、恒定性外斜;调节性内斜、部分调节性内斜、非调节性内斜;注视眼;A-V 征。

(4)斜视定量检查。

(5)眼球运动检查。

(6)集合功能检查及调节性集合与调节比率测定(AC/A)。

【注意事项】

(1)详尽的病史询问对于正确的诊断非常重要。

(2)斜视检查常需要多次的重复和全面分析,以最终得出正确结果。

(3)儿童斜视与调节、融合关系密切,影响眼位的结果。必须戴眼镜检查,比较裸眼及戴镜的斜视度数的差别。

二、隐性斜视检查

【适应证】

需要判断隐性斜视、显性斜视、间歇性斜视的患者。

【禁忌证】

无。

【操作方法及程序】

1.遮盖试验法

(1)交替遮盖法:先遮盖一只眼,迅速将遮眼板移到另外一只眼。交替遮盖两只眼反复几次,如果两只眼均不动,说明是正位,没有斜视。若出现运动,根据方向判断是哪种斜视。

(2)单眼遮盖检查(又称遮盖一去遮盖法):嘱患者注视前方 33cm 处的光点视标,遮盖一只眼破坏融合,观察未遮盖眼有没有运动及运动方向。去遮盖后观察被遮盖眼的运动及方向,若去遮盖后被遮盖眼表现为偏斜或偏斜一段时间才回到正位则为间歇性斜视,若去遮盖后被遮盖眼马上回到正位则为隐性斜视。然后再对另一只眼进行检查。

(3)遮盖共同试验:又称间接遮盖法,主要用于婴幼儿的斜视和弱视的定性检查。遮盖板离被遮眼距离要比上述方法远,置于眼与注视目标之间 5～10cm 处,检查者可以同时观察双眼的运动状态,判断是否斜视、弱视。

2.马氏杆加正切尺检查法

(1)被检者注视前方正切尺上的点光源。

(2)马氏杆横向或竖向置于一只眼前。

(3)根据垂直或水平光带与点光源的位置变化加以判定。

(4)分别在 33cm 和 6m 处进行检查。

【注意事项】

(1)注意应用马氏杆加正切尺检查时,应在半暗室环境中进行。

(2)马氏杆加正切尺检查法还可以用于检查微小斜视。

三、斜视角测量

(一)角膜映光法

【适应证】

适用于婴幼儿及纯美容手术的检查。

【禁忌证】

无。

【操作方法及程序】

(1)嘱患者注视 33cm 处点光源,观察斜视眼上光点的位置。

(2)配合交替遮盖法暴露斜视角。

(3)需要查 6m 远斜视角时,嘱患者注视放在 6m 远处的光源,检查者用另一个光点投射到注视眼的中央看斜视眼的光点位置。

【注意事项】

角膜映光法只能够对斜视角进行大致估计,如若较精确测量斜视角度,还应该结合其他方法。

(二)棱镜片加遮盖法

【适应证】

适用于交替注视者。

【禁忌证】

无。

【操作方法及程序】

(1)分别在远、近距离对受检者每只眼进行注视检查。

(2)检查者一手持遮盖板,交替遮盖双眼,另一手持棱镜片置于斜视眼前。

(3)逐渐增加棱镜片度数直到未遮盖眼不再移动为止,即患者的斜视度。

【注意事项】

内斜棱镜片基底向外,外斜棱镜片基底向内,即棱镜片尖指向斜视方向。

(三)棱镜片角膜映光法

【适应证】

适用于单眼注视者。

【禁忌证】

无。

【操作方法及程序】

(1)嘱患者双眼注视 33cm 处的点光源视标。

(2)置棱镜片于注视眼前,并逐渐增加度数。

(3)当斜视眼上的光点位置移到瞳孔中央时,棱镜片度数即为斜视角。

【注意事项】

内斜棱镜片基底向外,外斜棱镜片基底向内,即棱镜片尖指向斜视方向。

(四)同视机角膜映光法

【适应证】

评价斜视程度及疗效。

【禁忌证】

无。

【操作方法及程序】

(1)选用同时知觉画片,置两侧画片筒里,注视眼注视同侧的画片,观察斜视眼光点的位置。

(2)调整转动镜筒直至反射光点位于瞳孔中央,交替熄灭光源,双眼不再移动。

(3)刻度盘上的指针所指的度数为患者的斜视角度数。

【注意事项】

此法的结果往往比用上述其他方法检查的结果所得的斜视度小。

(五)Kappa **角检查法**

【适应证】

进行功能性斜视手术的设计准备。

【禁忌证】

无。

【操作方法及程序】

1.同视机测定

将 Kappa 角测量画片置于画片槽内,画片一行数字标识“E D C B A 0 1 2 3 4 5”。令患者注视中央的“0”,观察角膜映光位于鼻侧(正 Kappa 角)还是颞侧(负 Kappa 角)。依次注视其他数字直至角膜发光点正对瞳孔中央,此时的度数就是 Kappa 角的度数。每个数字为 1 度。

2.视野弓法

令患者下颌置下颌托上,前额顶住额托。遮盖一只眼,另一只眼对准视野弓中央的视标。检查者持点光源置视野弓的“0 度”位置,观察患者角膜映光点的位置。移动光点直至角膜映光点和瞳孔中央重合,该处视野弓上的度数即为 Kappa 角的度数。

【注意事项】

对两只眼分别进行检查。

(六)**隐斜计检查法**

【适应证】

测量隐性斜视度数。

【禁忌证】

无。

【操作方法及程序】

(1)被检者注视前方点光源。

(2)马氏杆置于一只眼前。

(3)根据垂直光源与点光源的位置变化加以判定。

(4)调节旋转棱镜片的旋钮,直至光线穿行点光源。

(5)读取指针所指度数。

(6)分别在 33cm 和 6m 处进行检查。

【注意事项】

利用隐斜计检查时应在暗室中进行。

第十节　弱视检查

【适应证】

怀疑有弱视的患者。

【禁忌证】

参见具体检查方法。

【操作方法及程序】

(1)询问病史,进行眼部常规检查。

(2)检查视力,包括近视力、远视力、裸眼视力和矫正视力。

(3)检查眼位。

(4)屈光检查。

(5)立体视觉检查。

(6)对比敏感度检查。

(7)视网膜电流图(ERG)和视觉诱发电位(VEP)检查。

【注意事项】

(1)详细询问病史对弱视的病因判断起到重要作用。

(2)检查患儿时,应注意患儿年龄与患儿视力间的内在关系,以免发生误诊。

第十一节　青光眼的特殊检查

一、昼夜眼压波动检查

【适应证】

(1)临床怀疑开角型青光眼的患者。

(2)对原发性开角型青光眼与正常眼压性青光眼进行鉴别诊断。

(3)对于确诊的开角型青光眼患者,作为降眼压用药指导。

【禁忌证】

急性角结膜炎症。

【操作方法及程序】

(1)在 24 小时内,定时多次测量眼压。一般选择的时间点为 8AM、10AM、12AM、2PM、4PM、6PM、8PM、10PM、6AM。

(2)为操作简便,可选择日间测量 4 次眼压,一般选择的时间点为 8AM、11AM、2PM 和 5PM。

(3)将测得眼压描绘成以时间为横坐标,眼压值为纵坐标的眼压曲线,并做出分析。

【注意事项】

(1)患者应在安静环境和自然状态下进行眼压测量,避免干扰因素。

(2)测量眼压者最好为同一个人。

二、暗室俯卧试验

【适应证】

(1)怀疑为临床前期或前驱期的原发性闭角型青光眼者。

(2)周边前房浅,有可能发生前房角关闭者。

(3)已进行激光或手术虹膜周边切除术为证实疗效者。

【禁忌证】

全身状况不允许俯卧者。

【操作方法及程序】

(1)试验前让受试者在明室中停留半小时,然后滴用0.5%地卡因两次,以 Goldmann 压平眼压计或 Perkins 手持压平眼压计测量眼压。

(2)进入暗室后嘱受试者坐位,双手掌向下,上下相叠,靠于桌上。然后身体前俯,额部枕于手背上,头部保持俯卧位。或者躺于床上,头部和全身均保持俯卧位。

(3)1 小时后,仍在暗室里微弱红灯光下测量眼压。

(4)如果试验后眼压比试验前升高 8mmHg 或以上,或绝对值高于 30mmHg,判断试验结果阳性。

(5)对于试验结果阳性者应立即在暗室内弱光下检查前房角。如果前房角全部或部分关闭,即可诊断为原发性闭角型青光眼。

【注意事项】

(1)受试者在试验前不用或停用毛果芸香碱滴眼液 3 日以上。

(2)要求受试者在试验期间睁眼,保持清醒状态。

(3)对于进行 1 小时暗室俯卧试验阴性者,可考虑进行 2 小时暗室俯卧试验。

(4)对于已经确诊为原发性闭角型青光眼者,没有必要因诊断需要进行暗室俯卧试验。

(5)对于结果阳性者,应及时按原发性闭角型青光眼处理。

三、新福林-毛果芸香碱试验

【适应证】

(1)怀疑为临床前期或前驱期的原发性闭角型青光眼者。

(2)周边前房浅,有可能发生前房角关闭者。

(3)暗室俯卧试验结果阴性,但仍高度怀疑为原发性闭角型青光眼者。

【禁忌证】

对新福林或毛果芸香碱过敏者。

【操作方法及程序】

(1)试验前先以 Goldmann 压平眼压计或 Perkins 手持压平眼压计测量眼压。

(2)以 2%毛果芸香碱和 5%去氧肾上腺素(新福林)滴眼液交替滴眼,各两次,间隔 1 分钟。

(3)半小时后每15分钟测眼压一次。

(4)如果眼压比试验前升高8mmHg或以上,或绝对值高于30mmHg,判断试验结果阳性。

(5)对试验结果阳性者应立即检查前房角。如果前房角全部或部分关闭,即诊断为原发性闭角型青光眼。

【注意事项】

(1)本试验不宜双眼同时进行,以免双眼原发性闭角型青光眼同时急性发作。

(2)试验结果阳性者不宜马上滴用缩瞳剂控制眼压,可用房水生成抑制药控制眼压,待去氧肾上腺素(新福林)作用明显减弱后再滴用缩瞳剂。

(3)对于已经确诊为原发性闭角型青光眼者,没有必要因诊断需要进行新福林-毛果芸香碱试验。

四、明暗光线下超声生物显微镜前房角检查

【适应证】

(1)怀疑为临床前期或前驱期的原发性闭角型青光眼者。

(2)周边前房浅,有可能发生前房角关闭者。

(3)已进行激光或手术虹膜周边切除术为证实疗效者。

【禁忌证】

眼表急性炎症。

【操作方法及程序】

(1)检查时受检者仰卧,用0.5%地卡因滴眼液进行表面麻醉,选择与受检者睑裂相适应的不同型号的眼杯置于结膜囊内,盛入纯净水。

(2)检查者先在暗室下以垂直于角膜缘的方向分别对受检眼上方、颞上方、颞侧、颞下方、下方、鼻下方、鼻侧及鼻上方8个位置进行前房角、睫状体检查,检查时嘱患者对侧眼注视3m远处。

(3)暗室下检查结束5分钟后,在距离受检眼30cm处的30W白炽灯照射下重复以上检查。

【注意事项】

在暗室下行UBM检查时,除显示屏外无其他光源,而且显示屏不直接对着检查眼。

五、计算机辅助的视神经盘检查

【适应证】

(1)疑似青光眼患者的视神经盘检查。

(2)监测青光眼患者的病情变化。

【禁忌证】

闭角型青光眼未行周边虹膜切除术时,不宜散瞳检查。

【操作方法及程序】

目前常用的视神经定量测量的仪器有:①扫描激光拓扑仪,如海德堡视网膜断层扫描仪(HRT);②扫描激光偏振仪,如德国蔡司GDx;③相干光断层扫描(OCT)。以HRT-Ⅱ为例说

明检查的主要方法：

(1)受检者下颌置于托架上，受检眼固视指示灯。

(2)检查者截取视神经盘图像。

(3)确定参考点位置，勾画视盘边界。

(4)计算机进行视盘形态分析。

(5)读取数据。

【注意事项】

(1)上述视神经定量测量仪在结果的可重复性、准确性、敏感性及特异性方面均有其各自的特点，应结合临床综合评价。

(2)一般情况下，检查时不需要受检者散瞳。但散瞳可以提高信噪比和图像质量。如果受检者屈光间质混浊，则推荐散瞳。

六、视网膜神经纤维层照相

【适应证】

(1)疑似青光眼患者的视神经盘检查。

(2)监测青光眼患者的病情变化。

(3)怀疑其他导致视网膜神经纤维层缺损的眼部疾患。

【禁忌证】

无。

【操作方法及程序】

摄取眼底黑白或彩色照片，特别应注意颞上、下部位。

【注意事项】

视网膜神经纤维层缺损分为裂隙状、楔形、弥散性和混合性几种。应结合视神经盘形态进行分析。

第二章　眼睑病

第一节　眼睑炎症

一、睑腺炎

【概述】

睑腺炎(hordeolum)也称麦粒肿,俗称"挑针眼",是化脓性细菌侵入眼睑腺体而引起的一种急性炎症。眼睑皮脂腺或汗腺被感染者称外睑腺炎;睑板腺被感染者称为内睑腺炎,多由金黄色葡萄球菌感染引起。

【诊断步骤】

(一)病史采集要点

1.起病情况

起病急骤。

2.主要临床表现

患眼局部有红、肿、热、痛等典型急性炎症表现,内睑腺炎炎症较局限,有硬结、疼痛和压痛。睑结膜面充血肿胀,2～3 日后中心形成一黄色脓点,可自行穿破睑结膜而痊愈。外睑腺炎炎症集中在睫毛根部的睑缘处,初起眼睑红肿范围较弥散,剧烈疼痛,有硬结,压痛明显,同侧耳前淋巴结可肿大。如感染靠近外眦部,可引起反应性球结膜水肿,2～3 日后局部皮肤出现黄色脓点,硬结软化,可自行溃破排出脓液,红肿迅速消退,症状缓解,多在一周左右痊愈。也可自行吸收消退。如炎症反应剧烈,可发展成眼睑脓肿,整个眼睑红肿,并波及同侧颜面部,球结膜反应性水肿剧烈,可脱出睑裂外,伴有体温升高、寒战、头痛等全身中毒症状,如不及时处理,有可能引起败血症或海绵窦血栓而危及生命。

(二)体格检查要点

1.一般情况

感染严重时有不同程度发热。

2.眼睑皮肤

红肿、硬结和压痛,外睑腺炎可有脓肿形成。

3.结膜

睑结膜充血肿胀,内睑腺炎可有黄色脓点。严重时球结膜有水肿。

4.淋巴结

同侧耳前淋巴结肿大。

【诊断对策】

（一）诊断要点

根据以下要点即可诊断：①一个眼睑的部分红肿；②明显压痛；③硬结；④病变不在泪囊和泪腺部位。

（二）鉴别诊断要点

1.与眼睑蜂窝织炎鉴别

睑腺炎严重时整个眼睑红肿，皮肤面无脓点显露，易误诊为蜂窝织炎。睑腺炎眼睑红肿并不均匀一致，在肿块处充血及肿胀明显，压痛明显，而在其他部位压痛不明显。蜂窝织炎红肿比较弥散，上下眼睑均可累及，毒血症状较重。

2.与睑板腺囊肿鉴别

内睑腺炎与睑板腺囊肿同样是睑板腺的炎症，应注意鉴别。睑板腺炎是急性炎症，红肿、疼痛症状明显，在睑结膜上有脓点出现。睑板腺囊肿在睑结膜上有一个暗红色斑点，穿破后该处有半个米粒大的肉芽组织。化脓性睑板腺囊肿也呈急性炎症表现，但炎症不及睑腺炎剧烈，先有包块，而后继发感染，手术切开可见胶样内容物。

【治疗对策】

（一）治疗原则

(1)热敷：每日 3～4 次，每次 15～20 分钟。

(2)局部用抗生素眼水和眼膏。

(3)有发热、炎症反应剧烈者口服抗生素。

(4)脓肿形成后切开引流。

（二）治疗方案

1.手术适应证

睑腺炎局限，化脓并有黄白色脓点时。

2.手术禁忌证

睑腺炎未化脓局限时。

3.术前准备

无特殊。

4.麻醉

外睑腺炎无须麻醉，内睑腺炎可用表面麻醉。

5.手术要点

(1)外睑腺炎切口在皮肤表面，与睑缘平行；内睑腺炎切口在睑结膜面，与睑缘垂直；

(2)脓肿较大时应放置引流条；

(3)内睑腺炎有肉芽组织形成时应带蒂剪除；

(4)术毕涂抗生素眼膏后盖眼垫。

6.手术注意事项

(1)切开排脓后切勿挤压排脓，以免感染扩散。

(2)切口应足够大，使排脓通畅，否则可能形成肉芽组织。

(3)放置引流条不宜太紧使切口阻塞。

【术后观察和处理】

(1)术后第一天换药,放置引流条者如引流的脓液较多应更换引流条,如脓液较少可拔除引流条。

(2)局部应用抗生素药物。

(3)有全身症状者或伴有其他部位的感染者,应全身给予抗生素药物。

二、睑板腺囊肿

【概述】

睑板腺囊肿(chalazion)又称霰粒肿,是睑板腺出口阻塞、腺体的分泌物潴留在睑板内对周围组织刺激引起的一种炎性肉芽肿。有一纤维结缔组织包囊,囊内含有睑板腺分泌物及包括巨噬细胞在内的炎症细胞浸润。

【诊断步骤】

(一)病史采集要点

1.起病情况

病程缓慢。

2.主要临床表现

表现为眼睑皮下类圆形的硬块,边界清楚,通常与皮肤无粘连,大小不等口较大的睑板腺囊肿可使局部皮肤隆起,无压痛,自觉无疼痛不适,可引起上睑下垂。睑结膜处呈暗紫色。小的囊肿可自行吸收消退,多数长期不吸收或逐渐变大变软,最后自行破溃,在睑结膜面形成肉芽肿(图 2-1)。继发感染形成化脓性睑板腺囊肿,临床表现与内睑腺炎相同。

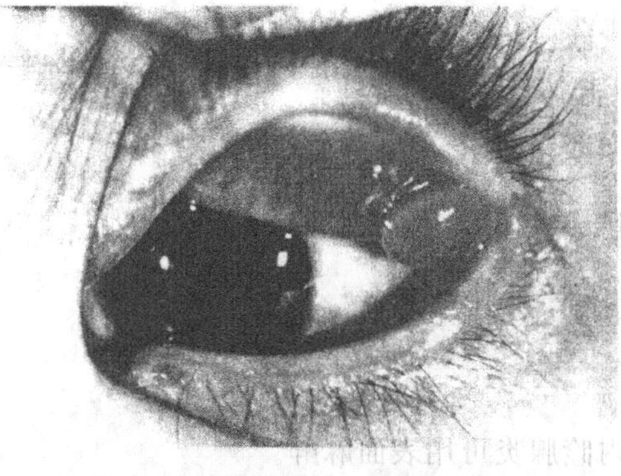

图 2-1 睑板腺囊肿(肉芽肿形成)

(二)体格检查要点

1.眼睑皮肤

皮下类圆形的硬块,边界清楚,通常与皮肤无粘连,无压痛。如继发感染皮肤红肿,有压痛。

2.结膜

睑结膜面呈暗紫色,破溃后在睑结膜面形成肉芽肿。

【诊断对策】

(一)诊断要点

①多见于青少年或中壮年;②眼睑皮下类圆形硬块,无压痛;③睑结膜面呈暗紫色,破溃后在睑结膜面形成肉芽肿。

(二)鉴别诊断要点

1.与睑板腺癌鉴别

睑板腺癌肿块坚实,常见于中老年女性,因此老年人眼睑一个部位反复发生的霰粒肿应怀疑睑板腺癌,病理检查可确诊。

2.与睑腺炎鉴别

当睑板腺囊肿继发感染时与内睑腺炎临床表现一样,但睑板腺囊肿在发生内睑腺炎前已存在无痛性包块。

【治疗对策】

(一)治疗原则

(1)较小的囊肿早期热敷,局部应用抗生素药物。

(2)一般需手术刮除,应将囊肿内容物与囊壁一起清除干净。

(二)术前准备

(1)眼部滴抗生素眼水1～3天。

(2)检查凝血功能,女性避开月经期。

(3)洗脸,清洁面部。

(三)治疗方案

1.非手术治疗

抗生素眼液滴眼,热敷,较小的囊肿可以完全吸收。

2.手术治疗

(1)手术指征

1)囊肿较大在眼睑皮肤明显隆起者;

2)囊肿溃破在睑结膜面形成肉芽组织时。

(2)手术时机:非手术治疗无效,眼睑、结膜和角膜无急性炎症者。

(3)麻醉:表面麻醉,囊肿周围皮下及结膜下浸润麻醉。

(4)睑板腺囊肿摘除手术要点

1)检查囊肿位置、数目、避免遗漏;

2)用睑板腺囊肿夹夹住囊肿后翻转眼睑;

3)从结膜面以尖刀刺入并切开囊肿,切口与睑缘垂直;

4)用小刮匙伸入切口,彻底刮除囊肿内容物;

5)用有齿镊夹住囊壁,用尖头剪剪除囊壁;

6)如囊肿的囊壁靠近皮肤面,皮肤很薄,可从睑皮肤面做平行于睑缘的切口,进入囊腔。去除囊壁后缝合皮肤;

7)如囊肿破溃后形成肉芽肿,应先剪除肉芽组织后再在破口处扩大切口刮除囊肿内容物;

8)术毕手掌按压 15 分钟,确认无活动性出血后涂抗生素眼膏包眼。

【术后观察和处理】

一、一般处理

(1)术毕时可有少量出血,加压包扎后嘱患者用手掌压迫眼睑切口部 15 分钟止血。

(2)术后次日换药,涂抗生素眼膏包眼。

(3)有皮肤缝线者,术后 5 天拆除缝线。

二、手术并发症的观察及处理

1.出血

如术后数小时发生大出血,除外全身心血管或血液病,主要是术中损伤了睑动脉弓。如有活动性出血,应翻转眼睑,用霰粒肿夹压迫切口周围,以压迫止血。如压迫无效,应清除切口内腔的积血块,仔细寻找活动性出血点,先电凝止血,再在切口直接缝合,亦可在切口一侧或两侧作缝合压迫止血。皮下瘀血斑可自然吸收。术后全身可适当予以止血药。

2.皮肤穿破

术前应认真检查霰粒肿的特征及其与周围组织的关系,以选择睑结膜或皮肤切口。一旦皮肤穿破较大应缝合修补。

3.泪小管断裂

靠近内眦部囊肿切除时,可在泪小管内滞留泪道探针再手术,以免术中伤及泪小管。

4.术后皮下遗留硬结或囊肿复发

多由于深层哑铃状霰粒肿清除不彻底,较小霰粒肿被遗漏,残留肥厚囊壁或内容物所致。术前认真检查避免遗漏,术中尽量剪除干净囊壁。如术中切开霰粒肿发现内容物为实性肿物,或老年人发生睑板腺囊肿,特别是复发性囊肿,应行病理检查排除睑板腺癌。

5.睑缘变形

近睑缘的霰粒肿在睑结膜面作切口时,常损伤睑缘后唇和前唇,造成睑缘瘢痕或损伤睫毛根部。对于睑缘霰粒肿,如位于睑板下沟附近,或在睑板腺开口处,应作睑缘间灰线切口。如从皮肤面穿破形成肉芽组织,术后睑缘皮肤也可能变形,此时可待半年后瘢痕稳定,再行修整。

三、睑缘炎(blepharitis)

【概述】

睑缘是眼睑皮肤和睑结膜汇合处,其上有睫毛毛囊和睑板腺的开口,容易导致细菌感染而发生炎症,分鳞屑性(squamous blepharitis)、溃疡性(ulcerative blepha-ritis)和眦部睑缘炎(angular blepharitis)三种类型。

【诊断步骤】

(一)病史采集要点

1.起病情况

缓慢。

2.主要临床表现

自觉痒、痛、异物感等不适症状,长久不愈者睑缘肥厚变形,有睑外翻、泪溢等。

3.既往史

屈光不正、营养不良、贫血等。

(二)体格检查要点

(1)睑缘充血、肿胀、糜烂、有鳞屑覆盖,睫毛可脱落或倒睫。

(2)睑缘肥厚变形,可有睑外翻、结膜充血。

(3)荧光素染色检查显示角膜点状上皮染色。

【治疗对策】

(1)治疗全身慢性病、矫正屈光不正等。

(2)生活规律,减少刺激性食物及烟酒等刺激。

(3)清洁、热敷、按摩眼睑。

(4)抗生素药物及皮质类固醇药物的应用。

四、接触性皮炎

【概述】

接触性皮炎(contact dermatits)是眼睑皮肤对某种致敏原或化学物质所产生的过敏反应或刺激反应。过敏引起的接触性皮炎是眼睑皮肤对致敏原的免疫反应,以瘙痒为特点。刺激引起的接触性皮炎是眼睑皮肤对化学物质的非免疫反应,以烧灼感或刺痛等感觉为特征。

【诊断步骤】

(一)病史采集要点

(1)起病情况,一般起病急骤。

(2)主要临床表现 急性期眼睑红肿,皮肤出现丘疹或疱疹,主觉痒及烧灼感,有渗液。急性期后,渗液减少,红肿减轻,但皮肤表面变得粗糙,有痂皮及脱屑,睑结膜肥厚、充血。有时在开始用某种药物时并无不良反应,但当连续使用一个阶段后才出现过敏反应。

(二)体格检查要点

1.眼睑皮肤

急性期眼睑红肿,皮肤可见丘疹或疱疹,急性期后,红肿减轻,皮肤表面粗糙,有痂皮及脱屑。

2.结膜

睑结膜可显著肥厚及充血。

【诊断对策】

(一)诊断要点

①有局部用药史及接触化学物品病史;②局部搔痒或刺痛;③眼睑皮肤湿疹样皮损,充血水肿明显,但没有疼痛感或压痛。

(二)鉴别诊断要点

主要应与睑腺炎鉴别:睑腺炎疼痛感觉明显,并有局部硬结和压痛,皮肤没有皮损。接触性皮炎以瘙痒感或烧灼感明显,没有硬结,伴有皮损。

【治疗对策】

(1)立即中断与致敏原或刺激原的接触。

(2)局部用生理盐水或3%硼酸溶液湿敷。

(3)短期使用地塞米松眼水,皮肤面涂皮质类固醇类眼膏。

(4)全身应用维生素C和抗组织胺药,严重时口服皮质类固醇类药物。

(5)戴深色眼镜减少光线刺激。

五、单疱病毒性睑皮炎

【概述】

单疱病毒性睑皮炎(herpes simplex palpebral dermatitis)是常见的病毒性睑皮炎之一,是由人单纯疱疹病毒Ⅰ型感染所致的急性眼周皮肤疾病。易复发,常在高热、上呼吸道感染、紧张和劳累之后,也可见于孕妇及衰弱的老年人。

【诊断步骤】

(一)病史采集要点

1.起病情况

急性起病。

2.主要临床表现

病变可侵犯上、下睑,下睑多见。疱疹呈多个或簇状,半透明,周围充血、水肿、有刺痒、疼痛与烧灼感。初起水泡内含有透明黄色液体,一周左右可吸收结痂,一般不化脓,不留瘢痕。少数可由睑缘向眼球蔓延,累及角膜。

(二)体格检查要点

1.眼睑皮肤

眼睑皮肤疱疹呈多个或簇状,半透明,周围充血、水肿。不化脓,不留瘢痕。

2.眼表

可有结膜充血,角膜可有上皮病变。

3.其他

可有耳前淋巴结肿大

【诊断对策】

(一)诊断要点

①多见于年老体弱者;②眼睑皮肤疱疹,愈合后不留瘢痕;③睑结膜可有充血,角膜可有病变。

(二)鉴别诊断要点

与带状疱疹病毒性睑皮炎鉴别:带状疱疹病毒性睑皮炎疼痛明显,皮疹不超过中线,愈合后有瘢痕,并有色素沉着。

【治疗对策】

1.局部

皮肤面用0.1%无环鸟苷眼膏或疱疹净眼膏,结膜囊滴0.1%无环鸟苷眼水以防角膜受累。

2.全身

严重者全身应用无环鸟苷。

六、带状疱疹睑皮炎

【概述】

带状疱疹睑皮炎(herpes zoster palpebral dermatitis)是常见的病毒性睑皮炎之一，是由于水痘-带状疱疹病毒感染了三叉神经的半月神经节或三叉神经的第一支或第二支引起。正在接受放射治疗或免疫抑制药治疗的患者易发生。

【诊断步骤】

(一)病史采集要点

1.起病情况

急性起病。

2.主要临床表现

先有三叉神经分布区剧烈疼痛，数日后皮肤上出现簇状疱疹。有畏光、流泪。

(二)体格检查要点

(1)眼睑皮肤：疱疹局限在面部一侧，绝不超过中线为特点。眼神经受累时疱疹分布在患侧头皮、额部及上睑皮肤，如眶下神经受累时疱疹同时分布在下睑、颊部和上唇皮肤(图 2-2)。

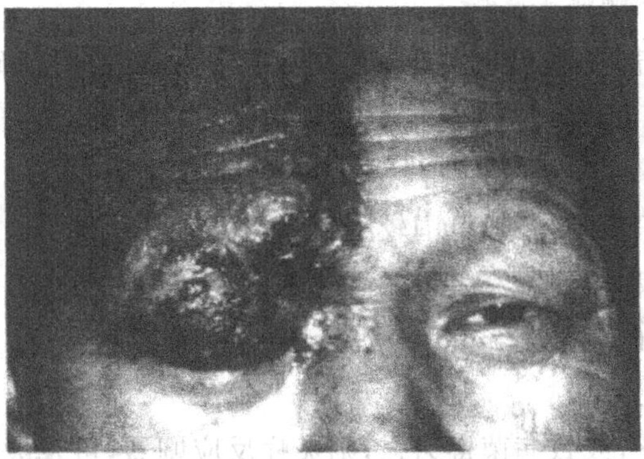

图 2-2　带状疱疹性睑皮炎

(2)结膜充血，角膜上皮或基质炎症口

(3)如疱疹出现在鼻翼等处时说明鼻睫状神经受累，发生角膜炎和虹膜炎的可能性更大。

(4)可有耳前淋巴结肿大。

(5)炎症消退后皮肤留有瘢痕，有色素沉着。

【治疗对策】

(1)休息、避光、止痛、镇静。

(2)局部应用抗病毒眼药，应用抗生素药物预防继发感染。

(3)严重患者全身应用抗病毒药物。

(4)合并角膜炎或虹膜炎者需积极治疗。

第二节　睑腺病

一、睑腺炎

【概述】

睑腺炎是化脓性细菌侵入眼睑腺体而引起的一种急性炎症。多数致病菌为葡萄球菌，特别是金黄色葡萄球菌。眼睑皮脂腺或汗腺的感染称外睑腺炎；睑板腺的感染称内睑腺炎。

【临床表现】

(1)患处有红、肿、热、痛等急性炎症表现。

(2)外睑腺炎。

1)炎症主要在睫毛根部的睑缘处。

2)初起时眼睑红肿范围较弥散，剧烈疼痛，有硬结，压痛明显。

3)如病变靠近外眦部，可引起反应性球结膜水肿。

4)同侧淋巴结肿大和触痛。

5)一般2～3日后局部皮肤出现黄色脓点，硬结软化，可自行溃破。随后炎症明显减轻、消退。

(3)内睑腺炎。

1)受紧密的睑板组织限制，一般范围较小。

2)患处有硬结、疼痛和压痛。

3)睑结膜面局限充血、肿胀，2～3日后其中心形成黄色脓点，多可自行穿破睑结膜而痊愈。

4)若患者抵抗力低下，或致病菌毒力强，则炎症反应剧烈，可发展为眼睑脓肿。

【诊断】

根据眼睑的急性炎症的表现，可以诊断。

【鉴别诊断】

1.睑板腺囊肿

是睑板腺无菌性慢性肉芽肿性炎症，无疼痛，也无压痛，界限清楚，相应结膜面呈慢性充血。

2.眼睑慢性肉芽肿

常由外睑腺炎迁移而来，无明显疼痛，常见睫毛根部慢性局限性充血、隆起，边界清楚。

3.眼睑疖

多发于眉部附近皮肤毛囊的化脓性感染。

4.眼睑蜂窝织炎

眼睑弥散性潮红肿胀、皮温升高；病变界限不清，无局限性压痛和硬结；毒血症状较重。

5.急性泪囊炎

病变发生于泪囊区。有泪道阻塞和黏液脓性分泌物的病史。

6.急性泪腺炎

病变在上睑外上方,同侧外上方穹隆部可见泪腺突出。

7.急性结膜炎

眼睑各部并无硬结和压痛。睑球结膜充血显著而弥散;结膜囊可有黏液脓性分泌物。

【治疗】

(1)早期局部热敷,每日3次,每次15～20分钟。滴用抗生素滴眼液或涂用抗生素眼膏。

(2)局部炎症反应明显,或有全身反应或反复发作者,可口服抗生素类药物。

(3)脓肿形成时,切开排脓。外睑腺炎的切口需与睑缘平行,内睑腺炎的切口与睑缘垂直。

【临床路径】

1.询问病史

有无眼睑的急性炎症病变。

2.体格检查

重点注意眼睑的改变。

3.辅助检查

如有全身反应,应检查外周血白细胞数和分类。

4.处理

应用抗生素治疗。在脓肿未成熟前,切忌挤压,以免感染沿静脉途径扩散到颅内,引起海绵窦栓塞、败血症等严重并发症。

5.预防

注意卫生,预防感染。

二、睑板腺囊肿

【概述】

睑板腺囊肿是睑板腺排出口阻塞,腺体分泌物潴留在睑板内,对周围组织产生慢性刺激而引起的特发性无菌性慢性肉芽肿性炎症。

【临床表现】

(1)多见于青少年或中年人。

(2)一般无明显症状。偶有患者开始时出现轻度炎症表现和触痛。

(3)一般不影响视力。但较大病变可压迫眼球,产生散光而使视力下降。

(4)囊肿大时可有沉重不适感。

(5)眼睑皮下无痛性近圆形硬性结节,单个或多个,大小不等,无压痛,与皮肤无粘连。其表面皮肤正常,相应的睑结膜面呈限局性暗红色充血。

(6)病程缓慢,硬结可停止生长或自行缩小,也可逐渐增大、变软后自睑结膜面破溃,其内容物排出后形成息肉样肉芽组织,称为肉芽肿。少数患者的睑板腺囊肿表面皮肤变薄、充血,从皮肤面破溃。

(7)发生继发性细菌感染可呈内睑腺炎的表现。

【诊断】

根据患者无明显疼痛的眼睑硬结可做出临床诊断。

【鉴别诊断】

1.睑腺炎

为细菌感染所致，有急性炎症的表现。

2.皮脂腺癌

老年多见，常先见于睑缘部，结膜面较粗糙，肿块形态不定，表面结节状，质硬，相应淋巴结可肿大。

【治疗】

(1)小而无症状者，无须治疗，待其自行吸收。

(2)大者或有症状者，可行热敷。

(3)对不能消退的睑板腺囊肿，应在局部麻醉下行手术切除。

【临床路径】

1.询问病史

重点注意无明显炎症和疼痛。

2.体格检查

注意发病部位和无压痛的特点。

3.辅助检查

一般不需要。但对于复发性或老年人的睑板腺囊肿，应将切除物进行病理检查，以便除外皮脂腺癌。

4.处理

根据病变大小选择治疗方案。

5.预防

无特效的预防措施。

三、睑板腺梗塞

【概述】

本病是睑板腺排泄管闭塞，分泌物积存日久钙化成硬块，形成小结石。多见于老年人。

【临床表现】

(1)睑结膜下可透见黄色沉着物。

(2)一般无不适。当小结石之尖锐棱角突出于结膜面时则引起异物感。

【诊断】

根据睑结膜所见，可以诊断。

【鉴别诊断】

1.结膜结石

睑板腺梗塞的黄点比结膜结石位置深、体积稍大且边界不很清楚。

2.睑板腺囊肿

是睑板腺排出口阻塞，腺体分泌物潴留在睑板内，对周围组织产生慢性刺激而引起的特发性无菌性慢性肉芽肿性炎症。眼睑皮下无痛性近圆形硬性结节，无压痛，与皮肤无粘连。其表面皮肤正常，相应的睑结膜面呈限局性暗红色充血。

【治疗】

(1)不引起症状的睑板腺内小结石无须治疗。

(2)对突出于结膜面的小结石,应在表面麻醉下加以剔除。

(3)对位于睑板腺开口处的梗塞物,可用玻璃棒将其挤出。

【临床路径】

1.询问病史

有无眼部不适。

2.体格检查

通过睑结膜观察睑板腺的改变。

3.辅助检查

一般不需要。

4.处理

如无症状可不处理。如果梗塞物突出于结膜面,在表面麻醉下剔除。

5.预防

无有效措施预防。

四、眼睑脓肿

【概述】

多为葡萄球菌或链球菌感染所致的眼睑化脓性炎症。常因外伤后感染、睑腺炎、眶蜂窝织炎、眼眶骨膜炎、泪腺炎或鼻窦炎症扩散所致。个别病例是由全身感染转移而来。

【临床表现】

(1)病变处可呈剧烈的跳动性疼痛。早期病变界限不清,数日后形成脓肿。

(2)眼睑和球结膜显著充血水肿。

(3)同侧耳前或颌下淋巴结肿大、压痛。

(4)全身反应较显著,畏寒、发热。

(5)少数病例的感染会蔓延至眶内深部或颅内。

【诊断】

(1)根据眼睑的急性炎症,可以诊断。

(2)外周血白细胞数增高,有助于确定急性炎症。

【鉴别诊断】

1.眶隔前蜂窝织炎

眼睑红肿疼痛比较弥散,一般没有局限的压痛点,毒血症状较重。

2.眶蜂窝织炎

眼球突出、眼球转动疼痛和受限、球结膜水肿、三叉神经第一分支分布区感觉减退、视力下降。

3.睑腺炎

比较局限,可触及肿物,病变处可有脓点。

4.过敏性眼睑水肿

起病突然，发展迅速，眼睑呈粉红色。痒而不疼，无触痛。有接触过敏史或新近眼部用药史。

5.病毒性结膜炎

有眼部刺激症状、异物感及眼痒，黏性或水性分泌物，结膜有滤泡，耳前淋巴结肿大。眼睑无压痛。

6.丹毒链球菌性蜂窝织炎

迅速发病，常有清晰的皮肤界线。可伴高热和寒战。

7.海绵窦栓塞

引起眼球突出，第Ⅲ、Ⅳ、Ⅵ脑神经支配区的不同程度的轻瘫和眼球运动障碍，伴眼睑肿胀及三叉神经第1、2支分布区感觉下降。

【治疗】

1.局部治疗

脓肿初起和未成熟前可给予物理治疗或者局部热敷，每日3次，每次15～20分钟。脓肿成熟后切开排脓、引流。若伴有结、角膜炎，应滴用抗生素滴眼液。

2.全身治疗

及早全身给予抗生素，根据病情轻重选用抗菌药物和给药方式(口服或全身输液)。对于治疗效果不显的耐药菌株感染的患者，应及时根据细菌培养及药物敏感试验选择用药。

【临床路径】

1.询问病史

重点注意在发病前有无外伤史、眼部和其他部位的感染史。

2.体格检查

注意发病部位皮肤有无红、肿、热、痛等急性炎症表现，局部有无硬结、包块、脓肿，结、角膜有无受染，耳前和颌下淋巴结是否肿大，患者有无发热、寒战。

3.辅助检查

血常规检查。尽可能做细菌培养和药物敏感试验。

4.处理

积极抗感染治疗，以防扩散或转为慢性。

5.预防

及时治疗眼睑附近和全身的感染病灶。

第三节　眼睑先天性异常

一、内眦赘皮

【概述】

内眦赘皮是遮盖内眦部垂直的半月状皮肤皱褶。是一种比较常见的先天异常。在所有种族的3～6个月胎儿中常见。有些民族中在胎儿出生前即已消失，但在有些民族中持续存在。可能的病因是因颅骨及鼻骨发育不良，使过多的皮肤形成皱褶。本病为常染色体显性遗传，但有的病例无遗传关系。

【临床表现】

(1)常为双侧性，两侧可不对称。

(2)患者的鼻梁低平。

(3)内眦赘皮的形态分为：

1)眉型：赘皮起自眉部，向下延伸至泪囊区或鼻部。

2)睑型：赘皮起于上睑的睑板上区，向下延伸至眶下缘处。

3)睑板型：赘皮起自上睑，向下延伸至内眦稍下处。

4)逆向型：赘皮起自下睑，向上延伸至上睑。

(4)本病常合并上睑下垂、睑裂缩小、内斜视、眼球向上运动障碍及先天性睑缘内翻。少数病例泪阜发育不全。

【诊断】

根据临床表现，可以诊断。

【鉴别诊断】

共同性内斜视：皮肤皱褶可遮蔽内眦部和泪阜，使部分鼻侧巩膜不能显露，常被误认为共同性内斜视，须用交替遮眼法仔细鉴别。

【治疗】

(1)轻者及年幼者无须治疗。

(2)如有美容要求可行整形手术。

(3)如合并其他先天异常者应酌情手术矫治。

【临床路径】

1.询问病史

一般无特别的主诉。注意内眦赘皮发生的时间。

2.体格检查

注意内眦部皮肤皱褶的改变。

3.辅助检查

不需特殊辅助检查。

4.处理

一般无须特殊处理。可考虑美容手术。

5.预防

无有效的预防措施。

二、双行睫

【概述】

双行睫为正常睫毛根部后方相当于睑板腺开口处生长另一排多余的睫毛，也称副睫毛。为先天性睫毛发育异常，可能为显性遗传。

【临床表现】

(1)副睫毛少则 3～5 根,多则 20 余根。

(2)常见于双眼上下睑,但也有只发生于双眼下睫或单眼者。

(3)一般副睫毛短小细软,且色素少,但也有与正常睫毛相同者。

(4)如果副睫毛细软,对角膜的刺激并不重。如果副睫毛较粗硬,常引起角膜刺激症状,裂隙灯检查可发现角膜下半部荧光素着染。

(5)副睫毛排列规则,直立或向后倾斜。

【诊断】

根据临床表现可做出诊断。

【鉴别诊断】

1.内翻倒睫

指眼睑,特别是睑缘向眼球方向卷曲的位置异常。因此睑内翻和倒睫常同时存在。

2.倒睫和乱睫

倒睫指睫毛向后生长,乱睫是指睫毛不规则生长。两者都致睫毛触及眼球的不正常状况。

【治疗】

(1)如副睫毛少和细软,触及角膜不多,刺激症状不重者,可常涂用眼膏或戴软角膜接触镜以保护角膜。

(2)如副睫毛多且硬,可电解其毛囊后拔除,或切开睑缘间部加以分离,暴露副睫毛毛囊后,在直视下逐一拔除,再将缘间部切口的前后唇对合复位。

【临床路径】

1.询问病史

有无角膜刺激症状。

2.体格检查

重点注意睫毛的情况。

3.辅助检查

不需特殊的辅助检查。

4.处理

根据副睫毛的细软程度而采取不同的治疗。

5.预防

无有效预防措施。

三、先天性睑裂狭小综合征

【概述】

本症的特征为睑裂狭小,是一种先天性异常,常为常染色体显性遗传,可能为胚胎 3 个月前后由于上颌突起发育抑制因子的增加与外鼻突起发育促进因子间平衡失调所致,因此本症还有两眼内眦间距扩大,下泪点外方偏位。

【临床表现】

(1)睑裂左右径及上下径与正常相比明显变小。有的横径仅为 13mm,上下径仅为 1mm。

(2)同时有上睑下垂,逆向内眦赘皮、内眦距离过远、下睑外翻、鼻梁低平、上眶缘发育不良等一系列眼睑和颜面发育异常,面容十分特殊。

(3)偶有合并不同程度的智力缺陷或侏儒症。

【诊断】

根据临床表现可做出诊断。

【鉴别诊断】

1.上睑下垂

为提上睑肌和 Müller 平滑肌的功能不全或丧失,导致上睑部分或全部下垂。轻者影响外观。上睑下垂可以是先天性的或获得性的。它无先天性睑裂狭小综合征的特殊面容。

2.眼睑痉挛

为眼轮匝肌的痉挛性收缩,是一种不随意的不断重复的闭眼。睑裂也显得较小。但眼睑痉挛消失时睑裂可恢复正常。

【治疗】

(1)睑裂过小或合并上睑下垂影响视功能者可分期进行整形手术,如外眦切开或外眦成形术、上睑下垂矫正术。

(2)合并小眼球者应做眼部全面检查,以尽可能地保护其视功能。

【临床路径】

1.询问病史

睑裂缩小是否自幼发生。

2.体格检查

面容是否特殊,睑裂是否明显改变。

3.辅助检查

不需特殊的辅助检查。

4.处理

可考虑施行整形手术。

5.预防

无有效预防措施。

四、先天性眼睑缺损

【概述】

本症为少见的先天发育异常,大多与遗传无关。怀孕妇女在孕期受 X 线照射及注射胆碱或萘,第一代发生眼睑缺损、先天性白内障及小眼球的可能性大。有的患者家族有血亲结婚史。

【临床表现】

(1)多为单眼。发生于上睑者较多见。

(2)缺损部位以中央偏内侧者占绝大多数。

(3)缺损的形状多为三角形,基底位于睑缘。但也有呈梯形或横椭圆形者。

(4)眼睑缺损的大小很不一致,轻者仅为睑缘一小的切迹,严重者可累及大块组织而暴露角膜，引起暴露性角膜炎。

(5)常伴有眼部或全身其他先天异常，如睑球粘连、角膜混浊、白内障、小眼球、虹膜与脉络膜缺损、颌面部畸形、唇裂、腭裂、并指(趾)、智力低下等。

【诊断】

根据临床表现可做出诊断。

【鉴别诊断】

外伤或手术后眼睑缺损有外伤或手术史。

【治疗】

手术修补可达到保护角膜或改善面容的目的。

【临床路径】

1.询问病史

是否自幼发生眼睑缺损，有无眼睑外伤或手术史。

2.体格检查

重点注意眼睑的改变。

3.辅助检查

不需特殊的辅助检查。

4.处理

手术修补眼睑缺损。

5.预防

无有效预防措施。

第四节 眼睑肿瘤

一、黄色瘤(xanthelasma)

多见于中老年女性病人，可能和脂肪代谢障碍有关(图2-3)。

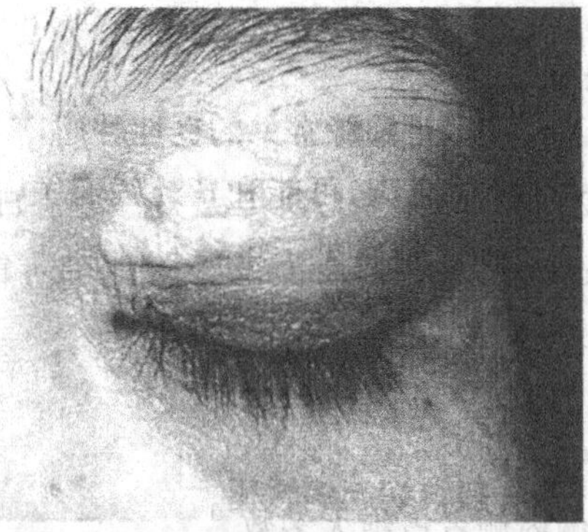

图2-3 黄色瘤

【诊断步骤】

(1)慢性起病,生长缓慢。

(2)通常出现在内眦上方或下睑。

(3)表现为两眼睑出现对称性的黄色扁平肿块,触之柔软无肿块感觉。

【治疗对策】

手术切除,部分病人术后可复发。

二、皮脂腺囊肿

皮脂腺囊肿(atheromatous cyst)也称粉瘤,为眼睑常见病。

【诊断特征】

(1)起病情况缓慢。

(2)主要临床表现:为一隆起硬块,黄豆大小,位于皮下,与皮肤紧密粘连,部分囊肿中央有一黑点,囊肿的内容物为豆腐渣样物质,常可继发感染而呈急性炎症表现。

【治疗原则】

手术彻底切除,囊壁如不切除可复发。

三、乳头状瘤

乳头状瘤(papiUoma)是近睑缘常见的良性肿瘤,有非感染性和病毒性两类,非感染性乳头状瘤是一种皮肤息肉,可能和紫外线有关,有恶变可能;病毒性乳头状瘤由人类乳头状病毒感染所致,常见于年轻人。

【诊断步骤】

病史采集要点

(1)起病缓急情况,一般该病起病缓慢。

(2)了解临床表现,该病发生于睑缘黏膜、泪阜、结膜等处,表面潮红、粗糙不平犹如桑椹或菜花状,也可发生于眼睑皮肤,表面干燥,有角化和鳞屑。形态如乳头状,有基底较小生长带茎状,也有基底较宽如半球状隆起。一般如黄豆大,可多年不变,可单发也可多发。

【诊断对策】

(一)病理诊断

确诊应根据病理检查。

(二)鉴别诊断要点

1.与丝状疣鉴别

丝状疣表面皮肤几乎正常,呈丝状。

2.与乳头状癌鉴别

迅速增大的乳头状瘤易误诊为乳头状癌,故切除后应送病理检查。

【治疗对策】

手术切除。

四、眼睑皮样囊肿(dermoid cyst)

多见于少年儿童,在近骨缝部位,特别是颧额缝附近常见,青春期长大较快大小不一。

【诊断要点】

(1)出生即有,较小不易察觉,生长缓慢。

(2)以外上方眼睑及其附近多见。

(3)皮下可触及光滑而有弹性的肿块,与皮肤不粘连,但与深部骨膜有粘连,活动性差。

(4)囊内含油脂样分泌物,并有毛发。

【鉴别诊断】

1.与皮脂腺囊肿鉴别

皮样囊肿与皮肤不粘连,部位较深,内容物中有毛发。

2.与脂肪瘤鉴别

皮样囊肿质地较硬而有弹性,边界清楚。

3.与纤维瘤鉴别

皮样囊肿好发与骨缝部位,与骨膜粘连。

【治疗对策】

手术完整切除囊肿。

五、睑板腺癌(carclnoma of meibomian gland)

少见,多见于老年人,特别是老年女性病人,对放疗不敏感,经治疗后 5 年存活率约 96%(图 2-4)。

【诊断要点】

(1)生长缓慢。

(2)早期为无痛性硬结,易误诊为霰粒肿。

(3)睑结膜粗糙。

(4)晚期向深部侵入眼眶。

(5)可经淋巴结转移。

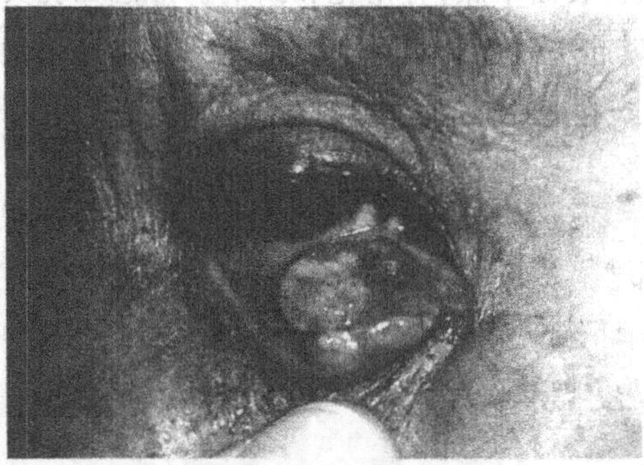

图 2-4 睑板腺癌

【诊断对策】

(一)诊断要点

早期诊断依靠病理,对老年人可疑的霰粒肿切除后必须行病理检查。

（二）鉴别诊断要点

1.与霰粒肿相鉴别

睑板腺癌睑结膜面有粗糙乳头状瘤样肿物，手术切开的内容物不是胶冻样物质，而是豆腐渣样质硬而脆的淡黄色组织。

2.与基底细胞癌和鳞状细胞癌相鉴别

早期易鉴别，睑板腺癌源发于睑板腺，而基底细胞癌和鳞状细胞癌源发于皮肤；晚期睑板腺癌累及皮肤时不易鉴别，需追问肿块开始发生的部位，并查看肿块是侵犯睑板为主还是侵犯皮肤为主。

【治疗对策】

（1）根据活检结果确定手术广泛彻底切除。手术时需冰冷切片控制边缘部分是否彻底切除。

（2）术后辅助放疗。

六、鳞状细胞癌（squamous cell carcinoma）

较基底细胞癌少见，与暴露紫外线有关。

【诊断要点】

（1）生长缓慢。

（2）早期为无痛性小硬结，表面较多鳞屑、粗糙不平，以后糜烂、破溃。

（3）增生较快者中央呈菜花状。

（4）易向深部侵入眼眶和鼻窦。

（5）可经淋巴结转移。

（6）早期无疼痛，侵及神经时才有剧烈和顽固性疼痛。

【诊断对策】

（一）诊断要点

晚期诊断不困难，早期诊断依靠病理，因此，对可疑的眼睑肿块切除后必须行病理检查。

（二）鉴别诊断要点

与基底细胞癌鉴别 本病较少见，发展快，对X线敏感度不及基底细胞癌。

【治疗对策】

（1）根据活检结果确定手术广泛彻底切除。手术时需冰冷切片控制边缘部分是否彻底切除。

（2）如侵犯眼眶，需行眶内容物剜出术。

（3）术后辅助放疗、化疗。

七、基底细胞癌

基底细胞癌（basalcell carcinoma）是眼睑皮肤癌中最常见的，是一种由表皮基底细胞不能以正常形式成熟和角化而引起的上皮癌，多见于40岁以上，常发生在下睑，白人比有色人种常见。

【诊断步骤】

病史采集要点

1.起病情况

缓慢。

2.主要临床表现

开始在皮肤或睑缘黏膜出现半透明小结，约几毫米大小，有的则在皮肤表面隆起，上有鳞屑，有的如色素痣、疣、乳头状瘤，四周有粗大血管。无痛，边缘有毛细血管扩张，溃疡出现于数周后，自肿块中央开始，向四周发展，溃疡基底及边缘较硬，边缘向内卷曲，溃疡顽固不愈，疼痛不明显，先向表面扩大，晚期才向深部破坏(图 2-5)。

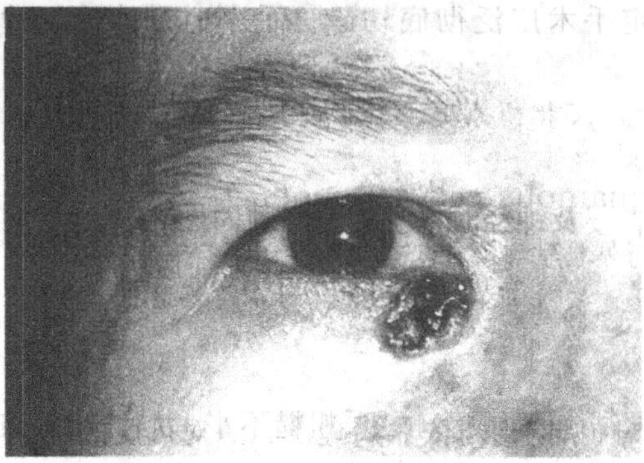

图 2-5　基底细胞癌

【诊断对策】

(一)诊断要点

睑缘附近皮肤出现的小结节，表面有痂皮、溃疡、出血者均应怀疑此病，确诊需行病理检查。病理检查时应切取正常交界较硬的边缘处组织。

(二)鉴别诊断要点

与老年疣鉴别 老年疣呈菜花状，有角化和鳞屑，周围皮肤无浸润硬结，无溃疡，但确诊要行病理检查。

【治疗原则】

手术彻底切除，也有冷凝、放疗。

八、眼睑血管瘤

眼睑血管瘤(hemangioma of lid)是一种血管组织的先天发育异常，出生即存在，部分患儿在生后 6 个月内发生。分为毛细血管瘤和海绵状血管瘤两种，有自行退缩倾向。

【诊断步骤】

(一)病史采集要点

(1)肿瘤出现的时间。

(2)肿瘤的进展情况。

(3)有无眼部外伤史及外伤的部位。

(4)有无治疗及手术史。

(二)体格检查要点

1.一般情况

发育、营养、体重、精神、血压和脉搏。

2.眼科检查

(1)肿瘤的特点,毛细血管瘤表浅,扁平,色泽红,常见于三叉神经的分布区,称火焰痣;海绵状血管瘤位于皮下较深层,呈紫蓝色,稍隆起,哭泣、用力、低头时增大。

(2)注意上睑有无下垂。

(3)注意肿物是否向眶内生长。

3.全身检查

有无全身合并其他部位的血管瘤,排除 Sturge-Weber 综合征。

(三)辅助检查要点

眼部超声、CT、MRI 了解肿瘤的部位和性质。

【治疗对策】

1.非手术治疗

(1)观察,部分患儿血管瘤可自行退缩,如 5 岁不退缩可考虑手术治疗。

(2)向血管瘤内注射长效皮质类固醇激素。

(3)冷冻或放射治疗。

2.手术治疗

一般保守治疗无效时,才考虑手术;如因肿瘤引起的上睑下垂影响了患儿的视力发育需早期手术。

第三章　泪器病

第一节　泪道疾病

一、泪道阻塞

【概述】

先天因素、创伤、烧伤、炎症粘连、异物、肿瘤或手术后瘢痕等均可造成泪道阻塞，可发生于泪点、泪小管、泪囊、鼻泪管等部位。

【临床表现】

(1)流泪，由于流泪可造成内眦部皮肤潮红、粗糙，甚至出血糜烂。

(2)常伴有慢性结膜炎、湿疹性皮炎、下睑外翻。

(3)泪道冲洗不通或不畅，冲洗液反流，一般无泌物。

(4)泪道造影泪道完全不显影，或节段性显影，可发现堵塞部位。

【诊断】

根据临床表现，及冲洗泪道的结果，可以明确诊断。

【鉴别诊断】

1.泪小管炎

流泪，眼红，结膜囊多量分泌物，泪道冲洗多通畅，泪点充血，肿胀。轻压泪小管处，有黏液脓性分泌物或颗粒状分泌物自泪点溢出。

2.慢性泪囊炎

流泪，压迫泪囊区有较多黏液脓性分泌物自泪点溢出。

3.泪道肿物

可触及肿物。

4.泪道周围组织结膜睑缘等炎症

有炎症的表现。

【治疗】

1.泪点阻塞

可用泪点扩张器反复扩大泪点。若无效可行泪点切开成形术。

2.泪小管阻塞

先滴用抗生素滴眼液后用泪道探针探通，开始时可用较细探针，以后逐渐使用粗的探针，直到泪小管通畅。亦可采用泪道激光探通术。必要时泪小管内留置塑料管支撑，保留 3～6 个月。

3.泪囊鼻泪管狭窄阻塞

在滴用抗生素滴眼液后用泪道探针探通，开始时可用较细探针，以后逐渐使用粗的探针，直到泪管通畅。或采用激光泪道疏通术治疗。如仍无效可再次激光治疗疏通，通畅后留置硅胶管3～6个月。

【临床路径】

1.询问病史

有无溢泪病史。

2.体格检查

应冲洗泪道，根据冲洗液反流的情况判断阻塞部位。

3.辅助检查

必要时做X线片检查或X线泪道造影检查。

4.处理

根据泪道阻塞的部位，选择治疗方法。

5.预防

预防泪道部位的创伤、炎症，可减少泪道阻塞。

二、泪小管炎

【概述】

主要是由于细菌、真菌或病毒从结膜囊下行或泪囊炎上行感染泪小管所致，可与泪囊炎同时存在。

【临床表现】

(1)流泪、眼红，有分泌物，且拭之不尽，偶有血性分泌物，上睑或下睑鼻侧轻触痛。

(2)泪点发红、凸起，泪小管周围皮肤发红。可发生于上、下泪点，或上下均受累。

(3)压迫泪囊区，尤其是压迫泪小管区时，有黏液脓性分泌物或颗粒状结石从泪点溢出，可伴有出血。

(4)可发生局限于鼻侧的复发性结膜炎。

(5)用泪道探针探测泪点时有沙砾感。

(6)泪道冲洗可完全通畅，也可出现反流。

(7)泪道造影可发现泪小管扩张呈憩室状。

【诊断】

根据病史和临床表现可以诊断。为确定致病菌需进行涂片或细菌培养。致病菌多为兼性厌氧菌，因此要增加厌氧菌培养的申请，否则可能导致阴性结果。

【鉴别诊断】

1.急性泪囊炎

鼻侧泪囊区明显肿胀、触痛。疼痛和皮肤的肿胀比泪小管炎明显。

2.鼻泪管阻塞

溢泪明显，泪小管周围皮肤有轻度或没有红肿和触痛。

3.结膜炎

睑结膜有滤泡和乳头，有分泌物。无泪点隆起及分泌物溢出。

【治疗】

(1)去除堵塞泪小管的结石。先在裂隙灯下试行挤压，促使结石从泪点排出。一般一次挤压不能将结石完全排出，需每隔1～2天挤压一次，直至完全没有结石排出。一旦没有结石和分泌物排出，泪点周围充血和肿胀情况立即好转。如要挤压无法彻底清除泪小管结石，则需行泪小管切开术。

(2)挤压泪小管或切开泪小管后，应用抗生素滴眼液冲洗泪道。

(3)涂片或细菌培养发现有细菌者，应用敏感的抗生素滴眼液滴眼，每日4～6次。如致病菌为真菌者，以1∶20000的制霉菌素滴眼，每日3次；或用相同浓度的药液每周冲洗泪小管数次。是单纯疱疹病毒时，可用阿昔洛韦滴眼液，每日4～6次，持续数周。

(4)热敷泪小管区，每日3次。

(5)如有大量脓液时，需进行泪小管切开治疗。

【临床路径】

1.询问病史

有无眼红、溢泪、眼部分泌物的病史。

2.体格检查

仔细检查泪小管和泪囊部。有无泪点发红、凸起，泪小管周围皮肤发红。压迫泪囊区时，有黏液脓性分泌物或结石从泪点溢出。

3.辅助检查

必要时做X线片检查或X线泪道造影检查。

4.处理

去除泪道结石，用抗生素溶液冲洗泪道，或行泪小管切开术。

5.预防

预防和及时治疗泪道炎症。

三、慢性泪囊炎

【概述】

慢性泪囊炎因鼻泪管狭窄或阻塞，致使泪液潴留于泪囊内，伴发细菌感染所致。常见的致病菌为肺炎双球菌、链球菌、葡萄球菌等。多见于中老年女性。其发病与沙眼、泪道外伤、鼻炎、鼻中隔偏曲、下鼻甲肥大等有关。

【临床表现】

(1)溢泪，并有黏液或脓性分泌物自泪点溢出。

(2)挤压泪囊区有分泌物溢出，该区可有局部肿胀，轻度压痛或不明显；泪小管阻塞者有时可扪及囊性肿物即黏液性囊肿。

(3)冲洗泪道不通畅，并有黏液或脓性分泌物反流。

(4)可见结膜充血，下睑皮肤出现湿疹。

(5)X线泪道造影检查可了解泪囊的大小及阻塞部位。

【诊断】

根据病史及临床表现可以明确诊断。

【鉴别诊断】

1.泪小管狭窄阻塞

主要表现为溢泪,但无黏液脓性分泌物溢出。

2.泪小管囊肿

主要累及泪小管部位。

3.泪囊肿物

可触及实性肿物。泪囊炎的肿胀区在内眦韧带之下,如果内眦韧带之上出现肿块,应怀疑泪囊肿物,必要时泪囊造影,CT或MRI检查以鉴别。

【治疗】

(1)眼部滴用抗生素滴眼液,每日4~6次。滴药前应先挤出分泌物。

(2)可用生理盐水加抗生素滴眼液冲洗泪道,每周1~2次。

(3)在上述治疗基础上,待泪囊冲洗干净后可用泪道探针试探通鼻泪管,或采用激光泪道疏通治疗。

(4)上述治疗无效时可行手术治疗,常采用泪道置管术,泪囊鼻腔吻合术,或鼻内镜下鼻腔泪囊造口术。若患者高龄,或有泪囊鼻腔吻合术的禁忌证时可改行单纯泪囊摘除术。

【临床路径】

1.询问病史

有无溢泪、内眦部分泌物及泪囊区局部肿胀的病史。

2.体格检查

挤压泪囊区或冲洗泪道有大量黏液或脓性分泌物溢出。

3.辅助检查

为确定致病菌可将分泌物涂片进行细胞学和细菌学检查。为确定泪囊大小可行X线泪道造影检查。如行泪道置管术或鼻腔泪囊吻合术,应先请耳鼻喉科医师会诊。

4.处理

先用抗生素滴眼液抗感染治疗。但药物治疗仅能暂时减轻症状。应尽快行手术治疗,以便去除眼部感染病灶,否则结膜囊会长期处于带菌状态。

5.预防

及时治疗沙眼和鼻炎、鼻中隔偏曲等鼻部疾病,可预防慢性泪囊炎的发生。

四、急性泪囊炎

【概述】

急性泪囊炎大多是在慢性泪囊炎的基础上发生,与致病细菌的毒力强或机体抵抗力弱有关。最常见的致病菌为链球菌。

【临床表现】

(1)患眼充血、流泪,有脓性分泌物。

(2)泪囊区红肿、坚硬、疼痛、压痛明显。

(3)炎症可扩展到眼睑、鼻根和面额部,甚至会引起泪囊周围蜂窝组织炎。

(4)可伴有耳前淋巴结肿大。严重时出现畏寒、发热等全身不适。

(5)数日后红肿局限,出现脓点,脓肿可穿破皮肤,脓液排出,炎症减轻。

(6)有时可形成泪囊瘘管,经久不愈,泪液长期经瘘管溢出。

(7)外周血中性粒细胞数升高。

【诊断】

根据慢性泪囊炎病史、突然发病和泪囊部急性炎症表现,可以明确诊断。

【鉴别诊断】

1.内眦部外睑腺炎或皮脂腺囊肿继发感染

病变部位不在泪囊部。

2.急性泪囊周围炎

挤压泪囊区无分泌物自泪小管溢出。

3.急性上筛窦炎

鼻骨表面疼痛、肿胀,红肿区可蔓延至内眦部,前额部头痛,鼻塞,患者常有发热。

【治疗】

(1)眼部抗生素滴眼每日 6~8 次。全身静脉滴注或口服敏感的抗生素。

(2)局部热敷。

(3)若有脓肿形成可局部切开引流,放置橡皮引流条,同时行细菌培养和药敏试验。

(4)待急性炎症完全消退后,行泪囊鼻腔吻合手术、泪道置管术或泪囊摘除术。

【临床路径】

1.询问病史

有慢性泪囊炎病史,突然发病。

2.体格检查

泪囊部有急性炎症的表现。

3.辅助检查

为确定致病菌可将分泌物涂片进行细胞学和细菌学检查。

4.处理

积极全身应用抗生素治疗,待急性期消退后行手术治疗。

5.预防

及时治疗慢性泪囊炎。

第二节　泪腺疾病

一、急性泪腺炎

本病为泪腺的急性炎症,临床较少见,多为单侧发病。主要由于细菌或病毒感染所致,以金黄色葡萄球菌或淋病双球菌常见。感染途径可由眼睑、结膜、眼眶或面部化脓性炎症直接扩散，远处化脓性病灶转移或来源于全身感染。流行性腮腺炎、流行性感冒、传染性单核细胞增多症和带状疱疹时可合并急性泪腺炎。

【临床表现】

(1)上睑颞侧泪腺区红肿、疼痛，可有泪溢。有时出现复视。

(2)上睑水肿、下垂，以颞侧明显；患侧面部肿胀。

(3)颞侧结膜充血、水肿，有黏液性分泌物。

(4)泪腺区可扪及包块，压痛明显。

(5)眼球活动受限，甚至眼球突出。

(6)同侧耳前淋巴结肿大。可有发热、头痛等全身不适症状。

(7)外周血中性白细胞计数升高。

【诊断】

根据病史、临床表现，特别是病变的部位，可明确诊断。

【治疗原则】

1.细菌性

(1)眼部和全身应用敏感的抗菌药物：眼部滴用抗菌药物滴眼液，每日 6～8 次，或结膜下注射抗菌药物每日或隔日 1 次，全身静脉点滴或口服抗菌药物。

(2)局部热敷：若有脓肿形成可局部切开引流(眶部泪腺炎从上睑外侧皮肤切开，睑部泪腺炎则从上穹窿外侧结膜切开)。

2.病毒性

(1)冷敷病变区。

(2)给予止痛药。

【治疗目标】

炎症消退。

二、慢性泪腺炎

本病为病程进展缓慢的一种增生性泪腺炎症，多为原发性，常见于双侧。它可为急性泪腺炎的后遗症(多见单侧发病)，也可由局部结膜慢性炎症，如沙眼所引发，但多数是由全身炎症病变的继发患病，如有结核、梅毒等原发病。

【临床表现】

(1)多为双侧，泪腺部肿大，一般无疼痛，可伴有上睑下垂。向外上方注视时可有复视。

(2)在外上眶缘下可扪及质硬的包块，但多无压痛。

(3)眼球可向鼻下方偏位，活动受限，但眼球突出少见。

(4)X 线检查泪腺区可发现钙化、液化等病灶区。

【诊断】

(1)根据有无急性泪腺炎或全身慢性病(如结核、梅毒等病史)和临床表现而诊断。

(2)必要时进行 X 线检查、活组织病理检查，有助于诊断。

【治疗原则】

(1)抗炎治疗。

(2)针对病因或原发疾病治疗。

【治疗目标】

控制炎症。

第三节 泪器肿瘤

一、泪腺多形性腺瘤

泪腺多形性腺瘤又称泪腺混合瘤,是泪腺的良性肿瘤。它由上皮和间质成分组成。多数来源于泪腺的眶叶,也可来源于泪腺睑叶。

【临床表现】

(1)多见于青壮年,单侧发病,病程进展缓慢。

(2)患侧眼眶前外上方相对固定、无压痛的包块。

(3)眼球向前下方突出,向颞上转动受限。

(4)患侧上睑肿胀,沿眶外上缘下可扪及肿物,质地有软有硬,或呈结节状,无明显压痛。

(5)肿物压迫眼球,可引起屈光不正,或视网膜水肿、脉络膜皱褶,视力下降。

(6)影像学检查:CT 扫描显示泪腺窝内有近圆形、边界清楚、均质或不均质的高密度团块影,可被增强剂增强,可发现泪腺窝有压迫性骨凹陷及眼眶扩大。B 型超声扫描可见近圆形病变区,边界清楚,中等或强回声,透声性较强等典型声像。X 线片可见眶外上方软组织密度增加,眼外上角变锐并向外上方隆起。

【诊断】

根据缓慢发病史、肿物部位、没有疼痛、眼球运动障碍和骨质破坏,以及影像学检查结果,可做诊断。

【治疗原则】

(1)对无明显眼球突出和眼球运动障碍、视力正常者可临床观察。

(2)对有明显临床症状和骨质破坏者,做完整的肿瘤切除并做病理检查。

【治疗目标】

(1)观察,特别注意病变有无增大。

(2)手术完全切除肿物。随诊观察 5 年无复发。

二、泪腺多形性腺癌

本病又称泪腺恶性混合瘤。是泪腺的一种原发性恶性上皮癌。

【临床表现】

(1)多见于中青年患者。

(2)可由泪腺多形性腺瘤转化而来。常为泪腺多形性腺瘤不全切除后复发,或泪腺区肿胀多年、近来短期内症状体征明显加重。

(3)肿瘤生长较快。

(4)单侧进行性眼球突出,上睑下垂和复视。

(5)肿瘤生长使眼球向内下方突出。

(6)颞上方眶缘处可触摸到坚硬的肿块,压痛。

(7)肿瘤可向颅内或淋巴结转移。

(8)影像学检查:CT 扫描可见肿物形状不规则,边界不清楚,不均质的眶骨破坏,肿物向副鼻窦、颞窝或颅内扩展。X 线检查可见骨质破坏。

【诊断】

根据泪腺多形性腺瘤不全切除后复发,或泪腺区肿胀多年、近来短期内症状体征明显加重的病史,以及临床表现及影像学检查所见,可以诊断。

【治疗原则】

(1)一经确诊,彻底切除肿物,包括受累的眶骨。晚期病例行眶内容物剜除术。

(2)术后辅以放射治疗。

【治疗目标】

完全切除肿物。随诊观察 5 年无复发。

三、泪腺腺样囊性癌

本病又称泪腺圆柱瘤,是泪腺原发性上皮性肿瘤之一,高度恶性,易向周围骨质、神经及软组织浸润生长,易于复发,预后差。

【临床表现】

(1)多见于中青年女性。

(2)发病缓慢。

(3)常有眼部疼痛、头痛等。

(4)肿瘤生长使眼球向前下方突出,眼球动受限。

(5)颞上方眶缘处有坚硬的实体固定肿块,局部有压痛。

(6)影像学检查 CT 扫描可见泪腺负密影不规则、边界不清、质地不均,骨质有破坏。X 线片可发现泪腺窝骨质破坏。超声显示病变区内为不规则回声,透声性较差。

【诊断】

根据患侧泪囊区坚硬、固定的肿块,眼球向前下方突出和运动受限的临床表现,以及影像学检查所见,可以诊断。

【治疗原则】

(1)一经确诊立即行眶内容物剜除术彻底根治。

(2)术后加局部放射治疗,防止复发。

(3)术后选择敏感的抗肿瘤药物化疗。

【治疗目标】

完全切除肿物。随诊观察 5 年无复发。

四、泪囊肿瘤

泪囊肿瘤多为原发性,以恶性居多,多见于中老年,易扩展到周围组织。也可有继发于临近的睑结膜、眼睑、眼眶等组织器官。良性泪囊肿瘤较少见。

【临床表现】

(1)泪溢。

(2)内眦部或泪囊区肿块,一般较硬,不可压缩,无触痛。但泪囊恶性肿瘤后期可有疼痛、鼻衄、眼球突出或全身症状。

(3)冲洗泪道通畅、部分通畅或可以探通,可伴有血性或黏液性分泌物返流。

(4)泪囊挤出分泌物后仍饱满,有弹性和波动感。

(5)如泪道阻塞后继发感染,可表现为急性泪囊炎或泪囊脓肿。

(6)影像学检查X线片及泪道造影均显示泪囊不规则扩张、充盈、缺损,泪囊囊壁变形,周围骨质有破坏。

【诊断】

泪囊肿瘤生长缓慢,初期常误为慢性泪囊炎或急性炎症。如对抗炎治疗无效,可触及肿块时应怀疑为泪囊肿瘤。泪囊造影可有助于诊断。活组织病理检查可提供可靠的诊断依据。

【治疗原则】

(1)对良性肿瘤可手术切除,行泪小管鼻腔吻合术或泪囊单纯切除术,后期再行泪道重建手术。

(2)对恶性肿瘤应尽可能完全切除瘤体。手术后放射治疗加化疗。

【治疗目标】

1.良性肿瘤

切除肿瘤,保持泪道通畅。

2.恶性肿瘤

切除肿瘤,随诊观察5年不复发。

第四章　结膜病

第一节　细菌性结膜炎

细菌性结膜炎(bacterial conj unctivitis)是一种常见的眼部感染,当病人有结膜炎症及脓性分泌物时即应怀疑该病。

【诊断步骤】

(一)病史采集要点

1.起病情况

淋菌性结膜炎由淋球菌引起,成年人主要为淋菌性急性尿道炎的自身感染,单眼多于双眼;新生儿则为产道感染,常双眼同时发病,潜伏期2～3天,病情发展急速。急性细菌性结膜炎潜伏期1～3天,急性发病,两眼同时或先后相隔1～2天发病,发病3～4天病情达到高潮,以后逐渐减轻,约两周痊愈口慢性细菌性结膜炎起病隐匿,持续时间长。

2.主要临床表现

眼红、痒、异物感、烧灼感、畏光、眼睑因肿胀难以睁开,分泌物为黏液或黏液脓性,可粘着睑缘及睫毛,晨起不能睁开眼睑。视力一般不受影响。

(二)体格检查要点

(1)一般情况:少数儿童患者可有不同程度发热。

(2)视力一般正常,如累及角膜可有轻度下降。

(3)分泌物增多,为黏液或黏液脓性。

(4)结膜充血和球结膜水肿,以睑结膜及穹窿结膜最明显,有时尚可合并球结膜水肿,眼睑红肿。由科一韦氏杆菌、肺炎球菌及流感杆菌引起者,结膜下常有出血点,球结膜水肿,可并发边缘性角膜浸润或溃疡。

(5)假膜形成,重症者分泌物中的纤维蛋白形成假膜,附着在睑结膜的表面,用镊子易剥离,留下有轻微的出血面,但无组织缺损。应与真膜区别,后者呈灰黄色,由白喉杆菌引起,为大量的纤维蛋白与坏死的结膜凝结而成,不易剥离,如强行除去,其下露出溃疡面,引起出血及组织损伤。

(三)门诊资料分析

1.分泌物涂片或结膜刮片

染色后显微镜下显示大量多形核白细胞和细菌。

2.细菌培养和药敏

对于有大量脓性分泌物、重症结膜炎的儿童和婴儿、治疗无效者应进行此项检查。

3.血培养

适用于有全身症状者。

【诊断对策】

(一)诊断要点

根据结膜充血、大量黏液或黏液脓性分泌物即可诊断。

(二)临床类型

(1)细菌性结膜炎根据发病的快慢可以分为超急性(24 小时内)、急性或亚急性(几小时至几天)、慢性(数天至数周)。

1)超急性细菌性结膜炎(hyperacute bacterial conj unctivitis)由淋球菌或脑膜炎球菌引起,潜伏期短,病情发展急速,表现为急性化脓性结膜炎,因大量脓性分泌物又称脓漏眼。眼睑肿胀,结膜水肿,15%～40%并发角膜溃疡和穿孔而严重影响视力,因此需及时诊断和治疗。

2)急性或亚急性细菌性结膜炎(acute or subacute bacterial conj unctivitis)又称"红眼病",传染性强,可散发也可流行,多见于春秋季节。主要由肺炎双球菌、金黄色葡萄球菌、流感噬血杆菌感染。

3)慢性细菌性结膜炎(chronlc bacterial conj unctivitis)急性卡他性结膜炎未完全治愈而转为慢性,或者开始时感染的细菌数量不大,病菌毒力不强,或病人抵抗力强,在发病之初症状轻微,病人不予注意,迁延为慢性 oMorax-Axenfeld 双杆菌、金黄色葡萄球菌、大肠杆菌、链球菌等均可引起此病;非感染因素有不良环境的刺激,如异物、风沙、烟尘、强光等;或受其他眼病的影响,如倒睫、泪道阻塞、睑板腺分泌旺盛、睑缘炎、屈光不正、隐斜视等;另外不良的生活习惯如睡眠不足、烟、酒过度或长期应用某些刺激性眼药或化妆品,还有长期佩戴角膜接触镜,均可成为慢性结膜炎的病因。

(2)按病情的严重情况可分为轻、中、重度。

【治疗对策】

(一)治疗原则

(1)去除病因。

(2)局部抗生素药物应用。

(3)切勿包眼。

(4)超急性细菌性结膜炎需全身用药。

(二)治疗计划

1.局部治疗

(1)分泌物较多时用生理盐水冲洗结膜囊,冲洗时操作小心,避免损伤角膜上皮。

(2)根据致病菌选择最有效的抗生素滴眼液,睡前涂抗生素眼膏:急性期 1～2 小时滴眼 1 次。革兰氏阳性菌感染者可用 5000～10000U/ml 青霉素、甲氧苄啶-多粘菌素 B、利福平眼液和红霉素眼膏.革兰氏阴性菌感染者可用妥布霉素、氧氟沙星、庆大霉素眼液等。

2.全身治疗

超急性细菌性结膜炎应全身应用足量的抗生素:成人使用青霉素 G 600 万～1000 万 U/d,1 次/天,连续 5 天,或头孢曲松钠 1.0g/d,连续 5 天;新生儿用青霉素 G5 万 U/kg·d,分 2

次静脉滴注，或头孢曲松钠0.125g，每8～12小时1次，连续7天。

【预防】

患者须隔离。医生检查时应戴保护眼镜，并在检查后洗手，严格消毒患者和医生用过的器具。一眼患病应防止传染至另一眼。新生儿出生后，应常规立即用1%硝酸银滴眼液滴眼1次(随后冲洗)，或涂0.5%四环素眼药膏预防。

第二节　沙　眼

【概述】

沙眼(trachoma)是一种常见的感染性眼病，是由沙眼衣原体引起的一种慢性传染性结膜角膜炎。因其在睑结膜表面形成粗糙不平的外观，形似砂粒，故名沙眼。其患病和病变的严重程度与环境卫生及生活条件密切相关。解放前我国沙眼患病率在50%以上，建国以来沙眼患病已经明显下降，但仍然是我国当前致盲的主要眼病之一，因此被列为2020消灭可致盲的5种眼病之一。

【诊断步骤】

(一)病史采集要点

1.起病情况

一般起病缓慢，双眼发病，潜伏期5～14天。病情程度轻重不同，症状隐匿，可自行缓解，不留后遗症，少数情况下急性发病。沙眼早期表现为滤泡性慢性结膜炎，以后逐渐形成结膜瘢痕。

2.主要临床表现

早期引起不同程度的畏光、流泪、发痒、异物感、分泌物增多等不适感。结膜充血、乳头增生、滤泡形成，严重者可侵犯角膜发生角膜血管翳及耳前淋巴结肿大(图4-1)。晚期睑结膜发生严重瘢痕，因合并有睑内翻及倒睫、上睑下垂、睑球粘连、角膜混浊、实质性结膜干燥症、慢性泪囊炎等并发症，症状更为明显，并严重影响视力，甚至失明。

(二)体格检查要点

重点观察眼科情况，主要体征包括：结膜充血、乳头增生、滤泡形成、睑结膜瘢痕形成，以上穹窿及睑板上缘显著、角膜血管翳(成垂幕状)、耳前淋巴结肿大等。

(三)后遗症和并发症

1.沙眼性上睑下垂

沙眼感染早期即可出现，上睑提举无力。早期沙眼引起的浸润、充血、水肿而使上睑重量增加和Muuller肌被侵犯所致。晚期由于Muuller肌被破坏、瘢痕形成、失去收缩能力而成永久性上睑下垂。

2.睑内翻倒睫

常见，由于结膜瘢痕收缩和睑板弯曲畸形，使睑缘向内翻转、睫毛倒向角膜，刺激角膜引起不适。

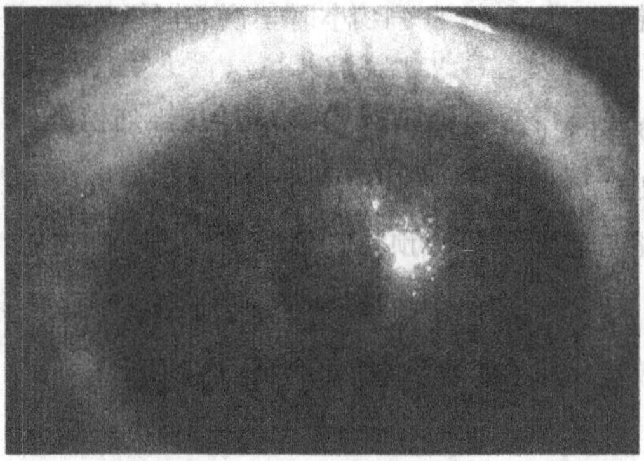

图 4-1 沙眼角膜血管翳

3.角膜混浊

睑内翻倒睫摩擦角膜形成。

4.睑球粘连

穹窿部结膜因瘢痕收缩而缩短，以下方穹窿部显著，当牵引下睑时在眼睑和眼球间的结膜可见有垂直的皱襞。

5.实质性结膜干燥症

由于结膜广泛瘢痕化，破坏了杯状细胞和副泪腺，泪腺导管闭塞。

6.慢性泪囊炎

病变累及泪道黏膜，鼻泪管发生狭窄或阻塞。

【诊断对策】

(一)诊断要点

1.典型的沙眼

临床上根据睑结膜有乳头和滤泡增生，角膜血管翳及结膜瘢痕的出现，较容易诊断。对早期沙眼的诊断尚有.定困难，有时只能初步诊断为“疑似沙眼”。根据 1979 年中华医学会眼科分会的决定，沙眼诊断依据为：①上穹窿部和上睑板结膜血管模糊充血，乳头增生或滤泡形成，或二者兼有。②裂隙灯检查可见角膜血管翳。③上穹窿部或/和上睑结膜出现瘢痕。④结膜刮片有沙眼包涵体。在第 1 项的基础上，兼有其他 3 项中之一者可诊断沙眼。

2.疑似沙眼

上穹窿部及眦部结膜充血，有少量乳头(乳头为正常组织)增生或滤泡形成，并已排除其他结膜炎者。

(二)鉴别诊断要点

1.结膜滤泡症

常见于儿童，皆为双侧，无自觉症状。滤泡多见于下穹窿部与下睑结膜。滤泡较小，大小均匀相似，半透明，境界清楚，滤泡之间的结膜正常，不充血，无角膜血管翳，无瘢痕发生。沙眼的滤泡多见于上穹窿部与上睑结膜，混浊不清、大小不等、排列不整齐，并有结膜充血和肥厚等症状。

2.慢性滤泡性结膜炎

常见于学龄儿童及青少年，皆为双眼。晨起常有分泌物。滤泡多见于下穹窿窿与下睑结膜，大小均匀，排列整齐；结膜虽充血，但不肥厚；1～2 年后自愈，无瘢痕形成；无角膜血管翳。

3.春季结膜炎

此病季节性，主要症状为剧痒。睑结膜上的乳头大而扁平且硬，上穹窿窿部无病变，易于鉴别。分泌物涂片中可见嗜酸细胞增多。

4.包涵体结膜炎

包涵体性结膜炎滤泡以下穹窿窿部与下睑结膜为著，无角膜血管翳，不形成瘢痕，可与沙眼鉴别。

5.巨乳头性结膜炎

本病结膜乳头与沙眼性乳头相混淆，但有明确的角膜接触镜配戴史。

(三)沙眼分期

我国 1979 年全国第二届眼科学术会制定的沙眼分期：

Ⅰ期——进行期：即活动期，乳头和滤泡同时并存，上穹窿结膜组织模糊不清，有角膜血管翳(图 4-2)。

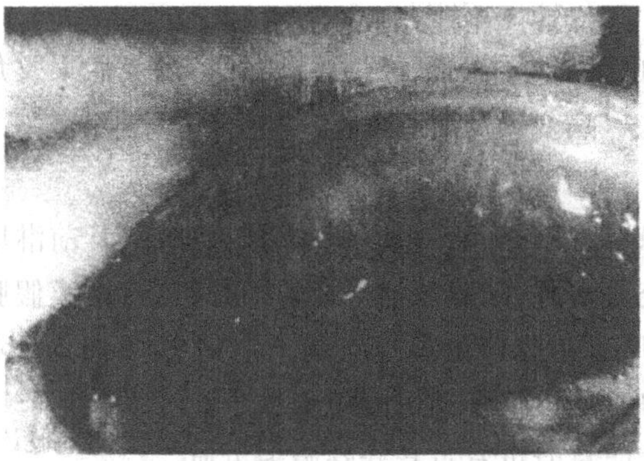

图 4-2 沙眼进行期

Ⅱ期——退行期：自瘢痕开始出现至大部分变为瘢痕，仅残留少许活动性病变为止。

Ⅲ期——完全瘢痕期：活动性病变完全消失，代之以瘢痕，无传染性。

【治疗对策】

(一)治疗原则

早期诊断，以局部治疗为主。

(二)治疗计划

1.局部治疗

0.1％利福平眼水、0.5％新霉素眼水、红霉素眼膏、四环素眼膏等，疗程最少 10～12 周。

2.全身治疗

急性期或严重沙眼应全身应用抗生素治疗，如红霉素、强力霉素等，疗程 3～4 周。

3.并发症的治疗

手术矫正倒睫及睑内翻，是防止沙眼瘢痕致盲的关键措施。

（三）预防

沙眼衣原体常存在病人眼的分泌物中，任何与此分泌物接触的情况，均可造成沙眼传播感染的机会。因此，应加强宣传教育，贯彻预防为主的方针，培养良好卫生习惯，不用手揉眼，毛巾、手帕要勤洗、晒干；托儿所、学校、工厂等集体单位应分盆分巾或流水洗脸，对沙眼病人所用的毛巾应严格消毒。

第三节　病毒性结膜炎

病毒性结膜炎（viral conj unctivitis）是结膜常见的感染性疾病，通常有自限性，病变程度因个体免疫状况、病毒毒力的大小不同而存在差异。

【诊断步骤】

（一）病史采集要点

1.起病情况

急性病毒性结膜炎起病急骤，双眼发病，传染性强，可引起流行性发病。

2.主要临床表现

主要症状有眼部充血、疼痛、异物感、烧灼感和发痒，当炎症累及角膜时，常伴有畏光、流泪和刺痛，伴有水样分泌物。

（二）体格检查要点

（1）一般情况：部分患者特别是儿童可有低热、肌肉酸痛、耳前淋巴结肿大等。

（2）眼睑水肿、结膜充血水肿，结膜滤泡形成，严重时可有结膜假膜形成。

（3）腺病毒感染者 1 周后角膜可出现斑点状上皮损害，2 周后发展为角膜上皮下浸润，可持续数月甚至数年，最终形成瘢痕，从而影响视力。

（4）结膜下出血：炎症明显时可有点片状结膜下出血。

（5）耳前淋巴结肿大：是和其他类型结膜炎相区别的特点之一。

（三）门诊资料分析

（1）结膜刮片可见大量单核细胞。

（2）病毒培养、PCR 检测、血清学检查有助于病原学的诊断。

【诊断对策】

（一）诊断要点

根据结膜充血、滤泡形成、结膜下出血或角膜上皮下浸润、耳前淋巴结肿大即可诊断。

（二）临床类型

根据病程分型：

（1）急性病毒性结膜炎 ①流行性角结膜炎（epidemic keratoconj unctivitis）：由腺病毒感染所致，可由腺病毒 8.19、29、37 型引起，可出现严重流行，但多呈散发性口炎症晚期出现角膜上皮下浸润是本病特点；②流行性出血性结膜炎（epidemichemorrhagic conj unctivitis）：由肠道病毒 70 型所致，流行性很强，可大面积迅速流行。结膜下常有点片状出血（图 4-3）；③咽结膜热(pharyngoconj unctival fever)。

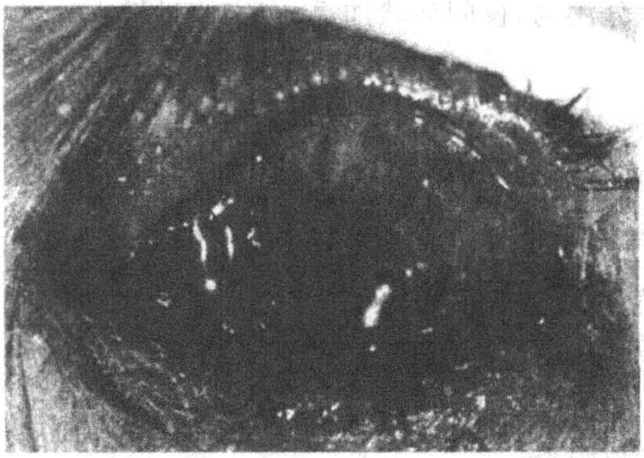

图 4-3 流行性出血性结膜炎

(2)慢性病毒性结膜炎 ①传染性软疣性结膜炎(molluscumcontagiosumblepharoconj unctivitis);②水痘-带状疱疹性睑结膜炎;③麻疹性角结膜炎。

(三)鉴别诊断要点

1.慢性滤泡性结膜炎

原因不明,常见于青少年及儿童,可无任何不适,双眼发病,多发生在下睑,无融合倾向。结膜充血不肥厚,无瘢痕形成,无角膜血管翳。

2.急性细菌性结膜炎

有较多黏稠的脓性分泌物,结膜囊分泌物细菌培养阳性。

【治疗对策】

(一)治疗原则

(1)减少传染。

(2)局部抗病毒药物应用,如 0.1%无环鸟苷眼液,0.05%环胞苷,或 0.1%疱疹净。

(3)合并细菌感染时局部应用抗生素药物。

(4)合并角膜上皮下浸润时可考虑用皮质类固醇眼水,但应注意其药物的副作用。

(二)预防措施

同细菌性结膜炎。

第四节 免疫性结膜炎

一、春季角结膜炎(vernal keratoconj unctivitis)

【概述】

又名春季结膜炎,春夏季时症状加重,秋冬凉冷时症状缓解。好发于 20 岁以下男性,多为双眼发病。病程可持续数年至十数年,随年龄增长而逐渐减缓痊愈 a 预后良好。其病因不明,可能为空气中某些物质如灰尘、花粉等引起的Ⅰ和Ⅳ过敏反应。

【诊断步骤】

(1)自觉奇痒,有丝状分泌物,夜间症状加重,有家族过敏史。

(2)结膜体征

1)睑结膜型:结膜呈粉红色,上睑结膜见大小不等淡红色乳头,如铺路石样。病变不侵犯穹窿部,下睑结膜乳头少且不典型。

2)角结膜缘型:角膜缘附近的球结膜有粒状小结节数个或多个呈堤状围绕角膜周围,好发于上方角膜缘,呈黄褐色或污红色胶样增生。

3)混合型:上述二型同时存在。

(3)角膜改变

1)呈弥散性浅层点状角膜炎。

2)表现为角膜溃疡,治愈后角膜可有血管翳。

【诊断对策】

(1)季节性反复发作,奇痒。

(2)上睑结膜典型铺路石样或角膜缘结膜胶样改变。

(3)分泌物中嗜酸性粒细胞增多。

(4)好发于青少年。

【治疗对策】

(一)治疗原则

(1)是一种自限性疾病。

(2)局部可短期应用药物减轻症状。

(3)长期用药,特别是应用皮质类固醇药物可对眼部造成损害。

(4)寻找过敏原进行脱敏治疗。

(二)治疗计划

(1)局部治疗

1)抗组胺药如埃美丁,肥大细胞稳定剂如色甘酸钠。

2)非甾体消炎药如普南扑灵,双氯芬酸钠。

3)上述药物治疗无效后可考虑应用糖皮质激素如地塞米松眼液,但应注意长期应用可引起青光眼、白内障等严重并发症。

4)2%环胞孢霉素 A 可以减少局部激素的用量。

5)人工泪液如泪然、爱丽等可以改善角膜上皮点状缺损。

(2)严重患者全身应用抗过敏药物如息斯敏、开瑞坦等。

(3)物理治疗:冷敷、居住空调房、或考虑移居寒冷地区。

二、泡性结膜炎(phlyctenular keratoconj unctivitis)。

是由微生物蛋白质引起的迟发型免疫反应性疾病,常见致病微生物有结核杆菌、金黄色葡萄球菌、白色念珠菌等。多见于青少年、儿童及女性。可自愈,但易复发。

【诊断步骤】

(1)自觉轻微异物感。

(2)体征包括

1)泡性结膜炎 球结膜上可见红色实性泡状隆起(1～3mm),周围球结膜充血,结节破溃后形成溃疡,1周左右愈合,不留瘢痕。

3)泡性角膜炎:泡性角结膜炎累及角膜并有新生血管长入角膜时称谓束状角膜炎,愈合后角膜遗留一带状薄翳,血管逐渐萎缩。

(3)病史

1)睑缘炎,特别是活动性睑缘炎。

2)细菌性角膜炎。

3)营养不良、过敏体质等。

【治疗对策】

(1)局部应用皮质类固醇激素眼水。

(2)补充各种维生素,增强体质,治疗原发病。

三、过敏性结膜炎(allergic conj unctivitis)

【概述】

过敏性结膜炎是由于眼部组织对过敏原产生的超敏反应引起的炎症,有速发型和迟发型两种,特指接触药物或其他抗原而过敏的结膜炎。引起速发型的有花粉、角膜接触镜及清洗液,引起迟发型的有药物,如阿托品和后马托品、氨基苷类抗生素、抗病毒药物、防腐剂及缩瞳剂等。

【诊断步骤】

1.眼部瘙痒,眼睑及结膜水肿

2.体征

(1)速发型者眼睑肿胀和水肿、结膜充血和水肿。

(2)迟发型表现为眼险皮肤急性湿疹、皮革样变,睑结膜乳头增生、滤泡形成、严重时可引起结膜上皮剥脱。

(3)角膜可见点状上皮糜烂。

3.病史包括

(1)眼部用药史及接触史。

(2)接触镜配戴史。

(3)过敏体质等。

【诊断对策】

(1)有明显的过敏原接触史,脱离过敏原后症状迅速消退。

(2)眼部瘙痒,眼睑及结膜水肿等改变。

(3)结膜囊分泌物涂片发现嗜酸性粒细胞增多。

【治疗对策】

(1)查找过敏原,避免接触或停药。

(2)局部应用皮质类固醇眼液如地塞米松眼液。

(3)非甾体类消炎药。

(4)严重患者全身应用抗过敏药物如息斯敏、开瑞坦等。

第五节　变应性结膜病

一、睑裂斑

睑裂斑(pingueculae)是出现在睑裂区近角膜缘处球结膜的一种变性性损害,呈黄白色。多见于鼻侧,一般是因紫外线或光化学性损伤所致。

【诊断步骤】

(一)病史采集要点

1.起病情况

缓慢起病。

2.主要临床表现

(1)症状:无自觉症状,明显时影响美容。

(2)体征:睑裂区近角膜缘的球结膜出现三角形略隆起的斑块,三角形的基底朝向角膜,宽度2~3mm,开始为灰色,以后逐渐变为黄白色,随时间可逐渐变大。

(二)体格检查要点

(1)视力正常。

(2)睑裂区近角膜缘的球结膜出现三角形略隆起的黄白色斑块。

【诊断对策】

(一)诊断要点

睑裂区近角膜缘的球结膜出现三角形略隆起的黄白色斑块。

(二)鉴别诊断要点

与翼状胬肉鉴别:翼状胬肉为睑裂区呈翼状增生的纤维血管组织,呈三角形向角膜侵入,可影响视力。

【治疗对策】

(1)一般无须治疗。

(2)较大影响美观、反复发炎时考虑手术切除。

二、翼状胬肉

【概述】

翼状胬肉(Dtervgium)俗称“攀睛”,为睑裂区肥厚增生的球结膜及其下的纤维组织呈三角形向角膜侵入,形态似翼状而得名,多在睑裂斑的基础上发展而成,户外工作的人群多见,如渔民、农民等。可能和紫外线照射、气候干燥、接触风尘等有一定关系。

【诊断步骤】

(一)病史采集要点

1.起病情况

缓慢起病。

2.主要临床表现

(1)症状:一般无自觉症状。翼状胬肉如延伸至角膜时因牵拉可引起散光,如遮盖瞳孔区可引起视力下降,严重者可发生不同程度的眼球运动障碍。

(2)体征:可单眼或双眼同时发病,多见于鼻侧,颞侧也可见,或两侧同时存在。初期角膜缘发生灰色混浊,球结膜肥厚增生,可有充血,以后发展为三角形的纤维血管组织。分头、颈、体三部,头部为胬肉三角形的尖端,颈部为角膜缘部,体部为球结膜上的部分。进行性胬肉表现为充血、肥厚、头部前端角膜灰色浸润,有时可见色素性铁线。静止性胬肉薄而不充血,颈部和体部血管不明显。

3.既往病史

有无眼部炎症、外伤病史。

(二)体格检查要点

(1)视力一般正常,如累及瞳孔区可下降。

(2)鼻侧或颞侧睑裂区球结膜肥厚增生,呈三角形向角膜侵入。

(3)严重者可发生不同程度的眼球运动障碍。

(4)进行性胬肉表现为充血、肥厚;静止性胬肉薄而不充血。

【诊断对策】

(一)诊断要点

睑裂区呈翼状增生的纤维血管组织,呈三角形向角膜侵入。

(二)鉴别诊断要点

主要与假性胬肉鉴别:假性胬肉见于眼部化学伤、热烧伤或炎症所致,可发生于任何部位,并且无翼状胬肉的形态特点。

【治疗对策】

(一)治疗原则

(1)较小的胬肉可保守治疗。

(2)较大影响视力和美观的胬肉可手术切除。

(二)术前准备

(1)眼部滴抗生素眼水1~3天。

(2)检查凝血功能。

(3)向患者充分解释术后胬肉复发及发生散光的可能。

(4)洗脸,清洁面部。

(三)治疗方案

1.非手术治疗

(1)配戴防护镜减少日光及风沙的刺激。

(2)局部炎症明显的患者应用药物控制以减缓胬肉的生长,如双氯芬酸钠等。

2.手术治疗

(1)手术指征

1)进行性翼状胬肉,其头部已侵入角膜2mm以上者;

2)静止性翼状胬肉部分或全部遮盖瞳孔,影响视力者;

3)翼状胬肉妨碍眼球运动时;

4)翼状胬肉妨碍角膜移植或白内障等内眼手术时。

(2)手术时机:翼状胬肉较大影响视力和美观时可考虑手术。眼前段有明显炎症时应禁忌手术。

(3)手术方法:有埋藏术、单纯切除术、联合手术方法。

(4)手术要点

1)埋藏术将胬肉头颈分离,头部用 7-0 丝线褥式缝合并转移至上或下穹窿部结膜下缝合固定。

2)单纯切除术将胬肉分离,剪除头颈部及体部结膜下增生组织。

3)联合手术是在胬肉分离的基础上联合结膜移植、黏膜移植、角结膜干细胞移植、羊膜移植或角膜移植,以此处理术中暴露的巩膜或混浊的角膜,防止结膜再度增生。

4)手术最好在显微镜下进行,切除翼状胬肉的深度要适宜,清除病灶要彻底,切除胬肉的角膜表面尽量保持光滑,以减少术后角膜散光和胬肉复发。

5)术毕涂抗生素药膏,无菌纱布覆盖。

【术后观察和处理】

(一)一般处理

(1)术后第 2 天起每日换药,如有组织移植片,则隔日换药 1 次。

(2)眼部滴抗生素药物,角膜上皮痊愈后滴糖皮质激素眼液,3 次/日,持续 1～3 周。

(3)术后 5 天拆除结膜缝线。

(二)并发症的观察及处理

1.角膜穿破

剖切翼状胬肉侵犯的角膜时进刀过深所致,一旦发生可先用 10-0 尼龙线缝合后继续完成手术,如缝合有困难,应将胬肉缝回原位覆盖破口,术毕涂抗生素药膏,加压包扎 1～2 天后再考虑择期手术。因此手术尽量在显微镜下操作。

2.切断直肌

在分离或剪除复发性胬肉或变性的筋膜组织时误将内直肌损伤,如术中发现术眼不能内转时应检查内直肌止端,如被切断应寻找并缝合于肌止端。

3.角膜感染

急性结膜炎、睑缘感染、麦粒肿、慢性泪囊炎为翼状胬肉手术的绝对禁忌证。术前应彻底治疗感染性眼病方可进行手术,手术器械要严格消毒,术时应注意无菌操作,术后应保持术眼清洁,每日换药用抗生素眼药膏包眼以防止感染。如角膜创面发生感染,立即进行细菌培养和真菌涂片检查和培养,并同时加强局部抗生素应用,等培养有结果后应根据药敏选用敏感的抗生素治疗。

【疗效判断及处理】

翼状胬肉手术有较高的复方发率,因此如有条件术中可局部应用 0.2%～0.4%丝裂霉素 C,术毕时和术后 1～2 周时应 β 射线手术区,可降低术后翼状胬肉复发率。翼状胬肉充血明显时应暂缓手术防止复发。如果复发,不宜短期内行二次手术,以免加速胬肉发展。

【出院后随访】

(1)出院时带药 抗生素眼药及人工泪液。

(2)定期门诊随诊。

三、结膜结石

结膜结石(conj unctival concretion)是在睑结膜表面出现的黄白色凝结物,多见于慢性结膜炎患者或老年人,病理检查示结膜结石为充满上皮和角质素残屑的上皮性囊肿。

【诊断步骤】

(一)病史采集要点

1.起病情况

缓慢起病。

2.主要临床表现

(1)症状:一般无自觉症状,突出在结膜表面时可磨损结膜上皮或角膜上皮而有异物感。

(2)体征:睑结膜表面出现的黄白色、颗粒状凝结物。

(二)体格检查要点

(1)视力正常。

(2)睑结膜表面出现的黄白色、颗粒状凝结物。

【诊断要点】

(1)多见于慢性结膜炎患者或老年人,可有异物感。

(3)睑结膜表面出现的黄白色、颗粒状凝结物。

【治疗对策】

(1)一般无须治疗。

(2)突出在结膜表面时可在表面麻醉下用异物针剔除。

四、结膜下出血

【概述】

结膜下出血(subconj unctival hemorrhage)是结膜下血管破裂或血管的渗透性增加所致。由于球结膜下组织疏松,出血后容易集聚成片状,常单眼发病,可发生于任何年龄,偶尔与剧烈咳嗽、呕吐、外伤、结膜炎症、高血压、动脉硬化、肾炎、血液病、传染病等有关。

【诊断步骤】

(一)病史采集要点

1.起病情况

突然发生。

2.主要临床表现

初期呈鲜红色,以后血液逐渐吸收颜色变暗,一般7～12天可自行吸收。如反复发作或出血较多,应注意全身疾病的检查。

3.既往病史

有无结膜炎症、高血压、动脉硬化、肾炎、血液病、传染病等。

(二)体格检查要点

1.视力

本病一般不影响视力。

2.体征

球结膜下可见片状鲜红色出血,严重时可布满眼球全周。

【治疗对策】

(一)治疗原则

(1)向患者解释病情,出血可自行吸收,消除顾虑。

(2)寻找病因,治疗原发病。

(二)治疗方案

出血早期可冷敷,2天后可热敷,促进血液吸收。

第六节 结膜色素痣

结膜色素痣(conjunctival nevi)是来源于神经外胚层的良性错构瘤,极少恶变。

【诊断步骤】

(一)病史采集要点

1.起病情况

先天发病。

2.临床表现

无不适症状,增大时影响美观。

(二)体格检查要点

(1)多发于角膜缘附近及睑裂区球结膜,呈不规则圆形,大小不筹,边界清楚,稍隆起结膜面。呈黑色,色素深浅不一,无血管。

(2)如痣突然增大且表面粗燥、有血管长入者提示恶变。

【治疗对策】

本病一般不需治疗,如若影响美观可考虑手术切除。极少数患者一旦病理证实恶变则应考虑广泛切除。

第五章 角膜病

第一节 角膜炎

角膜组织的炎症反应统称为角膜炎(keratitis)。角膜炎的病:因主要有以下三种:

1.感染性

为病源微生物感染所致。是最常见的、损害视力最严重的角膜炎。

2.内源性

某些免疫性疾病或一些全身病引起角膜炎症。

3.局部蔓延性

临近组织炎症剧烈波及角膜引起角膜炎症。

角膜炎目前仍未有统一的分类,临床上多按致病原因进行分类,如细菌性、病毒性、真菌性、免疫性、神经麻痹性等。

角膜炎根据不同的病理改变分为四个期:

1.浸润期

结膜血管因炎症出现睫状充血或混合充血,角膜形成局限的灰白色无光泽的混浊病灶。此时炎症若能得到控制,混浊病灶逐渐消退,角膜完全恢复透明;若炎症继续发展,角膜混浊病灶将坏死脱落形成溃疡。

2.溃疡期

此期有 2 种不同转归。若病情控制,溃疡慢慢愈合,进入修复期,角膜将遗留下不同程度的瘢痕;溃疡进一步发展,角膜穿孔,房水涌口穿孔如位于角膜周边,随着房水的流出,虹膜被推向前堵塞了角膜的穿孔。穿孔如在角膜中央,房水将不断流出,形成角膜瘘,内眼与外界相通,易致眼内感染视力丧失。

3.溃疡消退期

结膜充血减轻,溃疡凹陷渐变平,并可有新生血管长入。

4.愈合期

溃疡区上皮再生,溃疡由白色的瘢痕组织代替修复,因溃疡有深浅,瘢痕就厚薄不一。

角膜炎症消退后可遗留以下的改变:

1.角膜云翳(corneal nebula)

角膜最薄的瘢痕组织,指角膜浅层云雾样的混浊,透过混浊部分能看清后面虹膜。

2.角膜斑翳(corneal macula)

角膜较厚的瘢痕组织,指角膜中后层的白色混浊,但仍能透见虹膜。

3.角膜白斑(corneal leucoma)

角膜最厚的瘢痕组织，指角膜呈瓷白色混浊，不能透见虹膜。

4.粘连性角膜白斑(adherent leucoma)

溃疡穿孔时，随着房水的涌出，虹膜脱出堵塞穿孔。这样在溃疡愈合过程中，角膜瘢痕组织中就嵌有虹膜组织，形成了粘连性角膜白斑。

5.继发青光眼

粘连性角膜白斑范围较大影响了房水向房角引流，导致眼压升高，引起青光眼。

6.角膜葡萄肿(corneal staphyloma)

混有虹膜组织的角膜瘢痕难以承受长期的高眼压，向前膨出形成状如葡萄的紫黑色的隆起。

【诊断步骤】

(一)病史采集要点

(1)有否眼红痛、有无分泌物、分泌物的量及性质。

(2)有否畏光、流泪、眼睑痉挛等刺激症状，程度如何。

(3)有无视物模糊。

(4)有无眼外伤、异物入眼病史、植物性外伤病史或感冒发烧病史。

(5)有无眼部或全身应用皮质类固醇、免疫抑制药。

(6)新生儿要注意询问有无淋病接触史，母亲孕期有无淋菌性阴道炎。

(7)有无接触镜配戴史。

(8)是否有免疫性疾病或结缔组织病或过敏性疾病。

(二)眼部检查要点

(1)视力有否下降。

(2)结膜睫状充血或混合充血。

(3)角膜有否混浊浸润及注意角膜溃疡的大小、形态、颜色特点。

(4)分泌物的多少及颜色。

(5)角膜溃疡有否逐渐加深，有无角膜穿孔征象。

(6)有无反应性的虹膜炎症、前房有无积脓。

(7)角膜知觉有无下降。

(8)耳前淋巴结有无肿大压痛。

(三)辅助检查要点

(1)病变区角膜组织刮片镜检。

(2)病变区角膜组织刮片微生物培养及药敏试验。

(3)角膜组织活检。

【诊断对策】

(一)诊断要点

1.症状

角膜炎的症状为眼红痛、畏光流泪及视力下降。询问时要注意细菌性角膜炎起病最急，症状最重；病毒性角膜炎次之；真菌性角膜炎最轻，常是角膜溃疡已严重但患者的感觉却很轻。细菌性角膜炎常分泌物增多且黏稠；绿脓杆菌性角膜溃疡分泌物呈淡绿色或黄绿色，淋菌性角膜溃疡分泌物最多。

2.临床检查

注意角膜病变的形态深浅。角膜病变严重者要观察有否合并虹膜炎症，是否出现虹膜后粘连。真菌性角膜炎常合并前房积脓；单疱病毒性角膜炎注意检查角膜知觉。注意检查患者有无睑闭合不全或面神经麻痹。

3.病史

注意了解有无异物入眼或角膜异物剔除史，与绿脓杆菌性角膜溃疡有关；植物性眼外伤与真菌性角膜炎有关；接触镜配戴与棘阿米巴角膜炎有关。

4.辅助检查

临床上根据病史、症状结合角膜病灶的特征可作出初步诊断。淋菌性角膜溃疡可做分泌物涂片染色镜检，找到 Gram 氏染色阴性双球菌确诊。真菌性角膜炎可做组织刮片镜检找到真菌菌丝确诊。微生物培养及药敏试验可用于指导治疗。另角膜组织活检及原位 CPR 技术对于微生物的分离特异性及敏感性更高。

（二）临床类型

1.细菌性角膜炎（bacterlal keratitis）

（1）匍行性角膜溃疡：是常见的急性化脓性角膜溃疡，肺炎双球菌、金黄色葡萄球菌、溶血性链球菌等均可致病。其特征：①起病急，症状重，发展快；②初期角膜呈黄白色浸润、溃疡，后溃疡出现一侧修复，边缘干净清晰，而另一侧却继续向前向深发展的典型改变；③常伴有虹膜炎症，前房积脓。

（2）绿脓杆菌性角膜溃疡：是暴发性的角膜急性化脓性炎症，由绿脓杆菌感染引起，常发生在角膜异物剔出术后或戴接触镜感染。其特征：①潜伏期短，数小时至 1 天，症状极重，发展迅速；②早期角膜上皮下基质层内可见环形或盘状的化脓病灶，继而病灶坏死脱落溃疡形成，并迅速向周边及深处扩展，易引起角膜穿孔，溃疡表面、结膜囊可见淡绿色分泌物；③常伴有虹膜炎症，多伴有前房积脓。

（3）淋菌性角膜溃疡：是淋球菌感染引起的急性化脓性角膜炎症口其特征：①来势凶猛，传染性极强，发展迅速；②眼睑高度红肿，结膜充血水肿明显，很快出现角膜浸润溃疡；③溃疡面及结膜囊大量白色脓性分泌物一脓漏眼；④新生儿淋菌性角膜溃疡因母亲产道感染引起，常出现在生后 2～3 天，表现与成人相似，但极易引起角膜穿孔；⑤分泌物涂片找到革兰染色阴性双球菌可确诊；⑥治疗首选青霉素、头孢曲松、头孢他啶。

（4）其他细菌性角膜炎：包括单纯性角膜溃疡、卡他性角膜溃疡、厌氧菌角膜溃疡等，它们均没有典型的角膜改变，溃疡组织刮片进行病原体分离找到致病的细菌确诊。

2.病毒性角膜炎（viral keratitis）

（1）单疱病毒性角膜炎（herpes slmplex keratitis）：主要为单纯疱疹病毒Ⅰ型感染引起。原发感染发生在儿童，此后病毒长期潜伏在三叉神经节，当机体抵抗力下降，如感冒、发热、过度疲劳或使用免疫抑制药、皮质类固醇，病毒将重新释放出来引起角膜炎症。单疱病毒性角膜炎的特点是刺激症状明显,病程长,易复发,角膜知觉减退。角膜病灶有以下典型改变:①树枝状角膜溃疡(dendriform cornealulcer),起病初期角膜上皮下出现小疱样角膜疱疹,常成行或簇集排列,随后上皮脱落,病灶融合伸展形成典型树枝状角膜溃疡(图 5-1)。②地图状角膜溃疡,树枝状角膜溃疡继续发展形成边缘纡曲的岛屿状或地图状角膜溃疡,溃疡基底部基质浅层混浊(图 5-2、图 5-3)。③盘状角膜炎(disciform keratitis),常见于复发病例,一般认为是对病毒抗原的免疫反应所致。角膜中央出现灰白色圆盘状基质水肿混浊,上皮一般正常,内皮可见角膜后沉着物(KP),盘状角膜炎对皮质类固醇反应良好。④坏死性基质性角膜炎,一般见于多次复发的树枝状角膜溃疡患者或正在使用皮质类固醇治疗的盘状角膜炎患者,对此病目前仍未找到有效的治疗方法,预后差。角膜表现为基质内单个或多个白色的坏死浸润病灶,虹膜炎症反应明显。

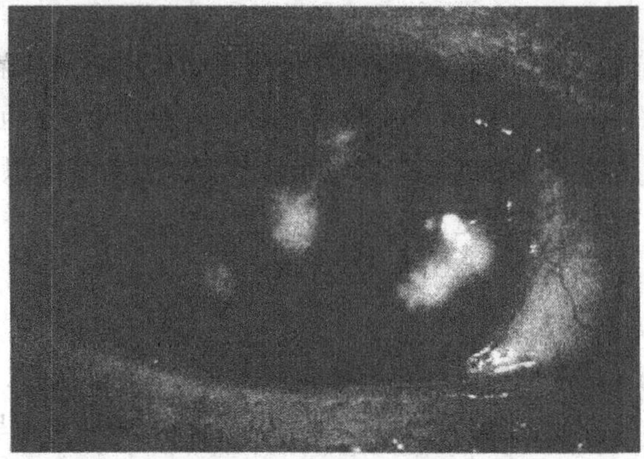

图 5-1 树枝状角膜溃疡(染色)

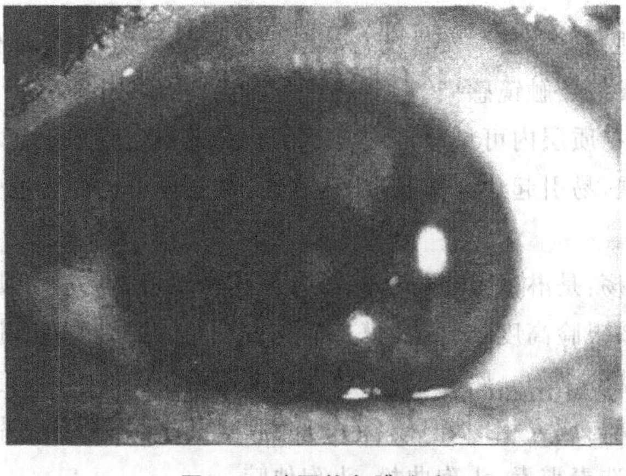

图 5-2 地图状角膜溃疡

(2)腺病毒性角膜炎(adenovirus keratitis):由腺病度 8 型感染引起的传染性的角结膜炎(详见流行性角结膜炎)。其特征:①起病急,症状重,传染性强;②先有急性结膜炎改变,约 1 周后角膜出现簇集样病变。

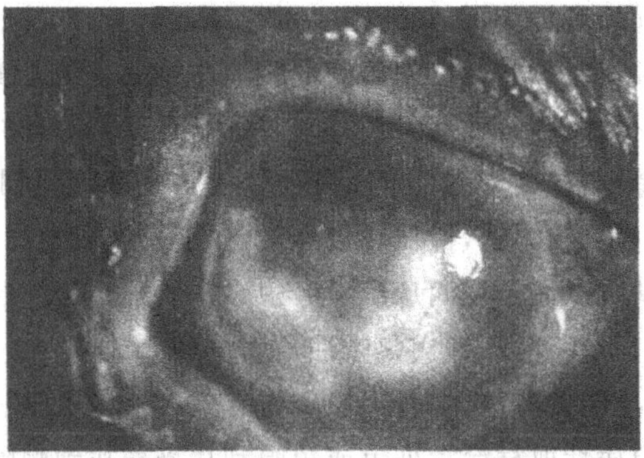

图 5-3　地图状角膜溃疡(染色)

(3)带状疱疹病毒性角膜炎(herpes zoster vlrus keratitis):由水豆带状疱疹病毒感染引起,面部眼睑带状疱疹感染病例约一半出现包括角膜、虹膜、视神经、视网膜、眼外肌的眼部病变。其角膜病变的特征:①上皮性浅层点状角膜炎症,部分出现树枝状角膜炎,树枝状为微隆起,与单疱病毒性角膜炎凹馅状树枝病变相鉴别;②少数出现角膜基质炎或盘状角膜炎改变;③角膜知觉下降;④神经营养性角膜病变,部分患者因角膜感觉障碍,角膜干燥上皮脱落,严重可致角膜溃疡。

(4)麻疹性角膜炎(measles keratitis):麻疹是幼儿期常见的急性病毒性传染病,易合并角膜炎。其特征:①刺激症状明显;②角膜出现散在的或聚集的点状浸润或上皮脱落;③出疹高热患儿易营养不良,维生素 A 缺乏,角膜软化上皮大片脱落,合并细菌感染会致角膜溃疡,角膜穿孔。

3.真菌性角膜炎(fungal keratitis)

是真菌侵入角膜引起感染。真菌存在于自然界植物的枝叶中,感染者常有农作物外伤史。其特征(图 5-4):①起病缓慢,症状与体征不一致,症状较轻,病程长;②角膜病灶呈灰白色粗糙的牙膏状或苔垢样,梢隆起,病变与健康角膜组织分界清晰;③主要病灶周围有小病灶——卫星灶;④常有严重的虹膜炎,前房积脓;⑤常用的确诊方法:真菌涂片及真菌培养,其中真菌涂片简单、快捷、阳性率高。方法:滴表麻药后用手术刀片刮取少许溃疡坏死组织,涂于玻片上,滴 5%～10%氢氧化钾溶液 1 滴于坏死组织上,使组织透明,加盖玻片,略加压将玻片压薄,即用 100 倍显微镜检查,找到真菌菌丝为阳性。

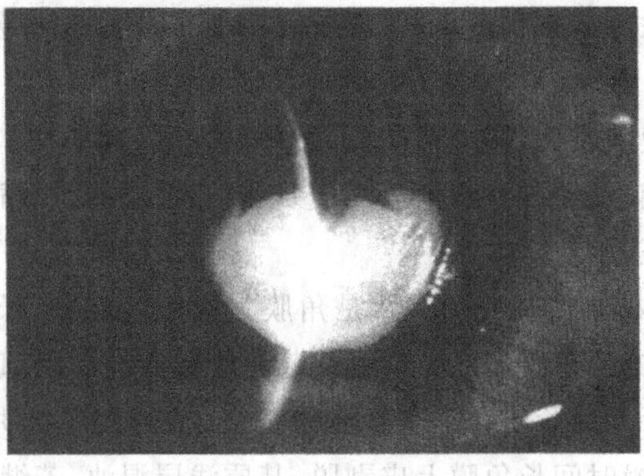

图 5-4　真菌性角膜炎

4.棘阿米巴角膜炎(acanthamoeba keratitis)

由棘阿米巴原虫感染引起的进行性的角膜溃疡。主要见于角膜接触镜配戴者,诱因是角膜上皮擦伤,病因是角膜接触棘阿米巴原虫污染的水源,常见是护理液被污染或戴角膜接触镜游泳洗澡时受污染。其特征:①常单眼发病,刺激症状明显,后期角膜知觉减退,病程长达数月;②早期角膜病变表现为上皮混浊,树枝状荧光染色,渐发展成地图样上皮缺损;③进展期病变呈典型进行性感染性基质浸润。浸润从角膜旁中心基质开始延神经分布向角膜中心呈放射状发展(放射状角膜神经炎);④晚期形成化脓性角膜溃疡。

本病的诊断要点:①早期无特殊体征,但患者常有戴接触镜史,或直接接触土壤、自来水病史;②常用确诊方法:角膜病灶取材涂片染色或角膜刮片培养找到棘阿米巴原虫。常用的染色方法有PAS染色、Giemsa染色和革兰染色。培养要使用大肠杆菌覆盖的非营养性琼脂培养基。

5.非感染性角膜炎

(1)角膜基质炎(interstitial keratitis):角膜基质深层的非化脓性炎症,主要表现为不同程度不同形状的角膜基质水肿。梅毒、结核、麻风、单纯疱疹病毒、带状疱疹和腮腺炎是本病的常见病因,发病机制可能是感染原导致血循环抗体抗原在角膜基质内发生剧烈免疫反应。

1)梅毒性角膜基质炎:是先天梅毒最常见长的迟发表现,初期单眼发病,逐渐发展到双眼。后天梅毒性角膜基质炎多单眼发病,炎症反应轻。梅毒性角膜基质炎病程长,预后良好。90%为先天梅毒,3%为后天梅毒。临床分三期:浸润期、新生血管期及退行期。临床特征:①刺激症状明显,视力下降;②角膜基质广泛浓厚的毛玻璃状混浊,1个月后进入新生血管期;③新生血管从周边侵入深层基质呈红色毛刷状,当整个角膜血管化后,退行期开始;④退行期角膜混浊从周边起渐吸收,最后大部分角膜变透明,恢复良好的视力,基质内萎缩的血管呈灰白细丝样,亦称幻影血管;⑤先天梅毒患者若同时有梅毒性角膜基质炎、Hutchinson齿及重听(或聋),称Hutchinson三联征。

本病的诊断包括病史、临床表现及梅毒血清学检查。父母或本人有梅毒史、眼部基质炎症、牙齿、听力等异常,加上梅毒血清学检查阳性可确诊。梅毒血清学检查常用方法有补体结合试验(Wassermann试验)和沉淀试验(Kaln试验)。若阴性不能完全排除梅毒,应考虑做特异性抗体反应试验(螺旋体活动抑制试验或螺旋体蛋白补体结合试验)。

2)结核性角膜基质炎:结核性角膜病目前少见。其临床特征:①起病缓慢,刺激症状较轻;②角膜基质浸润呈灰白浓厚结节状斑块;③诊断依靠眼部体征、结核菌素试验阳性及全身结核感染病史。

3)腮腺炎引起的角膜基质炎:临床特征:①常单眼发病,起病快;②病变以角膜水肿为主,基质呈弥散均匀混浊,角膜缘周围一圈稍透明;③角膜知觉减退。本病的诊断主要依据流行性腮腺炎病史结合临床特征改变。

(2)暴露性角膜炎(exposure keratitis):是角膜失去眼睑保护,长期暴露在空气中引起干燥、上皮脱落严重继发感染的角膜炎症。常见引起角膜暴露的病因:眼睑缺损、眼睑外翻、眼球突出、深度麻醉、昏迷及手术后睑闭合不全。临床特征:①刺激症状明显;②病变在角膜下方,常呈角膜点状上皮炎,干燥时间长角膜上皮剥脱,基质浅层混浊,若继发感染可引起角膜溃疡。

本病的诊断主要依据有角膜暴露的病因及角膜病变在下方。

(3)神经麻痹性角膜炎：是三叉神经遭受损害，角膜的正常感觉及营养障碍，瞬目运动及反射性泪液减少导致角膜上皮干燥。造成三叉神经损害的常见病因有：听神经瘤、头面部外伤、单疱病毒及带状疱疹性角膜炎、手术损伤等口临床特征：①角膜知觉下降，自觉刺激症状轻；②病变常在睑裂部，呈点状角膜上皮炎，时间长角膜上皮干燥脱落，继发感染可致化脓性角膜溃疡口诊断依据：角膜知觉下降，角膜病变常在睑裂部，有三叉神经损害的疾病。

(4)蚕蚀性角膜溃疡(rodent ulcer)：又称 Mooren 溃疡，目前研究表明 Mooren 溃疡可能是一种自身免疫性疾病，细胞介导及自身体液免疫均起重要作用。临床上分两种不同类型：①良性型：多见于中老年人，常单眼发病，症状相对较轻，易治愈。②恶性型：多见于年轻人，常双眼发病，症状重，发展快，部分造成角膜穿孔，较难治疗。

Mooren 溃疡的临床特征：①刺激症状重，尤其疼痛明显，难以入睡；②慢性进行性角膜炎，病程长，约半年到一年整个角膜完全受到侵润；③病变从角膜缘开始，先浸润后形成溃疡，溃疡一边向中央推进，一边向周边发展，进行缘形成具有特征的潜行缘，即溃疡内缘的深部组织先脱落而浅表组织还保留。

本病的诊断主要依据：刺激症状，尤其疼痛明显；慢性进行性角膜炎及典型的角膜病变即环状病变及潜行边缘；前房无积脓等。鉴别诊断：①与感染性角膜溃疡鉴别：蚕蚀性角膜溃疡刺激症状严重，尤其疼痛剧烈，病程较感染性角膜溃疡长但发展不如感染性者迅速，蚕蚀性角膜溃疡沿角膜缘扩展，有潜行缘，无前房积脓。②与 Wegner 肉芽肿病鉴别：Wegner 肉芽肿病，目前认为该病是一种自身免疫性疾病，该病任何年龄均可发生，但以青壮年常见。角巩膜缘的溃疡极似蚕蚀性角膜溃疡，但 Wegner 肉芽肿病常合并全身多组织器官损害，可有鼻炎、鼻窦炎、肺炎等呼吸道的急性坏死性病变；各组织器官的坏死性血管炎；血尿、蛋白尿、肾小球肾炎及尿毒症等肾损害。Wegner 肉芽肿病的眼部病变处理原则与蚕蚀性角膜溃疡相同。③与Terrien 角膜边缘变性鉴别：该病多为男性发病，变性混浊区形成剧烈，溃疡内缘有潜行缘特征改变。

蚕蚀性角膜溃疡目前缺乏特效的治疗方法。轻症采用以免疫抑制药为主的药物治疗，重症或药物治疗无效考虑手术治疗：①皮质类固醇：局部用含皮质类固醇的眼水点眼，每 1～2 小时 1 次，同时联合抗生素眼药水预防感染；全身口服泼尼松 60～80mg/d，或静脉滴注氢化可的松 100mg，加 10%葡萄糖，每天 1 次。病情缓解逐渐减量。②胶原酶抑制药：3%半胱氨酸眼药水，2 小时 1 次点眼；或自家血清点眼，每 2 小时 1 次。胶原酶抑制药可抑制胶原酶活性，防止角膜溶解坏死，并能刺激角膜上皮再生。③环磷酰胺：可单独或联合皮质类固醇应用。200mg 加入生理盐水 20ml，缓慢静脉注射，每天 1 次，总用量不大于 2go 用药前、后注意查血常规，若白细胞总数小于 4000 个/mm^3 应停止用药。④合并葡萄膜炎时要散瞳。

(5)Thygeson 浅层点状角膜炎(keratitis punctate superficialis)：Thygeson 浅层点状角膜炎病因未明，有认为是病毒所致，有认为与变态反应有关：

1)临床表现：①轻度的刺激症状；②双侧角膜粗大的粉笔灰样的浅层混浊，且多在角膜中央，荧光素染色阳性；③不伴有结膜炎；④角膜知觉减退；⑤：病程长，反复发作；⑥愈后良好，不留瘢痕；⑦抗生素治疗无效，对皮质类固醇敏感。

2)鉴别诊断:①流行性角结膜炎:流行性角结膜炎起病急,病程短,先有结膜炎而本病病程长,没有结膜炎。②疱疹性角膜炎:早期的疱疹性角膜炎应与本病鉴别。疱疹性角膜炎刺激症状明显,常单眼发病,逐渐发展可出现树枝样、地图样角膜炎。

3)治疗:①皮质类固醇点眼,3~6次/天,疗效极好。②角膜接触镜,软性角膜接触镜可使上皮病变短时间消退,改善症状。

(6)丝状角膜炎(filamentary keratitis):角膜表面出现剥脱变性的上皮细胞和黏液物质组成的卷丝称丝状角膜炎。常见的病因有结膜、角膜感染性炎症,引起角膜干燥的疾病,角膜外伤等。

1)临床特征:①刺激症状严重;②卷曲的丝状物一端附着在角膜上皮,一端游离,荧光素染色阳性;③易复发。

2)治疗:①查找病因,治疗原发病。②卷丝清创术:0.5%地卡因表面麻醉后,有消毒棉签轻轻拭去丝状物,然后在结膜囊涂上抗生素眼膏,包眼1天。③应用人工泪液及角膜上皮营养液点眼,4~8次/天。④适当应用抗生素眼药水及眼膏,预防感染。⑤病情顽固者可考虑配戴治疗性角膜接触镜。

(7)角膜软化症(keratomalacia):维生素A缺乏引起的角膜病变,多发生于婴幼儿,常因麻疹、消化不良、慢性腹泻等消耗疾病未及时补充维生素A。患儿重度营养不良,极度消瘦,声嘶、腹泻,皮肤干燥。眼部表现分三期:①夜盲期:暗适应能力下降,夜间不能视物。②结膜干燥期:泪液分泌减少,结膜角膜失去光泽,上皮脱落。眼球转动时,球结膜出现向心性皱折;睑裂部内、外侧近角膜缘的球结膜上出现基底朝向角膜缘的三角形泡沫状干燥斑,称Bitot斑。③角膜软化期:角膜灰白色混浊,自溶坏死脱落形成溃疡,常合并感染,出现前房积脓。

本病的临床特征包括:①双眼缓慢起病,婴幼儿发生;②患儿呈恶液质,极度消瘦营养不良;③夜盲;④双眼角结膜干燥无光泽,有Bitot斑;⑤角膜灰白色混浊;⑥角膜溃疡形成,伴前房积脓。

治疗包括:①全身治疗:口服鱼肝油,严重肌内注射维生素A 2.5万~5万u/天,治疗7~10天,另注意补充营养。②眼部治疗:人工泪液改善角结膜干燥,抗生素眼药水及药膏预防和治疗角膜感染。③治疗原发病。

(8)复发性角膜上皮糜烂:角膜上皮剥落形成缺损称上皮糜烂,复发性角膜上皮糜烂指角膜上皮反复发生剥脱,导致角膜上皮缺损的一种疾病。原因是角膜上皮黏着力不良,使上皮无足够的黏力与前弹力层牢固的黏合。常见的病因有角膜外伤、各种原因引起的角膜干燥、角膜营养不良等。

临床特征:①夜间或清晨睁眼时,突然明显角膜刺激征。②裂隙灯检查发现角膜上皮缺损,荧光素染色阳性。可伴有轻度的角膜水肿混浊。

治疗;①涂抗生素及人工泪液眼膏,包眼或加压包眼,一般24~48小时上皮愈合,愈合后仍需用人工泪液眼水和人工泪液眼膏3~6个月。角膜水肿可加用高渗滴眼液如5%氯化钠眼水4次/天,氯化钠眼膏睡前1次,用3个月。②角膜上皮清创术经过药物治疗角膜上皮仍不愈合可采用清创术。表面麻醉后,用消毒小面签轻轻抹去松松未附着的上皮。③角膜接触镜,早期上皮缺损可配戴软性角膜接触镜;反复上皮糜烂经药物和清创术无效,可选择戴绷带接触镜数月。④准分子激光浅层角膜切除术，反复发作、进行发展或以上治疗方法无效者可考虑此方法。

（三）鉴别诊断要点

三种角膜炎的主要鉴别鉴别要点见表 5-1。

表 5-1 三种角膜炎的鉴别

	细菌性角膜炎	树枝状角膜炎	真菌性角膜炎
诱因	外伤、慢性泪囊炎	单疱病毒、带状疱疹病毒感染	谷类、植物性外伤
病程	短	长且易反复	长
刺激症状	明显	明显	较轻
溃疡特点	圆形、表面光滑	树枝状	形态不规则、灰白色牙膏样隆起基质水肿增厚明显，有卫星灶、基质增厚不明显
膜知觉	无影响	减退	无影响
前房积脓	大多有，浅黄色	无	常有，白色黏稠
病原体检查	有细菌生长	有病毒生长	有真菌生长
刮片找菌丝	-	-	+
治疗	抗生素有效	抗病毒有效	抗真菌有效

【治疗对策】

1.治疗原则

病原体感染性角膜炎抗病原体治疗，同时保护营养角膜，促进溃疡预合，保守治无效或溃疡遗留瘢痕明显影响视力行角膜移植手术。与全身病有关的角膜病变除眼部治疗外，还应积极治疗原发病。

2.治疗方案

各类角膜炎的具体治疗措施见以上相关内容。

【病程观察及处理】

角膜炎症的观察要注意结膜充血、角膜病灶及是否伴有前房积脓、虹膜睫状体炎等。若结膜充血减轻，角膜病变缩小变平，表明病情转好，治疗有效。结膜充血加重，角膜病变向深及周围扩展，前房积脓明显，表明病情恶化，治疗无效，及时调整治疗方案。如保守治疗无效，角膜将要穿孔或已穿孔需行角膜移植手术。

第二节 角膜变性与营养不良

角膜变性与营养不良是临床上性质不同的两类角膜病。角膜组织退化变质并使功能减退,称角膜变性(corneal degeneration)o角膜变性常为后天获得,继发于眼部疾病,原因不明,与遗传无关。角膜变性发病时间较晚,单眼或双眼均可发病,可伴有角膜新生血管,角膜变性的临床意义多数不很重要。一般来说,角膜变性多无症状,不影响视力者无须治疗,严重危害视力者需角膜移植手术。角膜营养不良(corneal dystrophy)指角膜组织受某种异常基因的决定,结构或功能受到进行性损害的过程。角膜营养不良与生俱来,原因不明,属遗传性眼病,多为常染色体显性遗传。角膜营养不良发病早,但病程进展缓慢且有自限倾向,双眼对称发病,不伴角膜炎症及新生血管。角膜营养不良多无症状,偶有刺激症状、角膜周围充血者对症处理,严重危害视力者需角膜移植手术。

【诊断步骤】

(一)病史采集要点

(1)发病的年龄,是生来即发病还是青少年发病或成年起病。

(2)起病的缓急,是突然起病还是逐渐发病。

(3)病程发展的情况,一般病程较长,进展缓慢。

(4)有否伴随症状,常无症状,个别可有轻度刺激症状。

(5)有否家族遗传史,注意检查家庭成员有否相似角膜病变。

(6)有否原发眼病史,起病前有否眼病病史,是单眼还是双眼发病。

(7)有否相关全身病史。

(8)是否影响视力,多数患者视力不受影响,少数视力下降。

(二)眼科检查要点

(1)查视力及矫正视力。

(2)裂隙灯显微镜:是确诊的关键检查,注意病变的层次、形态,是否有充血、新生血管。个别患者需高倍镜下检查。

(三)进一步检查项目

(1)角膜厚度。

(2)组织病理及组化。

(3)电子显微镜。

【诊断对策】

(一)诊断要点

(1)起病年龄。

(2)有否有家族病史。

(3)起病前有无眼部疾病。

(4)单眼还是双眼发病。

(5)病变是否在角膜的中央部。

(二)鉴别诊断要点

1.角膜变性

后天起病,常见于成年人,继发于眼病,单眼或双眼均可发病。

2.角膜营养不良

先天遗传性疾病，常见幼年或青少年，为角膜的原发疾病，双眼发病，病变好发在角膜的中央部。

（三）临床类型

1.角膜老年环(arcus senilis)

角膜周边部基质内的类脂质沉着。常见于老年人，可能与角膜缘血管通透性增加或高脂蛋白血症有关。若在青壮年出现，称青年环。临床特点：①双眼对称发病；②先在角膜缘上、下方出现灰白色混浊弧，逐渐扩展形成宽 1～2mm 环状；③老年环与角膜缘之间可见一条宽0.3～1mm的透明隔离带。本病无须治疗。

2.带状角膜病变(band keratopathy)

是主要累及前弹力层的钙质沉着性角膜变性。常见发生于如慢性葡萄膜炎的慢性眼病或患有钙、磷代谢紊乱的全身病后。角膜因钙沉着于前弹力层而出现毛玻璃样混浊。病变先在睑裂部角膜缘鼻侧出现，后在颞侧出现，最后向中央缓慢进展会合成带状。混浊病灶与角膜缘有一透明带相隔，裂隙灯高倍下混浊带中有空泡样透明小孔，为三叉神经穿过 Bowman 层的通道，以后混浊渐增厚而使其表面角膜上皮隆起、脱落、缺损：本病可发生在任何年龄，单、双眼均可出现，早期无症状，混浊带跨过瞳孔使视力下降，上皮缺损时还有刺激症状。

(1)临床特点：①角膜灰白钙化混浊斑；②早期在睑裂部角膜缘 3 点或/及 9 点处呈岛状出现，高倍镜下可见病灶有透明小孔，无症状；③后期 3 点及 9 点病灶向中央发展形成带状，视力下降；④晚期角膜上皮可发生缺损，刺激症状明显。

(2)鉴别诊断：与老年环鉴别。与老年环早期出现在上方或下方角膜缘，弧形，双眼对称出现。

(3)治疗：①治疗原发眼病；②保持角膜湿润，保护角膜上皮，点人工泪液 4 次/天，睡前人工泪液眼膏；③清除钙质。通过依地酸二钠耦合作用去除钙质，轻者局部点依地酸二钠眼药水；重者角膜表面麻醉后，用消毒棉签除去角膜上皮，用浸泡 3%依地酸二钠的棉片湿敷角膜，10～30 分钟可除去钙质；④手术治疗。严重影响视力者考虑板层角膜移植术或准分子激光治疗。

3.边缘性角膜变性

又称 Terrien 边缘变性，是一种病因未明的角膜变性性疾病。青壮年时期发病，多见于男性，通常双眼发病，但程度可不一致，本病病程长且病情进展缓慢，常达十几二十年。病变首先起于角膜缘上方，角膜缘内实质层出现混浊小点，渐形成弧形，如老年环，混浊区外有一透明带，病变开始就有新生血管长人混浊区。病变区组织逐渐变薄，形成弧形的凹沟，最后变薄的角膜组织不能抵抗眼内压而向前膨隆突出。一般无症状。当角膜病变引起明显散光可致视力下降。

(1)临床特征：①多见于青壮年男性，常双眼发病；②上方角膜缘出现灰白色弧形混浊带，伴有新生血管长入；③病变区角膜变薄，凹陷呈沟状；④后期下方角膜缘也出现相同病变；⑤可有视力下降。

(2)鉴别诊断：与蚕蚀性角膜溃疡鉴别，要点是蚕蚀性角膜溃疡有剧痛、上皮缺损及溃疡潜行状改变。

(3)治疗:目前没有特效的药物。应尽早手术治疗,常用的手术方法有板层角膜移植术或角膜表面镜术.

4.大疱性角膜病变(bullous keratopathy)

是角膜内皮细胞严重受损,内皮细胞功能失代偿,内皮细胞液体屏障和主动液泵功能丧失。,导致角膜基质及上皮下持续水肿的一种疾病。发生于有长期严重眼病的患者,常见的病因有:恶性青光眼、角膜内皮营养不良的晚期、病毒性角膜炎(单纯疱疹或带状疱疹)、眼内手术损伤角膜内皮、角膜移植手术失败等。患者常有虹视、雾视,晨起明显,午后可减轻。刺激症状轻,但当角膜水疱破裂时,有剧痛、流泪,刺激症状轻严重。裂隙灯检查见角膜上皮及基质水肿增厚,上皮呈雾状有大小不等的水疱,大疱一般 2～3 天破裂,破裂后原处又形成小疱,慢慢又融和成大疱,再破裂。晚期角膜新生血管形成,视力明显减退,此时大疱消失,刺激症状缓解。

(1)临床特征:①患者有以上严重的眼病;②有虹视、雾视,晚期视力严重丧失,常只有手动;③刺激症状时轻时重;④裂隙灯检查见角膜上皮及基质水肿,表面有水疱。

(2)治疗:①高渗剂 50%GS40ml＋维生素 C 0.5 静脉推注,1～2 次/天;局部点 5%NaCl 眼药水,4 次/天,睡前眼青。②营养角膜,口服维生素 A、维生素 B,局部点营养角膜的滴眼液。③抗感染若水疱破裂点抗生素眼药水,4 次/天,睡前抗生素眼膏。④手术,视功能明显下降者应考虑穿透角膜移植术。

5.类角质性角膜变性(keratinoid corneal degeneration)

又称球样角膜病变、慢性光化学性角膜病变。本病与紫外线照射有关,好发于日照时间长的地区,通常中年起病,多见于男性尤其是户外工作者。检查可见双眼睑裂部角膜缘上皮下黄色细小油滴状物,成簇排列,以后逐渐向中央进展形成带状。本病常无症状,晚期带状病变跨过瞳孔区可使视力减退。

(1)临床特征:①中老年男性多见;②常无症状,晚起视力减退;③裂隙灯检查可见双眼睑裂部角膜缘上皮下黄色细小簇状油滴状物。

(2)鉴别诊:带状角膜变性,两病都起于睑裂部角膜缘,逐渐向角膜中央发展形成带状。不同的是带状角膜变性是钙质沉着,病变区灰白混浊并见透明小空泡;而类角质性角膜变性病变呈金黄色成簇排列的油滴状物。

(3)治疗:一般无须治疗,明显影响视力可考虑角膜移植术。

6.Kayser-Fleischer 铜环

由 Kayser 及 Fleischer 报告描述,常简称 K-F 环,见于 Wilson 病(肝豆状核变性),是该病有特征性的体征。K-F 环是因体内铜代谢障碍铜沉积于角膜后弹力层所致。K-F 环双眼同时出现,患者无任何眼部症状,裂隙灯检查见角膜周边部后弹力层内棕色或黄绿色环,环通常宽 1～3mm,铜最早在上半部角膜缘沉着,后在下半部沉着,最后融合连成一环(图 5-5)。

(1)临床特征:①双眼起病,无眼部症状;②裂隙灯检查见角膜周边部后弹力层内棕色或黄绿色环;③实验室检查铜代谢障碍。

(2)鉴别诊断:铜质沉着症,铜质沉着症是铜质异物进入眼内引起铜末沉着所致,检查所见与 K-F 环相似,但有眼球穿通伤病史。

(3)治疗:治疗原发病。

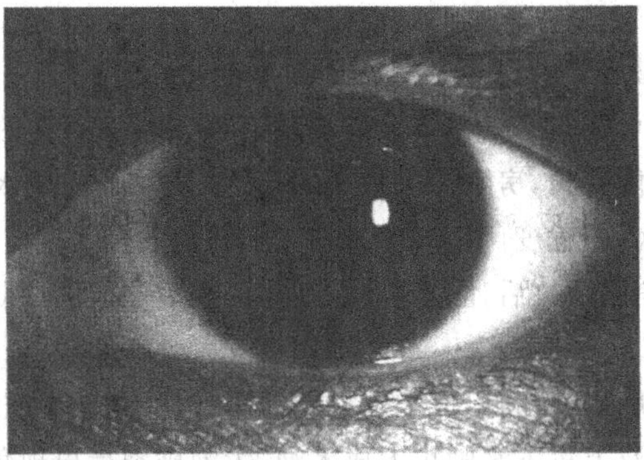

图 5-5 K-F 环

7.角膜上皮铁线沉着(corneal epithelium iron deposition)

角膜上皮铁线沉着是指角膜上皮层的棕色细线,是铁质沉着于基底细胞所致,早在 1906 年由 Fleis-cher 首先描述。目前认为铁线沉着与泪液的积聚或分布不均有关,泪液的铁质沉着于角膜表面低洼处,形成棕色铁线,因不同角膜病的前表面形态不一,所以临床上出现形状各异的角膜上皮铁线。

(1)临床特征:裂隙灯下观察可见以下铁线:①Fleischer 环,见于圆锥角膜,在圆锥的底部上皮细胞内有含铁血黄素沉积,形成淡棕色的环口②角膜瘢痕周围,隆起的角膜瘢痕边缘可见棕色铁线。③Stocker 线,翼状胬肉头部所附着的角膜组织可见棕黄色的垂直线。④Ferry 线,青光眼滤过手术后大滤疱下方的角膜组织可见横行淡黄色铁线。⑤Hudson-Stahli 线,老年人的睑裂部的角膜上皮层内可见水平行走的棕黄色线,线条中央清晰,两端渐模糊消退,不达角膜边缘。

(2)治疗:改善泪液积聚或泪液质量,上皮铁线有可能消退。

8.上皮基膜营养不良(epithelial basement membrane dystrophy)

又称地图状-点状-指纹状角膜营养不良,是一种常见的前部角膜营养不良。除少数病例为常染色体显性遗传外,本病多无遗传表现。本病的病因是上皮细胞基膜异常,导致上皮细胞与基膜黏附不良。

(1)临床特征:①本病常见于成年人,女性多见。②双眼起病,但病变的形态及程度可不一致。③主要症状是反复发作的患眼畏光、疼痛、流泪及短暂的视力膜糊。④角膜上皮反复剥脱。⑤角膜病变为上皮下点状、地图状混浊和上皮下同心弯曲的指纹样细线。

(2)治疗:①促进上皮愈合局部用人工泪液及生长因子等营养液点眼,上皮脱落明显可戴软性角膜接触镜,也可加压包眼。②抗感染:使用刺激性少的抗生素眼水及药膏。

9.颗粒状角膜营养不良(granular corneal dystrophy)

本病是常染色体显性遗传病,主要病变是角膜基质浅层出现点状、颗粒状混浊。患者童年起病,逐渐发展,到中年明显,大多数患者早期视力正常,中年后开始下降。

(1)临床特征:①双眼的角膜基质浅层颗粒状沉着物,并渐融合扩大。②双眼角膜病变对称。③病变不扩展到角膜缘。④颗粒状病变边界清楚,病变间角膜透明。

(2)治疗:早期视力好,不需治疗;晚期病变融合扩大影响视力,考虑行穿透或板层角膜移植。

10.Fuchs 角膜内皮营养不良(Fuchs endothel dystrophy)

本病病因仍不明确,可能与常染色体显性遗传有关。本病病变的形成主要是角膜内皮细胞进行性破坏,生物泵功能受损,房水渗入角膜,导致基质及上皮层水肿变性。本病常见于老年人,女性多见,双眼发病,但程度可不对称。临床上将此病分三期。

Ⅰ期:角膜滴状疣:角膜中央后弹力层散在细小的向后突起的滴状赘疣。此期患者无自觉症状。

Ⅱ期:基质及上皮水肿期:角膜内皮生物泵功能失代偿,角膜基质毛玻璃样混浊,上皮微小囊状水肿,最后角膜上皮及上皮下水肿扩大成大泡,大泡破裂后出现角膜刺激症状。此期患者视力下降,眼睛疼痛、畏光、流泪。

Ⅲ期:瘢痕期:角膜上皮下弥散的结缔组织生长,上皮水肿减轻,角膜周围有新生血管形成。此期患者角膜知觉严重减退,视力极差,但刺激症状减轻。

(1)临床特征:①双眼发病。②角膜中央滴状赘疣。③角膜基质层及上皮层水肿,角膜大泡形成。④上皮下弥散的结缔组织层。

鉴别诊断:Ⅱ期病变应与单纯疱疹病毒性盘状角膜炎相鉴别。相同之处是都有视力下降,角膜刺激症状,角膜知觉减退及中央基质水肿混浊;但盘状角膜炎单眼发病,有角膜后沉着物(KP),角膜先出现树枝状病变。

(2)治疗:早期无症状可不治疗,角膜水肿、上皮缺损可用高渗剂和角膜营养剂(参照大疱性角膜病变),严重影响视力者需行角膜移植术。

11.先天性遗传性内皮细胞营养不良(congenital hereditary endothel dys-trophy)

又称先天性角膜水肿、先天性角膜混浊,是一种原发于角膜内皮最后累及全层角膜的严重角膜营养不良,本病属常染色体显性或常染色体隐性遗传。隐性遗传者出生即发病,病情稳定,无眼部刺激症状;显性遗传者一般在生后 1 岁角膜开始出现病变及症状。

(1)临床特征:①双眼发病,程度可不一致。②视力下降。③全角膜不同程度弥散水肿混浊,以中央部明显。④常伴有内斜视及眼球震颤。

(2)治疗:早期轻度水肿混浊病例可用高渗剂,水肿混浊严重者需行穿透性角膜移植术。

12.圆锥角膜(keratoconus)

圆锥角膜是一种局限性角膜扩张呈圆锥样突起,突起区角膜基质变薄的先天性角膜发育异常。圆锥角膜确切病因未明,大部分学者认为与角膜中央部分胶原纤维韧性降低有关。此病常出现在青春期前后,男性多于女性,90%双眼发病,但程度不同。圆锥角膜的早期诊断主要依靠角膜地形图的检查,中晚期裂隙灯检查可见特殊体征。

(1)临床特征:①早期患者自觉近视度数加深,戴镜可矫正。角膜地形图特征改变:中央屈光力>47D,角膜中心下方 3 肪与中心上方 3mm 的屈光力差 1.26D。②中期患者视力明显下降,散光明显增加,除接触镜外一般眼镜不能矫正视力。裂隙灯下可见以下体征:角膜中央变薄,呈圆锥状突出;Vogt 线——角膜基质层皱褶增多,形成垂直走向的灰白细线;Fleischer——环圆锥底部黄色或绿色的环,是泪液浸渍后铁质沉着。③晚期患者畏光、流泪、眼痛,视力锐减。此时圆锥顶部角膜后弹力层破裂,角膜发生急性水肿,称急性圆锥。一般数周至数月水肿消退，遗留角膜瘢痕。

(2)治疗：①消除水肿，保护角膜患者避免揉眼，使用高渗眼药水和眼膏，加压包眼。②眼镜矫正视力，包括框架眼镜、软性角膜接触镜及高透氧硬性角膜接触镜。③角膜移植术，接触镜不能矫正视力者或角膜瘢痕明显影响视力者需行手术治疗。

【治疗对策】

1.治疗原则

保护角膜，减轻症状，预防感染，保守治疗无效考虑手术治疗。

2.治疗方案

各类角膜变性与营养不良的具体治疗措施见以上相关内容。

【病情观察及处理】

1.病情观察要点

注要观察角膜病灶有否扩大或变小，视力是否逐渐下降。

2.疗效判断与处理

治疗有效，角膜变性病灶缩小；若角膜变性病灶继续扩大或加深，视力严重下降，表明保守治疗无效，应考虑角膜移植手术。

第三节　角膜的先天异常

角膜的先天异常一般指角膜与生俱来的形状的异常，常有遗传性，可独立存在，或伴有眼部其他先天发育异常。

【诊疗步骤】

1.病史采集要点

(1)角膜的异常是否出生就存在。

(2)家族成员是否有类似眼病。

(3)视力是否下降。

2.眼部检查要点

肉眼及裂隙灯检查注意观察角膜形状、透明性及是否存在眼部其他结构的异常。

3.辅助检查

一般不需要。

4.进一步检查项目

(1)眼压。

(2)角膜地形图。

(3)眼部超声波。

【诊断对策】

1.诊断要点

(1)角膜的形状异常。

(2)角膜的异常为先天性。

(3)常有遗传家族史。

2.鉴别诊断要点

见临床类型.

3.临床类型

(1)大角膜(megalocornea):指角膜直径比正常人大而眼压、眼底和视功能正常的角膜先天发育异常。为性连锁隐性遗传。常见于男性,双眼发病,病情不发展。检查发现角膜横径＞13mm,垂直径＞12mm。常并发白内障、高度近视。

先天性大角膜应与先天性青光眼相鉴别。先天性青光眼除角膜扩大外,还有角膜混浊、眼压升高。治疗:近视可配戴眼镜,白内障明显可考虑手术治疗。

(2)小角膜(microcornea):角膜直径＜10mm 的角膜称小角膜。常伴有其他眼部异常,为常染色体显性或隐性遗传。单眼或双眼均可发病,无性别差异,部分病例伴发青光眼。小角膜应与小眼球相鉴别。小眼球除有小角膜外,超声波检测眼轴缩短。

(3)无角膜(absence of the cornea):无角膜在临床极罕见,为常染色体隐性遗传病。常合并无前房、无晶体,同时常伴有全身的异常,如头部发育障碍、泌尿生殖系统异常及并指(趾)畸形。

【治疗对策】

角膜的先天异常通常不需治疗,当出现眼部其他并发症时,才做相应处理。

1.治疗原则

尽量提高视力,挽救视功能。

2.治疗方案

轻度的角膜先天异常,视力影响不大,定期观察,部分合并屈光异常可配镜矫正;合并其他有手术指征的眼部异常,手术治疗。

【病情观察及处理】

1.病情观察要点

一般角膜先天异常不需治疗,若合并其他眼部异常需治疗口注意观察有否合并其他眼部异常。

2.疗效观察及处理

合并其他眼部异常时,经保守治疗视功能无改善,考虑手术治疗。

第四节　角膜变性和营养不良

一、角膜变性

(一)角膜老年环(角膜类脂环)

多见于老年人,也可发生在青壮年,而称为青年环。

【病因】

是一种角膜周边基质内脂质沉着产生的混浊，其发生与否可能与机体血清中胆固醇含量有关。

【诊断】

角膜周边部灰白色混浊，先上、下，后内、外，最后联成环形，宽0.5～1.0mm，其外界与角膜缘之间存在着狭条的透明角膜，其内界则较模糊，与透明的角膜中央部融合衔接，并无清晰的界线，对视力无影响。

【鉴别诊断】

需与K-F环区别。

K-F环为肝豆状核变性引起的铜代谢障碍，而在角膜周边部后弹力层产生棕绿色的混浊环，其部位与老年环相同，常伴有共济失调等的神经症状。

【治疗】

无须治疗。

（二）Salzmann结节

【病因】

通常有慢性角膜病变史，如角膜基质炎、角结膜干燥、泡性角结膜炎等，但也可能出现在正常的眼球。多见于中老年女性。

【诊断】

(1)通常无症状。如病变位于角膜中央则影响视力，结节隆起较高则有异物感。

(2)裂隙灯检查，灰白色或蓝白色隆起的圆形结节分布在中央或中周角膜以及角膜血管翳的末端。可伴有角膜上皮反复糜烂。

【治疗】

轻者可使用人工泪液，如有症状可作PTK，严重患者可行板层角膜移植术。

（三）带状角膜变性

【病因】

是一种由于角膜表层钙盐沉积而引起的角膜变性。多发生在慢性眼部炎症（如葡萄膜炎、角膜基质炎），失明或萎缩的眼球，也可见于硅油填充眼。某些血钙正常，血磷升高的肾衰患者亦可出现。

【诊断】

角膜混浊始于3点、9点的角膜缘部位，但与角膜缘之间常由一窄条透明的正常角膜组织所隔开。混浊由两侧逐渐向中央伸展，最后连成两端宽、中间窄的带状混浊。

【治疗】

由于眼球多无视功能，故一般无须治疗。治疗可使用EDTA来螯和钙质，无效则行PTK。

（四）大疱性角膜病变

【病因】

可见于绝对期青光眼、晚期虹膜睫状体炎、外伤或眼内手术等导致角膜内皮功能失代偿。

【诊断】

(1)常有眼痛、畏光、异物感等刺激症状。

(2)角膜上皮水疱,基质水肿增厚。

(3)角膜内皮镜检查,内皮细胞密度显著减少。

(4)原发病的临床表现。

【治疗】

(1)治疗原发病。

(2)滴高渗溶液,如5%氯化钠、20%葡萄糖或纯甘油等。亦可滴用激素类眼药水,减轻局部炎症,抗生素眼药水预防感染。

(3)戴亲水性角膜接触镜。

(4)酌情考虑穿透角膜移植、角膜内皮移植或为减轻症状行板层角膜移植术。

(五)Terrien 边缘性角膜变性

【病因】

病因不明。一种累及双侧的无痛性、缓慢发展的边缘角膜变薄。

【诊断】

(1)早期无明显不适,晚期角膜不规则散光导致视力下降。

(2)裂隙灯检查,周边角膜变薄。常发生在上方周边角膜,很少累及下方角膜。病变区角膜上皮完整,伴血管翳,进展缘有脂质沉着。

【治疗】

角膜明显变薄可行部分板层角膜移植术。

二、角膜营养不良

角膜营养不良为遗传性疾病,与炎症环境和全身病无关,通常双眼发病。目前根据病变在角膜的层次进行分类,不同的营养不良视力的影响不同。

(一)角膜上皮、上皮基膜及前弹力层营养不良

Ⅰ.Meesmann 营养不良

1.病因

常染色体显性遗传,角膜上皮内含有大量PAS染色阳性的小泡。

2.诊断

(1)家族史。

(2)通常无症状。反复角膜上皮糜烂会导致轻微疼痛。

(3)裂隙灯检查后照法显示多发细小、半透明的上皮囊泡,睑裂处最多。直照下,囊泡为灰色或透明。

3.治疗

大部分患者无须治疗。有轻度症状的可使用人工泪液和太阳镜。极少情况需要绷带型软性角膜接触镜,症状严重者可行准分子激光治疗性角膜切削(PTK),但营养不良会复发。

Ⅱ.上皮基膜营养不良

1.病因

上皮基膜生成异常,向上皮内扩展,导致上皮内有多处基膜。被基底膜包围的上皮可形成

“Cogan 微囊”。是最常见的前部角膜营养不良,可为显性遗传。

2.诊断

(1)可有家族史。

(2)多无症状,反复上皮糜烂引起反复的单眼或双眼疼痛。

(3)裂隙灯检查显示特征性的地图样线条,点状(微囊)和(或)指纹样上皮病变。

3.治疗

(1)不含防腐剂的人工泪液。适当局部抗生素预防感染。

(2)角膜中央病变上皮刮除术。

(3)绷带型软性角膜接触镜。

(4)准分子激光治疗性角膜切削(PTK)。

Ⅲ.Reis-Bücklers 营养不良

1.病因

常染色体显性遗传,病理改变为前弹力层和前基质的损伤和瘢痕形成。

2.诊断

(1)家族史。

(2)儿童多发。症状包括反复出现的眼部疼痛、畏光和视力下降。

(3)常双眼中央角膜对称出现病灶。裂隙灯检查表现为蜂窝样的上皮下网状、环状混浊,随时间推移病灶向周边和深部推进,可累及基质。

3.治疗

同上皮基膜营养不良。

(二)角膜基质营养不良

Ⅰ.颗粒状角膜营养不良

1.病因

常染色体显性遗传,常染色体 5q31 长臂异常。组织病理学显示为角膜基质内玻璃样物质沉着,Masson 三重染色呈鲜红色。

2.诊断

(1)可有家族史。

(2)多无明显症状,因体检而发现角膜病变。早期不影响视力,晚期病灶融合可视力下降。少数因角膜上皮糜烂产生疼痛。

(3)裂隙灯检查角膜中央前基质可见分散的不同形态的白色颗粒样混浊,可似面包屑、亦可为环状、圆形、链状。颗粒病灶之间为透明角膜,是该病重要特点。

3.治疗

早期多不需治疗,如浅层混浊影响视力,可行 PTK 治疗或板层角膜移植,若病灶累积深基质,可行穿透性角膜移植。

Ⅱ.格子状角膜营养不良

1.病因

常染色体显性遗传,5 号染色体长臂异常。组织病理学改变为角膜内淀粉样沉积,用刚果红染成红色。

2.诊断

(1)可有家族史。

(2)通常无明显眼部不适,若角膜上皮反复糜烂引起疼痛。晚期视力下降。

(3)裂隙灯检查病变早期角膜中央有分支样折光线条(后照法观察清楚),伴或不伴有上皮下白点和弥散的前基质混浊。晚期上皮下形成明显的纤维瘢痕。

3.治疗

同颗粒状角膜营养不良。

Ⅲ.斑块状角膜营养不良

1.病因

常染色体隐性遗传,基因定位在16q22。组织病理学改变为酸性黏多糖积聚在角膜内,可被PAS和阿辛蓝染色。该病发病年龄早,视力影响显著。

2.诊断

(1)可有家族史。

(2)年轻时即出现视力下降,通常20～30岁就丧失了有用的视力。

(3)裂隙灯检查显示角膜中央前基质灰白色混浊,边界不清。该病病灶间基质弥散混浊,此特征可与颗粒状角膜营养不良鉴别。病变可最终发展至角膜缘,并累及全厚基质,角膜常比正常薄。

3.治疗

角膜明显混浊需行板层角膜移植,病变累及全厚角膜则需穿透性角膜移植。

(三)角膜内皮细胞营养不良

角膜内皮细胞的功能直接影响角膜的透明性,眼部的炎症、眼外伤以及眼部手术等均会影响内皮细胞的功能和数量。

Ⅰ.Fuchs角膜内皮细胞营养不良

1.病因

可为常染色体显性遗传或散发。病理改变为角膜内皮细胞原发性失功以及后弹力层胶原和细胞外基质沉积。多发于50岁以上女性。

2.诊断

(1)早期无症状,后期角膜水肿造成视力下降。患者常有清晨时视力差,数小时后好转的特点。最终由于上皮水肿,形成大疱可引起眼痛。

(2)裂隙灯检查,角膜中央后弹力层可见细小赘生物,称角膜小滴,并伴有内皮面细小色素颗粒沉积,从而呈现金属箔样外观。晚期出现明显的角膜基质水肿增厚和上皮大疱。

(3)角膜内皮镜检查可见角膜黑区,内皮细胞数小于1000个/mm^2。

(4)角膜测厚大于620μm。

3.治疗

早期无须治疗,治疗性角膜接触镜可用于减轻角膜大疱造成的不适症状,但晚期视力下降需行穿透性角膜移植或角膜内皮细胞移植。

Ⅱ.后部多形性角膜内皮细胞营养不良

1.病因

一种少见的常染色体显性或隐性遗传疾病。主要病理改变为出现异常的多层角膜内皮细胞,其形态和功能与上皮细胞或成纤维细胞相似。

2.诊断

(1)早期多无明显症状,后期出现视力下降和疼痛。

(2)裂隙灯检查显示后表面有线状、带状、小泡或成簇的病变,边缘不规则。晚期有角膜水肿。

(3)可伴有青光眼,房角镜下可见细小玻璃样的虹膜角膜粘连。

(4)角膜内皮镜检查可发现典型的囊泡、内皮带或岛状异常的内皮细胞。

3.治疗

同 Fuchs 角膜内皮细胞营养不良。

Ⅲ.先天性遗传性角膜内皮细胞营养不良

1.病因

极少见的疾病,患儿出生时或出生不久即有角膜水肿。为常染色体显性或隐性遗传。病理学表现为内皮细胞异常或缺失。

2.诊断

(1)双侧性全角膜基质水肿,呈蓝灰色毛玻璃样外观。

(2)角膜增厚,可达正常厚度的 2～3 倍。

(3)角膜直径不大,眼压不高。

3.鉴别诊断

需与先天性青光眼,产伤,后部多形性角膜内皮细胞营养不良等鉴别。

4.治疗

角膜水肿混浊严重则需穿透性角膜移植。

第五节　角膜软化症

角膜软化症是由维生素 A 缺乏所致的一种角膜病变。在发展中国家它是儿童最重要的致盲眼病。本病多双眼受累。食物中缺少维生素 A、喂养不当、吸收不良、慢性腹泻或患有其他消耗性疾病如麻疹、肺炎时,常会导致维生素 A 缺乏,是诱发本病的重要因素。

【临床表现】

(1)夜盲、畏光和不愿睁眼。

(2)根据临床过程分为 3 期(夜盲期、干燥期和软化期)。

(3)夜盲期:在暗光线下和夜间不能视物。但因幼儿不能叙述,常被忽略。

(4)干燥期:角膜失去光泽,呈现雾状混浊。结膜有干燥斑(Bitot 斑)。

(5)软化期角膜呈现灰白色或灰黄色混浊,极易发生感染和自融坏死,形成溃疡和穿孔,最后形成粘连性角膜白斑或角膜葡萄肿，严重时引起眼球萎缩。

(6)伴有全身症状，如患儿消瘦、精神萎靡、声音嘶哑和皮肤干燥等。

【诊断】

根据维生素A缺乏史，夜盲、畏光等症状，结膜和角膜改变，可以诊断。

【鉴别诊断】

1.视网膜色素变性

有夜盲史，但眼底有骨细胞样色素沉着。

2.干燥综合征

有眼干的症状，但无结膜干燥斑。

【治疗】

(1)在角膜穿孔前应积极治疗。迅速补充维生素A，同时补充维生素B，矫正水电解质紊乱，治疗全身病。

(2)肌内注射维生素A 7～10天，每天不少于2万U；也可以用维生素A油剂滴眼。

(3)眼部滴用抗生素滴眼液或眼膏，预防感染。

(4)如有角膜溃疡或穿孔，应滴用1%阿托品滴眼液或眼膏，防止虹膜后粘连。

(5)若角膜穿孔，当穿孔较小时可保守治疗；穿孔大者，考虑板层或穿透性角膜移植术。

【临床路径】

1.询问病史

注意患儿的喂养史和有无消耗性疾病史。

2.体格检查

注意角结膜改变和全身伴随症状。

3.辅助检查

一般不需要。

4.处理

除补充维生素A、B等外，根据病情对症治疗。

5.预防

宣传科学喂养常识，防止维生素A缺乏。

第六节　角膜肿瘤

一、角结膜皮样瘤

本病是一种类似肿瘤的先天性发育异常，为胚胎期胚裂闭合过程中，表皮及其附件嵌入角膜、结膜组织而形成。在组织学上它并非是真正的肿瘤，而属于典型的迷芽瘤。遗传方式有常染色体显性遗传、常染色体隐性遗传和性连锁隐性遗传3种。

【临床表现】

(1)出生时即有,静止或缓慢生长。肿瘤长大明显时可影响视力。

(2)肿物多位于颞下方球结膜及角膜缘处,有时位于角膜中央,仅遗留周边角膜。

(3)肿物多为表面光滑黄色圆形实体,表面有纤细的毛发。

(4)少数患者角膜缘处可出现多个皮样瘤。

(5)可合并耳部畸形和脊柱异常,称为Goldenhar综合征。

【诊断】

根据出生时就发生,球结膜或角膜缘处圆形黄色实体肿物,可以诊断。

【鉴别诊断】

角膜皮样囊肿:是一种先天性角膜异常。组织学上其囊壁最内层为上皮,外层为真皮及皮下组织,也有皮肤附属器官。囊肿内容物为皮脂腺分泌物及脱落的过度角化的上皮细胞。多位于内侧睑裂区角膜缘,境界清晰,一般约数毫米大小,呈黄色、有光泽、有弹性的隆起物。

【治疗】

(1)根据病变在角膜的位置、大小选择单纯手术切除或联合角膜移植手术。

(2)位于角膜缘的肿物,可行半月形、带有角膜缘的板层角膜移植手术。

(3)位于角膜中央者应及早手术,并行板层角膜移植手术,如发现皮样瘤组织已侵犯角膜全层,需要穿透性角膜移植手术。

【临床路径】

1.询问病史

注意有无家族史和肿物发生的时间。

2.体格检查

重点注意肿物发生的部位、形态和色泽。

3.辅助检查

可行X线检查,以确定有无脊柱先天性发育异常。

4.处理

根据角膜病变部位和深度,选择相应的手术方式。

5.预防

目前无有效预防措施。

二、角膜上皮内上皮癌

本病又称为Bowen病或原位癌,是一种癌前期角结膜角化不良。多见于老年男性,单眼发病,病程进展缓慢。病理组织学表现为细胞呈现多形性,分裂象增多,上皮角化不良,间变明显,上皮细胞的基膜仍然完整。

【临床表现】

(1)在睑裂区,肿瘤常由角膜缘开始,同时向结膜和角膜伸展。

(2)肿瘤呈现灰白色半透明样隆起,有血管时呈现红色胶样扁平隆起,界限清晰。

(3)肿瘤发展缓慢,经若干年病变也可以只局限在上皮内;有时也可以向眼内蔓延。

【诊断】

(1)根据角膜缘或角膜上灰白色肿物.病程发展缓慢的特点,可以诊断。

(2)根据组织病理学检查结果可以确诊。

【鉴别诊断】

角结膜鳞癌:病变外观呈现菜花状,新生血管丰富,邻近球结膜充血明显。病理活检可见癌细胞突破上皮基膜,后期可破坏前弹力层侵入角膜实质层,也可经小梁入眼内,或沿淋巴及血管全身转移。

【治疗】

(1)根据肿瘤大小、部位,选择单纯手术切除或联合板层角膜移植手术。

(2)病变局限者,易于手术彻底切除。

(3)角膜广泛受累者,可行全角膜板层切除,同时行全角膜板层移植术。

(4)已有眼内侵犯时行眼球摘除或眶内容摘除。

(5)术后易复发,应定期随诊。

【临床路径】

1.询问病史

注意患者年龄和肿物进展情况。

2.体格检查

注意肿物发生部位、大小和外观。

3.辅助检查

行病理组织学检查。

4.处理

根据角膜病变情况,选择相应的手术方式。术后密切随访。

5.预防

目前无有效预防措施。

三、角结膜鳞癌

角结膜鳞癌的发病原因不明。可发生于角膜溃疡遗留的瘢痕上,或翼状胬肉手术后或创伤后,也可以原发于健康的角膜上。多见于40～60岁者,以男性居多。

【临床表现】

(1)睑裂区角膜缘部为好发部位,尤其以颞侧多见。

(2)初发时肿瘤呈现灰白色胶样隆起,或呈泡状,很快增大至杏仁状。

(3)肿瘤肥厚无蒂,富于血管,呈现粉红色乳头状或疣状肿块,触之易出血。

(4)可以沿眼球表面组织扩展,也可以向眼内转移。

【诊断】

(1)根据肿瘤的形态、外观和部位,可以诊断。

(2)肿瘤组织的组织病理学检查可确诊。

【鉴别诊断】

角膜上皮内上皮癌:是一种癌前期角结膜角化不良,进展缓慢。病变呈灰白色半透明样隆起，有血管时呈现红色胶样扁平隆起，界限清晰。病理组织学检查为细胞呈现多形性，分裂象增多，上皮角化不良，间变明显，上皮细胞的基膜仍然完整。

【治疗】

(1)早期彻底局部切除。

(2)如标本切缘未见肿瘤细胞则手术后无须辅助治疗。

(3)角结膜广泛受累者，可行眼球摘除或眶内容摘除术。若患者不同意，可试行^{90}锶β射线或软性接触性X线照射治疗。

【临床路径】

1.询问病史

注意患者年龄和肿物发生发展的情况。

2.体格检查

注意肿瘤发生部位和外观，以及触之是否易出血。

3.辅助检查

手术切除的病变组织应做组织病理学检查。

4.处理

根据病变侵犯程度，选择手术或放射治疗。应注意密切随访。

5.预防

目前无有效预防措施。

四、角结膜色素痣

角结膜色素痣是一种先天性良性肿瘤。其病理组织学表现为痣细胞小、核浓缩、胞质稀少。根据病理组织学特点色素痣可分为交界痣、上皮下痣、混合痣和蓝痣4种类型。

【临床表现】

(1)一般无刺激症状。

(2)角膜缘的结膜色素痣一般为棕色或黑色，扁平或轻度隆起，境界清楚。有时可以扩展到角膜周边部，也可以导致周边部角膜的脂质沉着。

(3)在球结膜一侧，其深度不会超过结膜固有层，能随结膜被推动。

【诊断】

根据角膜缘静止性的棕色或黑色实体肿物，可以诊断。

【鉴别诊断】

黑色素瘤：肿块生长迅速、色素和血管增多，必要时行病理学活检。

【治疗】

(1)一般无须特殊治疗。

(2)影响美容时可以切除，但须彻底。

(3)交界痣和混合痣有低度恶变倾向。一旦发现恶变倾向，应手术彻底切除，以免复发。切除的组织须送病理检查。

【临床路径】

1.询问病史

重点注意发病时间。

2.体格检查

注意肿物发生部位、色泽和血管的情况。

3.辅助检查

怀疑有恶变时，切除组织应行组织病理学检查。

4.处理

一般不需要处理。如有恶变倾向，行手术切除，并送病理检查。

5.预防

无有效预防措施。

五、角结膜黑色素瘤

本病是一种发生于角结膜组织的恶性肿瘤。组织学上分为上皮样细胞型、纺锤细胞型、痣样细胞型和混合细胞型。确切病因不明。黑色素瘤可源于交界痣或混合痣，或源于原发性获得性黑色素沉着痣，或为新发。多于40～60岁时发病，30岁前罕见。

【临床表现】

(1)瘤体隆起，分叶或结节状，肿瘤发展较快。

(2)有时出现血性泪水。

(3)结膜黑色素瘤常侵犯角膜缘，并累及周边部角膜。有些则沿角膜缘环行扩展。

(4)成人期的黑色素痣和原发性获得性黑色素沉着症若病灶增厚、扩大，色素和血管增多，或黑色素痣与巩膜粘连，都应视为黑色素瘤的可能征象。

(5)根据肿瘤色素的多少，黑色素瘤可表现为黑色、棕色或淡红色。

(6)黑色素瘤可以沿眼表蔓延，也可以侵入眼内和全身转移。

【诊断】

(1)根据患者为中老年，肿块生长迅速，并富于色素和血管，可以诊断。

(2)必要时行活检进行病理组织学检查。

【鉴别诊断】

色素痣：是先天性良性肿瘤，静止或生长缓慢。必要时行病理活检。

【治疗】

(1)首先对怀疑为黑色素瘤的病灶组织做活检，如病灶局限，则将整个瘤体切除以明确诊断。

(2)边缘切除干净，无肿瘤细胞者应定期密切随访。

(3)切缘残留可疑肿瘤细胞浸润者，对可疑范围作冷冻治疗，或在5周内行600～1000rd的β射线治疗。

(4)原发性获得性黑色素沉着症恶变的病例，对可疑范围作结膜和角巩膜板层切除，继以冷冻治疗。

(5)眼内和眶内已经被肿瘤波及，或手术与放疗后复发的病例可行眶内容物剜出术。但至今未能确切评估其对延长生命的意义。

【临床路径】

1.询问病史

注意发病年龄和肿块生长的速度。

2.体格检查

重点注意肿物色泽和血管情况。

3.辅助检查

对病变组织进行活检。颅脑部CT检查，血化验和肝功能(乳酸脱氢酶)检查，用以了解有无全身转移。

4.处理

根据病变侵犯程度，决定具体治疗方案。

5.预防

避免对角结膜色素痣进行过多刺激。

第六章　玻璃体疾病

第一节　玻璃体后脱离

正常玻璃体皮质与晶状体、后房、睫状体及视网膜贴紧，玻璃体与视网膜附着最紧的部位是玻璃体基底部、视盘周围、黄斑中心凹和视网膜的主干血管。人出生时玻璃体呈凝胶体，随着年龄的增长，玻璃体逐渐出现液化，凝胶状的玻璃体脱水收缩，水与胶体分离。老年人玻璃体进一步液化，玻璃体皮质与视网膜内界膜的附着力降低，导致玻璃体和视网膜内界膜分离，称玻璃体后脱离。因此，玻璃体后脱离是老年人最常见的玻璃体病。除年龄外，高度近视、无晶状体眼、眼内炎症、玻璃体积血等也会引起玻璃体后脱离。

【诊断步骤】

（一）病史采集要点

(1)患者发病年龄、是单眼或双眼发病。

(2)有无眼前闪光或黑影飘动，有无视物模糊。

(3)有无高度近视。

(4)过去有无行晶状体摘除手术，有无眼内炎症、玻璃体积血等病史。

（二）体格检查要点

1.视力

包括裸眼视力和矫正视力。

2.眼前段检查

主要检查前房有无炎症、有无晶状体。

3.玻璃体和眼底检查

散大瞳孔检查，最好在裂隙灯下结合使用78D/90D透镜。

4.前置镜或三面镜检查

玻璃体有无一个或多个浅灰色的混浊物和灰白色幕纱样膜或环形物，当眼球运动时玻璃体内混浊物或幕纱样膜有无来回移动，其与视网膜之间有无均匀的暗区；有无玻璃体积血；玻璃体有无色素性细胞；视网膜是否平伏，有无视网膜裂孔。

（三）辅助检查要点

1.眼部超声检查

A超了解眼轴长短，当玻璃体混浊或积血时B超可了解玻璃体和视网膜情况。

2.光学相干断层扫描(OCT)

了解玻璃体后脱离和视网膜情况。

【诊断要点】

1.病史

老年人或高度近视、无晶状体眼患者主述有眼前闪光或黑影漂浮，要高度怀疑有无玻璃体后脱离。

2.玻璃体和眼底检查

玻璃体内见到幕纱样的后玻璃体膜或环形膜(Weiss环，为视盘前的玻璃体脱离，此环可呈圆形、类圆形或不规则形)，当眼球运动时玻璃体内的漂浮物来回移动，部分患者在后玻璃膜与视网膜之间可见到均匀的暗区。

3.其他

诊断玻璃体后脱离时还应进行详细的眼底检查，以排除其并发症。

4.玻璃体积血

玻璃体后脱离时视网膜血管被牵引而撕破导致玻璃体积血。

5.视网膜裂孔和视网膜脱离

玻璃体后脱离时牵引视网膜可形成视网膜马蹄形裂孔和视网膜脱离；黄斑区不完全的玻璃体后脱离可导致老年特发性黄斑裂孔形成。

6.黄斑部视网膜前膜形成

【治疗原则】

单纯玻璃体后脱离不需要治疗。如果有视网膜裂孔应尽快行激光、冷凝或手术治疗。

【随访】

(1)玻璃体后脱离的患者应定期复查，单纯玻璃体后脱离一般3～6个月复查1次；合并有玻璃体积血应每隔1～2周复查，如玻璃体积血多眼底观察不清，应进行B超检查以排除视网膜脱离。

(2)向患者解释和描述视网膜脱离的症状(眼前闪光或漂浮物增多、出现视野缺损或视野中有持续不退的阴影或出现视力下降)，一旦出现上述症状立即复诊。

(3)嘱咐患者要注意休息，尽量避免剧烈运动和重体力劳动。

第二节　闪辉性玻璃体液化

闪辉性玻璃体液化又称为“眼胆固醇结晶沉着症”，是一种玻璃体变性性疾病。病因不明，可能与玻璃体外伤或炎症损害有关。多发生在40岁以前，双眼多见。

【诊断步骤】

(一)病史采集要点

(1)患者发病年龄，是单眼或双眼发病。

(2)有无出现视力下降、眼前闪光、眼前黑影飘动。

(3)过去有无眼部外伤或炎症病史。

(二)体格检查要点

1.视力

包括裸眼视力和矫正视力。

2.眼前段裂隙灯检查

结膜有无充血,角膜是否透明,前房是否清晰,瞳孔大小、对光反射情况。

3.眼底和玻璃体

散大瞳孔检查。有无玻璃体液化和玻璃体后脱离;玻璃体内有无散在的、大小不等的结晶样或圆形小体,是否随眼球运动而移动,眼球停止运动时是否沉于玻璃体下方;眼底是否正常。

【诊断对策】

(一)诊断要点

(1)无明显症状,视力无明显改变,多数患者因体检或诊治其他眼病时发现。

(2)常发生在40岁以前,双眼多见。

(3)玻璃体内可见金黄色结晶小体,常合并有玻璃体液化和后脱离。当眼球运动时,结晶小体自由飘动在液化的玻璃体内,眼球静止时,结晶小体沉于玻璃体下方。

(二)鉴别诊断

本病应与星状玻璃体病变鉴别:星状玻璃体病变常发生于老年人,多为单眼患病,玻璃体内混浊物为白色卵圆形小体,当眼球停止运动时,白色小体不沉于玻璃体下方。

【治疗对策】

一般无须治疗。

第三节　星状玻璃体病变

星状玻璃体病变(asteroid hyalosis)是一种玻璃体变性性疾病,病因不明。常发生于老年人,多为单眼患病,玻璃体内有漂浮的混浊物,混浊物的主要成分是脂肪酸和磷酸钙盐。

【诊断步骤】

(一)病史采集要点

(1)患者发病年龄,是单眼或双眼发病。

(2)有无出现视力下降、眼前闪光、眼前黑影飘动。

(3)过去有无眼部外伤或炎症病史。

(二)体格检查要点

1.视力

包括裸眼视力和矫正视力。

2.眼前段裂隙灯检查

结膜有无充血,角膜是否透明,前房是否清晰,瞳孔大小、对光反射情况。

3.眼底和玻璃体

散大瞳孔检查。玻璃体内有无散在的、大小不等的结晶样或圆形小体,是否随眼球运动而移动,眼球停止运动时是否沉于玻璃体下方。眼底是否正常。

【诊断对策】

(一)诊断要点

(1)无明显症状,视力无明显改变,多数患者因体检或诊治其他眼病时发现。

(2)常发生于老年人,单眼多见。

(3)玻璃体内可见散在白色、大小不等的卵圆样小体,当眼球运动时,卵圆小体自由飘动在玻璃体内,眼球静止时,小体轻微移动回到原位,不会沉于玻璃体下方。

(二)鉴别诊断

本病应与闪辉性玻璃体液化鉴别:闪辉性玻璃体液化常发生在40岁以前,双眼多见,常合并有玻璃体液化和玻璃体后脱离,玻璃体内可见金黄色结晶小体,眼球静止时,结晶小体沉于玻璃体下方。

【治疗对策】

一般无须治疗。

第四节 原始玻璃体持续增生症

原始玻璃体持续增生症(persistent hyperplastic primary vitreous, PHPV)又称为持续性胚胎血管症,是由于原始玻璃体没有退化所致。患者多为单眼发病,部分患者合并有眼部其他先天异常,视力较差。可分为前部PHPV和后部PHPV。

【诊断步骤】

(一)病史采集要点

(1)患者年龄,是单眼或双眼发病。

(2)有无视力下降。

(3)出生时有无早产、低体重和吸氧史。

(二)体格检查要点

1.视力

婴幼儿检查有无追光、抓物能力,学龄前儿童可进行视力检查。

2.裂隙灯眼前段检查

有无小眼球、小角膜、浅前房、小晶状体及有无晶状体混浊。

3.玻璃体

扩大瞳孔检查,有无原始玻璃体动脉残留,有无晶状体后血管化纤维膜形成。

4.视网膜

有无视网膜皱襞及其他异常。

5.眼压

是否正常。

(三)辅助检查要点

1.B 超

对于诊断和鉴别诊断有重要意义。

2.CT

可进行鉴别诊断。

【诊断对策】

(一)诊断要点

1.前部 PHPV

(1)单眼发病,视力较差。

(2)原始玻璃体动脉残留,晶状体后血管化纤维膜形成。

(3)多合并有小眼球、小角膜、浅前房、小晶状体和白内障。

(4)部分患者可合并有青光眼。

2.后部 PHPV

(1)单眼发病,视力较差。

(2)玻璃体腔内可见花梗样组织从视盘发出,呈扇形向前延伸。

(3)常可见视网膜皱襞。

(4)后部 PHPV 可单独存在,也可合并有前部 PHPV。

(二)鉴别诊断

1.视网膜母细胞瘤

视网膜母细胞瘤很少发生在出生时,无小眼球,多无白内障,B 超和 CT 显示眼内肿瘤并有钙化斑。

2.早产儿视网膜病变

有早产、低体重和吸氧史,多双眼发病,视网膜周边可见无血管区、分界线、纤维血管增生等病变。

3.家族渗出性玻璃体视网膜病变

有家族史,视网膜血管分支众多,分布密集,在赤道部附近呈扇形并终止,周边视网膜可见无血管区。

【治疗原则】

患者预后较差,少数患者经玻璃体手术可以保留部分视力。

第五节　玻璃体积血

玻璃体本身无血管,出血多来自视网膜血管。常见的病因有:

(1)视网膜血管性疾病:糖尿病视网膜病变、视网膜静脉阻塞、视网膜静脉周围炎、视网膜血管炎、Coats 病、视网膜血管瘤等。

(2)视网膜下新生血管性疾病:老年性黄斑变性等。

(3)眼外伤。

(4)视网膜裂孔和视网膜脱离。

(5)玻璃体后脱离。

(6)眼内肿瘤。

(7)全身性疾病:血液病、高血压、蛛网膜下隙出血等。

【诊断步骤】

(一)病史采集要点

(1)患者发病年龄,是单眼或双眼发病。

(2)是否突然出现视力下降,有无伴有眼痛、头痛、眼前闪光、眼前黑影飘动。

(3)有无眼部外伤。

(4)过去有无眼部疾病或全身性疾病。

(二)体格检查要点

(1)一般情况:血压、脉搏、体温、体重、发育等。

(2)视力。

(3)裂隙灯眼前段检查:角膜、晶状体是否透明;有无 KP,房水是否浑浊;注意有无虹膜新生血管形成。

(4)玻璃体:玻璃体有无红细胞或血凝块或棕色颗粒,有无眼底红光反射。

(5)眼底:双眼散大瞳孔检查,最好用间接检眼镜或 78/90D 透镜或三面镜检查。如眼底尚能看清时,仔细检查有无视网膜血管性疾病或其他疾病。

(6)眼压:有无眼压升高。

(三)辅助检查要点

1.荧光素眼底血管造影(FFA)

当眼底观察尚清晰时,尽早 FFA 检查以明确病因;当患眼眼底看不见时,对侧眼 FFA 检查有时也有助于诊断。

2.吲哚青绿眼底血管造影(ICGA)

当怀疑有脉络膜新生血管形成时,ICGA 可确诊。

3.B 超

当眼底看不清时,B 超检查可以发现有无视网膜脱离或眼内肿瘤。

(四)进一步检查项目

(1)实验室检查:血常规、尿常规、血糖、血脂、血黏度、肾功能、风湿和免疫情况等。

(2)如有全身性疾病病史,应请内科会诊。

【诊断对策】

(一)诊断要点

(1)突然发生的无痛性视力下降和或眼前黑影飘动。

(2)检查发现玻璃体有红细胞或血凝块或棕色颗粒。

(3)病因诊断:如无眼外伤或血液病等明确病因,当眼底尚能看清时,尽快行 FFA 和/或 ICGA 以明确病因;当眼底看不清时,B 超检查有无视网膜脱离或眼内肿瘤。

（二）并发症

1.增生性玻璃体视网膜病变

大量、反复的玻璃体积血，可产生纤维增生、收缩、牵引，发生增生性玻璃体视网膜病变。

2.青光眼

大量玻璃体积血，可发生血影细胞性青光眼、溶血性青光眼、新生血管性青光眼等。

3.眼铁质沉着症及视网膜损害

【治疗对策】

(1)半坐卧位休息，必要时包扎双眼 2～3 天，使血液下沉和防止再次出血。

(2)少量玻璃体积血不需药物治疗，出血可自行吸收。

(3)FFA 或 ICGA 检查发现有视网膜或脉络膜新生血管，给予激光治疗。

(4)有视网膜裂孔或视网膜脱离时，应激光或手术封闭裂孔、治疗视网膜脱离。

(5)如玻璃体积血为眼外伤所致，应同时治疗相应的眼部外伤。

(6)如是高血压、血液病、蛛网膜下隙出血等全身性疾病引起，应积极治疗全身性疾病。

(7)如大量出血吸收困难，B 超无显示视网膜脱离者，可给予止血、促进血液吸收的药物保守治疗，观察 1～3 个月，如玻璃体积血仍不吸收或合并有视网膜脱离、虹膜新生血管、青光眼等，应及时行玻璃体手术。

第六节　玻璃体炎症

玻璃体炎症(hyalitis)不是独立的疾病。常见的原因有：

1.眼部炎症蔓延

多由邻近的视网膜和葡萄膜的炎症波及玻璃体，如中间葡萄膜炎、严重的视网膜脉络膜炎、视网膜血管炎、视网膜恶性肿瘤等。

2.内源性

病原微生物通过血流或淋巴进入眼内，或由于免疫功能低下而感染，如细菌性心内膜炎、肾盂肾炎、鼻窦炎、化脓性中耳炎等可引起玻璃体的细菌性感染；器官移植患者使用大量免疫抑制药、肿瘤患者化疗后或长期大量使用广谱抗菌素的患者可引起玻璃体真菌感染。

3.外源性

内眼手术如白内障、青光眼、角膜移植、玻璃体视网膜手术后发生眼内炎；眼球穿通伤、球内异物等眼外伤引起眼内炎。

【诊断步骤】

（一）病史采集要点

(1)患者年龄、是单眼或双眼发病。

(2)有无视力下降、眼红肿、眼痛等。

(3)有无全身其他器官、组织感染的病史。

(4)有无长期或大量使用免疫抑制药、化疗药物、广谱抗生素。

(5)近期有无施行过如白内障、青光眼、角膜移植、玻璃体视网膜手术等内眼手术或眼球穿通伤、球内异物等修复手术。

(二)体格检查要点

1.一般情况

血压、脉搏、体温、体重、发育等。

2.视力

3.裂隙灯眼前段检查

眼睑是否红肿,结膜是否充血,角膜是否透明、有无水肿、有无 KP,房水有无细胞浮游、有无闪辉阳性,有无前房积脓,虹膜有无前、后粘连,内眼手术伤口有无灰白色混浊和脓性分泌物等。

4.玻璃体

是否混浊,混浊物的颜色(呈灰白色、黑色或棕色等)和形状(絮状、颗粒状等)以及混浊的程度。

5.眼底

散大瞳孔在三面镜或间接检眼镜下检查。视盘有无水肿隆起.,视网膜血管有无迂曲扩张,视网膜有无水肿、出血、渗出、脱离,视网膜下有无灰白色病灶,视网膜周边部有无雪堤状渗出等。

(三)辅助检查要点

1.B 超

如玻璃体混浊严重,眼底看不清时,B 超检查可了解玻璃体和视网膜情况。

2.FFA

当疑为视网膜和葡萄膜的炎症所致时,在眼底观察尚清晰时,尽早 FFA 检查以了解视网膜脉络膜情况。

(四)进一步检查项目

(1)实验室检查:血常规、尿常规、血糖、血脂、血黏度、肾功能、风湿和免疫情况等。

(2)如有全身性疾病病史,请相关科室会诊。

【诊断要点】

(1)视力下降,可伴有或不伴眼红肿、眼痛。

(2)玻璃体混浊,不同原因引起玻璃体混浊的情况可不一样。

(3)病因和病原体诊断 根据患者的病史、眼科检查和其他检查做出诊断。

【治疗对策】

1.药物治疗

应根据不同病因,局部或全身治疗。

(1)若为眼部炎症蔓延所致,则积极治疗相应的眼部疾病。

(2)细菌性眼内炎:给予抗生素治疗,可合并使用糖皮质激素。抗生素的种类取决于细菌培养和药物敏感试验,但在细菌培养和药物敏感试验结果出来前,可根据房水和玻璃体革兰染色结果。常用的抗生素有:万古霉素、丁胺卡那霉素、头孢他定等。给药途径有:结膜囊点眼、结膜下注射、玻璃体腔内注射、全身静脉滴注。

(3)真菌性眼内炎:全身和眼局部抗真菌治疗。

2.手术治疗

如怀疑为感染性炎症,药物治疗效果不佳,应及时行玻璃体切除术,清除玻璃体腔内致病菌,同时玻璃体内注入抗生素。手术时可先抽取玻璃体液进行细菌涂片和培养。

【预防】

患者眼睑、睫毛、结膜囊、泪道、手术室、手术器械、手术缝线、人工晶状体和医务人员等都可以成为感染源,内眼手术术前彻底消毒是降低手术后眼内炎发生率的关键。

第七章　视网膜疾病

第一节　视网膜血管性病变

一、视网膜中央动脉阻塞

【疾病概述】

视网膜中央动脉阻塞(CRAO)可由栓子、栓塞、血管痉挛或以上因素同时存在而引起,是视力骤然下降或丧失的最明显的原因。由于视网膜动脉为终末支,分支间没有交通或吻合支,因此视网膜内层对血液循环障碍极为敏感。几分钟的循环障碍即可造成不可逆的组织损伤。CRAO 多是单眼发病,也可双眼发生。本病可发生于任何年龄,但中老年多见。动脉硬化是最常见的原因。

【病因与发病机制】

(1)栓子栓塞造成视网膜动脉阻塞可能不是常见的原因。但早在 1859 年即有组织检查报道证实,栓子栓塞多发生在巩膜筛板处,因此处动脉较细,且周围有筛板组织限制的缘故。栓子可来自动脉粥样硬化斑块的脱落物、心脏瓣膜的赘生物、血管壁炎症的赘生物等。另外,如注射混悬液药物或空气误入动脉亦可造成栓子形成。

(2)栓塞动脉粥样硬化或小动脉硬化是动脉栓塞最常见的原因。这些病变造成管壁僵硬管腔狭小。随着时间病变的加剧,直到突然产生完全的阻塞。这种情况是脑部、眼底或肢体发生血管栓塞最常见的原因。发病常在病人睡眠或静坐时,此时血流及血压均有降低。除动脉硬化外动脉的炎症如结节性动脉周围炎、胶原病引起的动脉炎、巨细胞性颞动脉炎等均可造成动脉壁粗糙增厚,而易发生栓塞性血流受阻。其他引起栓塞的原因还有血液病(如红细胞增多症)、外伤或手术引起血小板增加,败血症等。

(3)血管痉挛。在正常情况下,动脉或小动脉的张力是由交感神经控制的。但有时由于很多因素使血管张力变得不稳定,如寒冷、情绪波动、吸烟、乙醇或某些毒素刺激交感神经。这种现象在开始时为暂时性,短时可以恢复,不造成永久性损害。若时间较长,则不能完全恢复,造成永久性损害。这种情况可以发生在没有血管器质性病变,年龄较轻的人;更常见的则是年龄较大,或有高血压、动脉硬化等器质性病变的人。当血管痉挛发生时,产生一过性视力障碍,且往往是进展性的,多次发作则会造成永久性阻塞。

【组织病理】

(1)早期视网膜内层组织水肿发生在阻塞后几小时内。细胞及细胞间的肿胀是视网膜变灰白色的原因。视网膜内层呈一种凝固性坏死。若这种凝固性坏死发生在一很小的区域内,即是眼底检查所看到的棉絮样斑。若这种凝固性坏死广泛发生,眼底检查视网膜呈灰色,系脉络膜血流被遮所致,而只有中心凹处由于没有视网膜内层,血运由脉络膜毛细血管供应,没有水肿或坏死,眼底检查为樱桃红斑点。

(2)晚期视网膜外层正常。内层变为弥散均匀一致的无细胞组织。由于胶质细胞与其他组织一样萎缩坏死,因此没有胶质增生发生。在其他原因造成的视网膜萎缩,如青光眼、视神经横断,或下行性视神经变性等。视网膜虽有萎缩发生,但仍可分清层次,视网膜中央动脉阻塞所造成的视网膜内层萎缩则均匀一致,不能分清层次。

【临床表现】

完全性的 CRAO 表现为视力即刻或几分钟内完全丧失。瞳孔散大,光反应消失。除非这种阻塞很快解除,否则这种失明是永久性的。如病人有视网膜睫状动脉存在,此血管供应的视网膜功能正常,因而会有小片区域的视力残留。

非完全性的 CRAO 根据阻塞的程度及时间会有不同程度的视力残留。偶尔会有视网膜睫状动脉阻塞,该血管分布区视网膜缺血,造成中心或旁中心暗点。较常见的是分支动脉阻塞,特别是颞上支动脉多见。根据分支大小,即供应视网膜血运区域的大小而造成不同的扇形视野缺损。如果病变累及到黄斑部,则中心视力受影响。不少病人在发生 CRAO 以前,有一过性黑矇发作的历史。应考虑是由视网膜动脉痉挛造成视网膜一过性缺血引起的。多次发作后往往会造成永久的动脉阻塞。

眼底检查时可见,完全性视网膜中央动脉阻塞,早期即表现视网膜、视盘色苍白,动脉变得很细,像线样。压迫眼球不出现静脉或动脉搏动,周围的血管小分支不易看到。有时血流中断呈节段形,静脉亦变细,有时血流也呈节段性。发病后不久整个视网膜肿胀、混浊呈乳白色。黄斑部却显樱桃红色。如果阻塞不能很快解除,晚期视网膜水肿自然消失,视网膜恢复正常颜色,但视网膜内层全萎缩。晚期视网膜血管仍很细,有血管鞘发生,血管鞘呈白色,均匀一致。视盘晚期萎缩,边界清楚,色苍白。

如为非完全性阻塞,视网膜出现水肿,当循环重建后,水肿逐渐消退,视力可有不同程度的恢复。分支视网膜动脉阻塞或视网膜睫状动脉阻塞,分布区有同样的视网膜水肿、混浊、血管变细、血流中断等体征。有的病例在循环重建后,视网膜有小出血发生。这可能由于视网膜毛细血管缺氧,血管壁受损,渗透性增强所致。若有较多出血也可能由于血循环障碍造成静脉栓塞所致。视网膜动脉阻塞会引起虹膜红变、新生血管性青光眼,但较少见。

【治疗】

尽快用血管扩张药,缓解血管痉挛是治疗的原则。

1.手术治疗

常用的手术方法有前房穿刺,一般在门诊即可施行。手术时,在裂隙灯显微镜下用细的空针针头由角膜缘刺入前房吸出房水 0.1ml,由于眼内压降低血管立即扩张。或者在手术台按一般前房穿刺方法行前房穿刺。如果操作及时,往往即刻就有血流改善现象,视力有所改善。

2.药物治疗

(1)亚硝酸异戊酯吸入将药管捏破后置于病人鼻部令其吸入,可用 2～3 个。

(2)三硝基甘油酯片:舌下含化,每次 1～2 片(每片 0.3mg),可连含数次。有心脏病者慎用。

(3)妥拉苏林:口服、肌内注射或球后注射,每次1(2)5~25mg。

(4)亚硝酸钠:口服,每次100mg,每日3次;或5%溶液2ml静脉推注。

(5)阿托品:1mg球后注射或肌内注射。可反复用,最高用量不超过5mg。

(6)烟酸:肌内注射每次100mg或内服。

(7)其他:低分子右旋糖酐静脉滴注;维脑路通静脉滴注,每次400mg或200mg肌内注射,300mg口服。

3.眼球按摩

以示、中两指中等度用力压迫眼球5秒,而后放松5秒,反复间断操作5~10次。观察眼底,见效后可酌增加次数。

4.其他

高压氧舱或氧气吸入也有一定疗效。热敷、热水浴、蒸汽浴,均可酌情应用。

二、视网膜静脉阻塞

【疾病概述】

视网膜静脉阻塞(RVO)为一种常见的眼底病,是成年人视力突然下降的最常见原因。根据阻塞的部位分为中央视网膜静脉阻塞(CRVO)及分支视网膜静脉阻塞(BRVO)。BRVO没有例外地均发生在动静脉交叉处,多位于颞上或颞下距视盘几个PD处。所谓阻塞不是绝对的,在病人就诊做FFA时阻塞静脉都已恢复血流,但循环时间明显延长。由RVO造成的严重视力障碍主要是由于黄斑部水肿引起的,黄斑中心凹虽无血管但由周围组织出血、水肿等而被损伤。在RVO晚期,即便出血已被吸收,有的病例在受累区也不能恢复其正常的组织结构。常见的有毛细血管充盈不全,微血管瘤形成,动静脉交通支形成等。RVO多发生在老年人,动脉硬化是常见的原因,但年轻人也不少见,可能与炎症、血液黏稠度、血小板功能异常,以及烟、乙醇、毒素等有关。RVO多发生在单眼,双眼也有报道。有时,一侧眼可发生不止一支的静脉阻塞,动静脉同时发生阻塞的也有报道。

(一)视网膜中央静脉阻塞(CRVO)

【病因与发病机制】

CRVO多发生在筛板处,此为发病的解剖因素。另外,如高血压、动脉硬化等亦是常见的病因。据张惠蓉等(1991)报道的407例CRVO中,动脉硬化占70.9%;高血压占59.8%。血液本身情况也与发病有重要关系。如高血脂、血小板功能异常、血液黏稠度增高等均易造成阻塞的发生。血液流变学与发病率有直接关系。

另外,据病理证实,脉管炎症可造成管腔阻塞;但轻度单核细胞浸润也有可能是血栓形成后而继发的改变。

总之,CRVO的发病原因是复杂的。高眼压也是发病的危险因素之一。据报道,正常人视网膜静脉阻塞发病率为0.93%~5.36%;而青光眼病人的发病率为10.3%~21.2%。但迄今仍有部分的CRVO病因不明,可能不是由一个因素造成的。

【临床表现】

视网膜中央静脉阻塞是常见的视力突然下降的眼底病。1877年Leber及1878年Michel

首次描述视网膜分支及中央静脉阻塞。近两个多世纪以来，许多学者对本病的发病机制、临床表现、预后等进行了大量研究，但仍存在不少分歧。Hayreb 通过动物实验及临床观察于 1976 发表文章将 CRVO 分为两型：一为出血型（亦称缺血型），本型与视网膜动脉受阻有关，此型视盘周围出血严重，预后较差；另一型为静脉淤滞型（也称非缺血型），这一型没有动脉缺血，眼底出血多为散在周围型，预后较好。这种分类法已被广泛采纳。下面仅就 CRVO 的临床表现、发病机制、分类、诊断与鉴别诊断、治疗等分述之。本症发病年龄一般较大。但年轻人也不少见。据统计<50 岁者占 11%～21%；>50 岁者占 79%～89%。淤滞型年龄小者较多。发病性别上男性多于女性，约为 3∶2；右眼发病多于左眼，常突然出现视力障碍。出血型者视力障碍严重；淤滞型者则障碍程度不等。出血型者周边视野多不正常，多有大的中心暗点或旁中心暗点；淤滞型者周边视野正常或有小的相对或绝对的中心暗点。

1.眼底镜检查

(1)出血型早期静脉明显纡曲，严重扩张，视盘边界不清、充血，常被大量出血遮盖。出血多在视盘周围，呈火焰状，常有白色棉絮样斑同时存在。黄斑部有大量出血及水肿。动脉常变细并有硬化表现。发病后 6～9 个月，静脉则呈轻度扩张，常有血管鞘。出血及棉絮样斑多吸收，视盘色淡、苍白。黄斑部常有变性及色素改变，有时还可有胶质增生。视网膜可有新生血管发生而造成视网膜前或玻璃体出血。

(2)淤滞型早期静脉有中度的纡曲扩张。视盘周围有较少的火焰状出血及点状出血，周边部常有较多的散在状出血点，用间接眼底镜检查更明显，很少有棉絮样斑。视盘有充血水肿，黄斑部可以正常或有水肿，也可有不同量的出血，动脉常是正常或有硬化。晚期静脉多正常或轻度扩张，出血多吸收，视盘多恢复正常。黄斑部正常或有轻度囊样变性及轻度黄斑前胶质增生。视网膜没有新生血管发生。

2.荧光眼底造影检查

(1)出血型：静脉荧光出现时间延长，有时动脉时间也延长。毛细血管明显扩张。大量出血常遮挡毛细血管充盈不全区。视盘高荧光有明显渗漏。晚期静脉染色，毛细血管有渗漏，黄斑部及其他部位的视网膜水肿。此期静脉仍有轻度或中度淤滞，常有多处毛细血管充盈不全，可见有动静脉侧支循环及新生血管形成，黄斑可有囊样变性。

(2)淤滞型早期视网膜静脉有淤滞现象，出现静脉扩张、纡曲。静脉主干可有染色。黄斑及视盘均有较轻的水肿现象。晚期可有轻度静脉淤滞征。没有新生血管发生及毛细血管充盈不全。黄斑可能有囊样变性及周围毛细血管拱环的破坏。

虽然目前一般将 CRVO 分为出血型及淤滞型，但仍有约占 10%病人在早期介于两者之间不能完全鉴别，但在 3～6 个月根据其眼底典型的图像，即可定类型。另外，临床上常遇到的半侧中央视网膜静脉阻塞(hemi CRVO)实为 CRVO。因大约有 20%正常人 CRV 不是一个主干而是两个主干，这是一种先天发育异常。因此，半侧 CRVO 可发生在视网膜上半或下半，性质与 CRVO 相同。

眼科教科书也有将 CRVO 分类为：静脉淤滞型；出血型；视盘血管炎型。视盘血管炎型多发生在年轻人，视网膜静脉阻塞由于静脉炎症引起。临床表现为 CRVO，视力正常，预后良好。

【诊断与鉴别诊断】

根据视盘水肿、充血，静脉纡曲扩张，大量视网膜出血及荧光造影循环时间显著延长等表现，诊断多无困难。但需与下列疾病相鉴别。

1.视盘水肿

有颅内压增高等其他症状，双侧发病。

2.急性视盘炎

视力障碍明显，视盘水肿。但较 CRVO 出血量少，静脉纡曲扩张也较 CRVO 为轻。

3.恶性高血压

全身有急进高血压症状，视盘水肿往往较 CRVO 轻，有典型高血压视网膜症状。

【并发症】

(1)出血型视力不能完全恢复。黄斑部均有变性。新生血管可发生在虹膜、前房角、视盘及视网膜。有人统计，发生虹膜新生血管在发病后 5 个月为 53%；1 年为 63%；2 年为 68%。发生在视盘者 5 个月为 6%；1 年为 8%；2 年为 9%。发生在视网膜的新生血管 5 个月为 6%；1 年为 7%；2 年为 13%。因此，出血性 CRVO 并发新生血管性青光眼是很常见的。

(2)淤滞型预后较好，有 93%可自愈(据统计有 7%可转为出血型)。也可能由黄斑水肿造成囊样黄斑变性及黄斑前胶质增生。没有新生血管发生。

【治疗】

CRVO 的治疗方法虽较多，但效果不肯定。故目前无特殊有效的疗法。

1.抗凝治疗

有人报道有效，但也有人报道无效。甚至用药后可导致玻璃体发生溢血。因此，其确切疗效尚待更多的病例加以证实。

2.等容血液稀释治疗

取病人血液分离并去除红细胞，将血浆回输静脉内。据报道有一定疗效。

3.低分子右旋糖酐

由于其具抗血栓及抗红细胞凝聚作用，有人用于治疗 CRVO，但效果尚不肯定。

4.激素治疗

当炎症引起 CRVO 时可考虑全身或眼球周围用激素治疗。

5.光凝治疗

全视网膜光凝可用于预防新生血管及虹膜红变及新生血管性青光眼的发生。也有人建议用全视网膜冷冻代替光凝。格子状的光凝可用于治疗黄斑水肿。

6.中医中药治疗

一般以活血化瘀为主。

7.其他

全身病因治疗如降低血压、降血脂，治疗糖尿病等。

(二)视网膜分支静脉阻塞

【疾病概述】

视网膜分支静脉阻塞(RBVO)是较常见的视网膜血管病。发病率仅次于糖尿病视网膜病变。比 CRVO 多见。多在 50 岁以上发病，且常见于高血压、动脉硬化病人。虽然严重的视力障碍并不太常见，但也会发生。常由黄斑水肿及视网膜新生血管造成玻璃体溢血而引起。

【病因与发病机制】

视网膜分支静脉阻塞均发生在动静脉交叉处，且动脉硬化常同时存在，因此在动静脉交叉处动静脉在一共同外膜的情况下，静脉易被硬化的动脉壁压迫而阻塞。一般讲 RBVO 约有 60%以上有高血压；约 10%以上有糖尿病。

【临床表现】

本症发病年龄多在 50～70 岁。无性别差异。可突然出现视力障碍。根据病变的部位可有不同程度的区别。视野检查，病变部位可有相应的暗点。发病部位多见于颞上支，占 55%～75%；颞下支约占 30%；鼻侧占 9%左右。颞上支病变较高的原因可能是动静脉交叉较多的关系。

1.眼底镜检查

(1)急性期 RBVO 多发生在动静脉交叉处。受累区有大量视网膜浅层出血，视网膜出现水肿、棉絮样斑。静脉阻塞处远端静脉明显纡曲扩张。阻塞发生在越近视盘处，受累的面积越大。典型的病变都局限在水平缝的一侧。出血多在神经纤维层，呈火焰状。出血可累及黄斑区。

(2)慢性期 RBVO 受累区透明度减低，表现为水肿及高起样。大支静脉阻塞则会见侧支血液循环，可越过水平缝围绕受阻区；也可出现视网膜内微血管异常及微血管瘤。黄斑囊样水肿也可能出现，但不多见。晚期视盘或视网膜可出现新生血管。

2.荧光眼底造影

荧光眼底造影对本病的诊断、治疗均很有帮助。造影显示病变局限在水平缝一侧。早期显示受阻静脉充盈迟缓，纡曲扩张；晚期显示静脉壁染色，由于血管壁内皮细胞的完整性受损，造成血-视网膜屏障的破坏。如黄斑部未受累，中心视力往往很好；如黄斑受累会有弥散性水肿或囊样水肿。慢性期可出现侧支循环，如有明显毛细血管充盈不全，以后发生新生血管的可能性很大。新生血管造影表现为高荧光，造影晚期有渗漏。毛细血管充盈不全及新生血管均为光凝的适应证。

【诊断及并发症】

根据眼底检查及造影表现一般即可做出诊断。病变发生在阻塞静脉分布区，以视网膜出血、视网膜水肿为特点。造影时阻塞静脉充盈迟缓，远侧端纡曲扩张为其特点。RBVO 与 RCVO 不同，新生血管多发生在视盘或视网膜，造成玻璃体溢血等严重并发症，而 CRVO 则多发生虹膜新生血管，形成新生血管性青光眼。玻璃体溢血可行玻璃体切割术及光凝破坏新生血管治疗。

【治疗】

如 CRVO 一样，有人用抗凝药物或低分子右旋糖酐及中药等治疗，但效果多不肯定。且很多 RBVO 可以自愈。目前较为有效的疗法主要是光凝。当有明显的视网膜缺氧时，即造影时出现大片毛细血管充盈不全。应用光凝破坏缺氧的视网膜，消除新生血管生长因子的产生，减少以后发生新生血管的可能性。从而改善预后。黄斑区水肿长期不消退也是光凝治疗的适应证。大多数人主张观察，待黄斑水肿自然消退，如果发病3个月以上，黄斑水肿仍不消退可考虑用格子状的排列、小能量、小光点进行光凝，促进黄斑水肿消退，以得到较好的视力恢复。

三、视网膜静脉周围炎

【疾病概述】

Eales于1882年首先描述此病，其特点为视网膜和玻璃体发生间歇性出血，多累及20～30岁男性青年人。常为双眼同时或先后发病。后来相继出现了一些不同的名称：如视网膜血管炎；视盘静脉炎；视网膜及视盘血管炎；良性视网膜血管炎；视盘血管炎等。这些名称多而杂，均为一种类似视网膜中央静脉阻塞的同义词，实质上为视盘巩膜筛板前、后区的睫状血管及视网膜中央静脉的炎症。国内习惯用视网膜静脉周围炎。

【病因与发病机制】

1.结核

本病病因尚不明确。经病理学研究其主要病变位于视网膜血管壁内，多为静脉，有细胞浸润、微血栓形成和出血，说明本病应归属于脉管炎。Axenfeld和Stock(1911)，Fleischer(1914)和其他一些学者认为系结核所致。可在患眼其他部位，同时有活动性结核，如巩膜或葡萄膜结核。周身有非活动性或活动性结核，如肺结核或在眼病后1～3年内，病人发生活动性肺结核。但结核杆菌只是偶尔在眼组织中被发现，临床上可见到伴有结核病的脉管炎，但为数甚少。印度人患结核病者多，本病的发病率也高，且结核菌素试验阳性率高，也支持结核为致病原因。对结核杆菌如何到达视网膜血管周围间隙和血管，有血源弥散及局部蔓延学说。由结核杆菌直接侵犯视网膜血管而发病者为数甚少，多数病人身体其他部位并无活动性结核，或仅查见陈旧性结核病变，如肺门或肺部钙化点。Ashton(1962)认为临床和组织学证据均说明，视网膜脉管炎系对结核菌蛋白选择性过敏的结果，有些实验研究也早已证实此点。视网膜或其血管如已为结核菌蛋白致敏，当再接触结核菌蛋白时会引起变态反应。对多数视网膜脉管炎无结核病依据的病人，应称之为Eales病，而少数确有结核病依据者，则称之为结核性视网膜静脉周围炎，以示区别。

2.中枢神经系统疾病

据文献资料统计，约有17%的病人有中枢神经系统症状，如偏瘫、多发性硬化、肿瘤或癫痫。可能在这些病人中有相应的中枢神经系统血管性改变。

3.血栓闭塞性脉管炎

个别学者认为，视网膜静脉周围炎和玻璃体出血，是血栓闭塞性脉管炎的眼部改变。一般认为，血栓闭塞性脉管炎有可能侵犯视网膜血管，发生视网膜和玻璃体出血。系本病之偶见致病原因。

4.病灶感染

眼周围组织感染病灶，如牙齿感染、扁桃体炎及皮肤脓肿等，均可为本病致病原因。

5.其他

有些全身病，如糖尿病、内分泌失调、梅毒、结节病、Behcet综合征、镰刀细胞性贫血、麻风、蛔虫病，血凝时间延长和维生素C缺乏等，均可发生视网膜脉管炎。

【组织病理】

本病之病理改变主要在视网膜及其血管,属原发性视网膜脉管炎。另有少数病例累及虹膜睫状体和脉络膜,发生葡萄膜炎,属继发性视网膜脉管炎。炎症改变一般为非特异性,肉芽肿性病变少见。主要表现为视网膜静脉壁及其周围组织有细胞浸润,非特异性炎症者为淋巴细胞,肉芽肿性者除淋巴细胞外,尚有上皮样细胞和巨细胞。两者静脉内皮细胞有增生,阻塞管腔。在动静脉交叉处或静脉附近,偶见动脉有同样改变。视网膜各层、内界膜下和玻璃体内有出血。

【临床表现】

病人均有间歇、突发性、严重视力减退,在短时间内视力可由正常降低至数指,甚或光感。有些病人发病前数日常有视力轻度模糊,或飞蚊幻视症状,而后视力突然急剧减退。发病时常有用力、憋气、低头工作等导致眼底血管持续扩张因素,但也常见于安静状态下,如睡眠初醒或走路时发作。有时发作时病人可以感觉到眼内有血液流动,呈黑色喷泉样,旋即失明,此情况可见于反复发作者。

检眼镜下玻璃体呈现程度不同的混浊,系血管破裂出血所致,尤其是周边部视网膜血管最易受累。混浊严重者不能窥见眼底,较轻者可见眼底周边部小静脉有白色血管鞘、视网膜出血、新生血管形成,也常见有毛细血管瘤,后者常发生出血。渗出物一般位于静脉周围,形成血管鞘膜,有时也有较大渗出物位于血管表面,遮盖血管。如只有血管鞘和视网膜出血时,则很像静脉阻塞。当渗出物发生在视盘或附近大静脉分支时,视网膜水肿则较明显;在黄斑区渗出物常呈星芒状排列;视网膜或视网膜前出血也发生在黄斑部,此时视力损害更加严重。第一次发病往往出血较多,但一般均可逐渐吸收,视力可完全恢复,但容易复发,有些病人可反复发作持续多年。最顺利的病例,只出血一次即不再犯,但多数病例并不顺利。玻璃体反复出血后即不易被吸收,而形成凝血块,发生机化形成增生性视网膜病变,甚至继发性(牵拉性)视网膜脱离的不良结局。并发性白内障常见,有些病人最终发生继发性青光眼,视力失明。疼痛严重者甚至需行眼球摘除手术。

眼底荧光血管造影多数表现为血管变细,亦可见动脉瘤、血管纡曲及新生血管形成。无荧光素渗漏至视网膜出血区。

由于本病病程无规律性,复发频率和严重程度无法预测,发作次数少者预后尚好,有些病例则反复发作,持续长达几年或十几年,最后终因并发症而失明,但双眼病程及发展规律往往不同。

【诊断与鉴别诊断】

本病多为双侧性,如一眼玻璃体大量出血,眼底无法窥见时,应散瞳详查对侧眼底,特别应注意检查周边部眼底,此点极重要。往往可查见本病早期改变,如视网膜静脉血管鞘、静脉充盈扩张、视网膜出血或渗出物等。对有飞蚊幻视的青年人,特别是自觉眼前黑点越来越多者,均应排除本病。

关于如何区分本病与糖尿病性血管性病变的问题,因两种疾病的主要改变均为血管性病变,且多影响视网膜静脉,检眼镜下均可见静脉淤血、充盈、梭形或球形扩张、血管袢或曲张、新生血管网及微动脉瘤。其不同处为视网膜静脉周围炎,除静脉外也常累及动脉,且受累血管多在周边部。而糖尿病性视网膜出血则无间歇性改善或有复发趋向。糖尿病性改变的早期组织学改变为毛细血管和前毛细血管，呈透明、增厚、坚硬状态，而静脉壁胶原成分增生变厚，管腔很少变细。视网膜静脉周围炎，静脉壁有炎性细胞浸润，但在糖尿病不常见。

【治疗】

1.一般疗法

出血发生后病人应卧床静养，增加营养，长期服用维生素C、维生素E，芦丁及钙剂，改善血管脆性，并肌内注射碘剂促进出血吸收。戴有色眼镜避免强光照射。

2.抗结核治疗

由于本病病因不明，但有结核致病倾向，故可试用抗结核药物。但应注意剂量不可过大，时间不宜太长，特别是对链霉素的应用，更应经常注意患者的听力改变。

3.激素疗法

有人主张用皮质类固醇治疗本病。实践证明，不论是全身应用或是球后注射皮质类固醇，均无明显疗效。在有大量玻璃体出血导致炎症反应者，可用皮质类固醇控制炎症，但对治疗视网膜静脉周围炎无效。Mawas 和 Herschberg(1953)报道，建议用睾丸素治疗。他们认为 Eales 病病人完全或相对缺乏男性内分泌素，此观点虽未被公认，但值得注意，因视网膜脉管炎在青春前期和 40 岁以后均罕见。

4.表面透热凝固疗法

许多学者主张应用表面透热凝固手术疗法治疗本病。Franceschetti 对玻璃体积血持续 2 个月未吸收者，于患眼上半部角膜缘后 13～15mm 处，施行表面透热凝固手术。在部分病人中取得疗效，适用于受累血管数目较少的病例。

5.光凝固疗法

用氙灯或氩激光封闭有病变的血管，可防止出血复发，特别适用于广泛性周边部受累病例。Meyer-Schwic-kerath 建议将全部微动脉瘤及新生血管均施行光凝固，有些异常血管用检眼镜看不出，光凝时则可看得很清楚。如新生血管已伸入玻璃体内者，可对其视网膜端施行光凝，但应注意使用低强度照射，不能用于较粗大扩张的血管，每次治疗不可超出一个象限眼底范围。Jutte 和 Lemke(1966)强调，在治疗的同时应行眼底荧光血管造影以明确疗效。

关于光凝疗效，近年来报道比较满意。Vogel 和 Wessing(1972)报道经其治疗的病例中，86%病变得到控制并防止了玻璃体出血复发。其疗法应用光凝，每次直接照射一个象限眼底的异常血管(微动脉瘤和新生血管)。Spitznas 等(1975)用光凝治疗 224 只眼，结果其中 205 只眼病程静止不再发展；185 只眼病情稳定，视力提高。

6.玻璃体手术

玻璃体置换或切割手术，适用于大量玻璃体积血，经治疗 2 个月未吸收者。手术只能去除积血或剪开机化膜或条带，故术前必须行眼科超声探查，明确混浊程度及有无视网膜脱离。

7.中医药治疗

中药治疗玻璃体积血效果甚好，各地经验不一。通常是待出血稳定后，服用活血化瘀及理气药物，如地黄合剂，可促使积血吸收。

四、节段状视网膜动脉周围炎

【疾病概述】

节段状视网膜动脉周围炎为视网膜脉管炎的一种，以视网膜动脉周围炎为主，因炎症分布呈节段状故名。本病属少见病，多见于身体健壮的青年人，无性别差异，多为单眼发病。血管炎症除视网膜动脉周围炎外，多伴有静脉炎症，无静脉损害者极少见，且常伴有后部葡萄膜炎。

【病因】

其主要原因应考虑结核。眼周围病灶感染，有时亦为致病原因。

【临床表现】

病人主诉有视力减退，视野中黑点；如有黄斑病变时，视力明显下降，有视物变形。有的病人伴有动脉分支阻塞，有此情况时，视野会产生相应缺损。

用检眼镜检查眼底时，因玻璃体混浊，眼底图像模糊不清；当玻璃体混浊减轻时，可见眼底有渗出斑块遮盖于动脉上，渗出物呈白色或黄色，其排列呈节段状像串珠样套在动脉上，渗出斑块数量不匀，多累及视盘附近之较粗大动脉和动脉分叉处。其他部位之视网膜动脉亦可被累及，受累之动脉变细，小动脉阻塞时呈白色线条。受累动脉附近之视网膜常有水肿和出血，有时伴有急性渗出性脉络膜炎病灶，有些病人不发生脉络膜炎性病灶，视网膜静脉充盈。当动脉周围炎消退时，渗出斑块逐渐被吸收，出现黄色亮点，最终完全消失，不留痕迹。渗出性脉络膜炎亦逐渐形成陈旧病灶。眼底荧光血管造影显示视网膜血流速度减慢，小动脉正常，于注射荧光素2h后，小动脉仍显荧光。静脉荧光显影超过6min，渗出斑块不显影，早期无荧光素渗漏，静脉明显扩张。于注射荧光素后100s时可见明显渗漏，且持续30min以上。

本病病程长而缓慢，可持续数月甚至数年，但经治疗可缩短其病程，一般视力预后尚好。

【治疗】

应尽量查明原因，如为结核引起时，则采用长期抗结核疗法，直至病情稳定。同时结合全身应用肾上腺皮质类固醇，使视网膜血管炎症消退。病人应注意休息，避光，并口服维生素E、钙剂；如有葡萄膜炎时，应及时加以治疗。当发现病灶感染时，应及时去除。

五、急性视网膜坏死

【疾病概述】

其主要原因应考虑结核。眼周围病灶感染，有时亦为致病原因。1971年Urayama等报道6例单侧周边部渗出性葡萄膜炎、视网膜动脉周围炎和视网膜脱离的病人，并命名为桐泽型葡萄膜炎。Willerson报道2例与此病极相似的双侧坏死性血管阻塞性视网膜炎病例。Young和Bird报道4例急性视网膜坏死，临床表现均极相似。国内近几年亦有同样病例报道。

【病因】

本病病因不明，Saari认为开始可能为某种感染，导致锥体、杆体的自身免疫反应，引起局限性免疫复合病变和视网膜血管炎使病情加重。Fisher等在1例摘除的病眼中曾发现疱疹型DNA病毒；Cullbertson等对另1例摘除的病眼做电镜检查，在视网膜及血管内皮细胞内外及核中均发现疱疹病毒颗粒。对巨细胞病毒的间接免疫荧光染色阳性，但病程又与其不符。Sarkics报道3例本病病人的眼内液及血清中检出单纯疱疹病毒Ⅰ型抗体，作者认为单纯疱疹病毒Ⅰ型是引起本病原因的有力说明。安藤文隆认为,视网膜中央动脉周围炎及小动脉闭塞在本病发病机制上起重要作用。他检查了36例病人血小板功能均亢进,故认为血液的高凝状态与本病的发病有一定关系。

【组织病理】

据Cullbertson报道,视网膜广泛增厚、坏死和出血,视网膜碎屑散人玻璃体,后极部视网膜尚好,邻近坏死区的视网膜内有许多细胞。胞质中有嗜酸性包涵体。主要位于内核层,未发现巨细胞,偶可见视网膜色素上皮细胞中含有嗜酸性包涵体。视网膜血管受累程度不同,在出血性视网膜之炎性区可见血栓及内皮细胞坏死。血管内皮细胞中看不到病毒包涵体。坏死的视网膜下由淋巴细胞和大量浆细胞组成的单核细胞浸润,使脉络膜增厚一倍,该处脉络膜毛细血管出现阻塞。有的区域脉络膜有肉芽肿性炎症,周边部Bruch膜消失、纤维化、有新生血管。视盘肿胀,血管周围有慢性炎性细胞浸润,筛板后视神经中央血管周围血管的炎症较严重。视神经中央坏死,直至筛板后5mm左右,周围神经纤维束尚完好。电镜检查,在被累及的视网膜中发现大量大小形态与疱疹类病毒一致的病毒颗粒,视网膜细胞核内有不完整的病毒颗粒进行组合,包裹着的病毒颗粒黏附在视网膜的细胞膜上。在视网膜内层,坏死区与尚好的视网膜交界处病毒最多。血管内皮、视神经和脉络膜未发现病毒颗粒,完全被破坏的视网膜也未发现病毒颗粒。在被病毒感染的细胞中,观察到大量细胞内结构被破坏,周边部视网膜有明显的细胞核裸露和细胞膜破裂。

【临床表现】

本病见于各年龄段的健康人,以青少年男性较多见,儿童极少发病。多侵犯单眼,双侧者一眼先发病,6～42天后另一眼出现体征。最长者为一眼发病后11年,另眼才发病。根据其临床特点分为三期。

1.急性期

起病急骤,多伴有眼部充血、疼痛、视力下降。角膜后有尘埃状或羊脂状沉着物,房水闪光阳性,玻璃体有细小混浊,视神经盘旁及周边部视网膜深层散在浓密的多个白色渗出斑点,逐渐扩大并向赤道部扩展。5～7天周边部视网膜坏死之白色区逐渐融合。视神经盘充血红润或呈缺血性苍白。边界模糊不清,如为供血不足视力出现骤降。视网膜动脉壁有大量黄白色浸润及白鞘,视网膜小动脉变细,视网膜浅层有散在出血,后极部受累轻,坏死区与此区界线清楚。眼压出现一过性升高(可能与渗出物阻塞房角有关)。

2.缓解期

自觉症状稍好转,前房混浊减轻,角膜后沉着物减少,发病后3周视网膜下渗出液开始吸收。遗留边界清晰之视网膜脉络膜萎缩斑及色素沉着。

3.末期

发病45天至3个月后,眼前节炎症消退,玻璃体混浊加重,动脉炎逐渐消退,遗留许多闭锁变细的小动脉,周边部尤为明显。70%的眼并发视网膜脱离。在脱离区很快发生增生性玻璃体视网膜病变,视网膜裂孔多发生在坏死和萎缩之视网膜交界处。随病情进展,视网膜脱离范围增大,终至全脱离。视力仅为光感。眼底荧光血管造影,早期神经视盘呈强荧光,视网膜中央动脉有少量荧光素渗漏,脉络膜血管正常。随之小动脉闭塞,荧光素渗漏加重,视网膜周边病灶相应之血管病变明显。毛细血管及小静脉逐渐闭塞。有视网膜脱离时中央动脉的荧光素渗漏消失，脉络膜出现荧光素渗漏。视野检查早期正常，末期出现视野缺损或向心性视野缩小。视网膜电流图 a、b 波均低。体液及细胞免疫功能正常。

【诊断及鉴别诊断】

本病有以下几个特点：

(1)起病急，多为单眼发病，常伴有一过性眼压升高。病程进展有规律，无复发。

(2)眼底周边部有泛发的葡萄膜炎，浓密的渗出斑及视网膜动脉壁有多发性淡黄色浸润病灶。

(3)玻璃体高度混浊。

(4)后期伴发视网膜脱离。在坏死和萎缩的视网膜交界处可查见裂孔。

(5)眼底荧光血管造影，可见视神经盘呈强荧光，视网膜动脉渗漏，小动脉、小静脉及毛细血管闭塞。

(6)全身一般无异常发现。多种治疗无效，预后不良。

鉴别诊断：①节段性视网膜动脉周围炎：多发生在年轻人，视网膜动脉有黄白色或灰黄色渗出，呈节段状排列。一般不发生视网膜脱离，病程长，进展慢，预后好。②原田氏病有头晕、恶心及脱发等。眼部为急性渗出性脉络膜炎，视网膜脱离多呈球形，下方多见，无裂孔。

【治疗】

(1)抗病毒治疗。用无环鸟苷静脉点滴(见单纯疱疹病毒性视网膜炎的治疗)，亚磷酰甲酸、环胞苷、吗啉双胍或干扰素等在密切观察病情的情况下选择应用。并应按照应用药物的要求做好血常规及全身检查。

(2)关于激素的应用目前意见尚不一致，多数学者认为无效。Cullbertson 认为，本病与疱疹病毒有关，应用皮质类固醇及免疫抑制药时应慎重。米谷等报道，则认为大量给药有效。藤原文子认为，皮质类固醇药物可使病情减轻，但不能阻止视网膜脱离。安藤文隆用抗血小板凝集药物阿司匹林，每日 500mg，可使病情好转，视力改善。

(3)有的学者给予血管扩张药及抗生素等治疗。

(4)如有视网膜脱离，待病情稳定后可施行玻璃体切割加巩膜外环扎术。

六、巨细胞动脉炎

【疾病概述】

过去称颅动脉炎、颞动脉炎、肉芽肿性动脉炎，后认识到体内任何较大动脉均可受累，而以其病理特征命名为巨细胞动脉炎。

【病理改变】

巨细胞动脉炎(GCA)为广泛性动脉炎，中动脉和大动脉均可受累。以颈动脉分支常见，如颞浅动脉、椎动脉、眼动脉和后睫状动脉，其次为颈内、颈外动脉；有 10%～15%大动脉如主动脉弓、近端及远端主动脉受累；而肺、肾、脾动脉较少累及。受累动脉病变呈节段性跳跃分布，为斑片状增生性肉芽肿。炎症区域组织切片显示淋巴细胞、巨噬细胞、组织细胞与多核巨细胞浸润，并以弹性基膜为中心的全层动脉炎，可导致血管壁破裂，内膜增厚，管膜狭窄以至闭塞。浸润细胞中以多核巨细胞最具特征性，偶见嗜酸粒细胞、中性粒细胞。类纤维蛋白沉积少见。

【临床表现】

GCA为老年好发病，平均发病年龄70岁(50～90岁)。女性多于男性(2∶1)。GCA发病可能是突发性的，但多数病人确定诊断之前已有几个月病程和临床症状，如发热(低热或高热)、乏力及体重减轻。部分病人表现为PMR症候群。与受累动脉炎相关的症状是GCA的典型表现。

1.头痛

是GCA最常见症状，为一侧或两侧颞部、前额部或枕部的张力性疼痛，或浅表性灼痛，或发作性撕裂样剧痛，疼痛部位皮肤红肿也可有压触痛，有时可触及头皮结节或结节样暴涨的颞浅动脉等。

2.其他颅动脉供血不足症状

咀嚼肌、吞咽肌和舌肌供血不足时，表现典型的间歇性运动停顿，如咀嚼肌痛导致咀嚼暂停及吞咽或语言停顿等。睫后动脉、眼支动脉、视网膜动脉、枕皮质区动脉受累时，可引起复视、眼睑下垂或视力障碍等。有10%～20%GCA患者发生一侧或双侧失明，或出现一过性视力障碍、黑矇等先兆。失明是GCA严重并发症之一。一侧失明，未能及时治疗，常1～2周内发生对侧失明，有8%～15%GCA病人出现永久性失明，因而确定GCA诊断与及早治疗是防治失明的重要原则。部分病人可出现耳痛、眩晕及听力下降等症状。

3.其他动脉受累表现

有10%～15%GCA表现出上、下肢动脉供血不足的征象，出现上肢间歇性运动障碍或下肢间歇性跛行；颈动脉、锁骨下动脉或腋动脉受累时，可听到血管杂音，搏动减弱或搏动消失(无脉症)等；主动脉弓或主动脉受累时，可引致主动脉弓壁层分离，产生动脉瘤或夹层动脉瘤，需行血管造影诊断。

4.中枢神经系统表现

GCA可有抑郁、记忆减退、失眠等症状。

【辅助检查】

GCA与风湿性多肌痛(PMR)均无特异性实验指标，仅有轻度至中度正色素性正细胞性贫血、血清白蛋白轻度减低、血清蛋白电泳示α_2球蛋白增高、血清转氨酶及碱性磷酸酶活性轻度升高等。比较突出的实验异常是血沉增快(GCA活动期常高达100mm/h)，和C-反应蛋白定量增高。

1.动脉活组织检查

颞浅动脉或枕动脉活组织检查是确诊GCA最可靠的手段。颞浅动脉活检的阳性率在40%～80%，特异性100%。由于GCA病变呈节段性跳跃分布，活检时应取足数厘米长度，以有触痛或有结节感的部位为宜，并做连续病理切片以提高检出率。颞动脉活检比较安全，一侧活检阴性可再做另一侧或选择枕动脉活检。

2.颞动脉造影

对GCA诊断有一定价值，可发现颞动脉管腔不规则及狭窄等改变，也可作为颞动脉活检部位的指示。

3.选择性大动脉造影

疑有大动脉受累时可进一步做选择性动脉造影，如主动脉弓及其分支动脉造影等。

【诊断】

凡50岁以上老年人，出现无可解释的发热、倦怠、消瘦、贫血、血沉>50mm/h；新近发生的头痛、视力障碍（黑矇、视力模糊、复视、失明）；或其他颅动脉供血不足征象，如咀嚼肌间歇性动脉障碍、耳鸣、眩晕等；或出现PMR症候群等均应疑及本病，抓紧做进一步检查，如颞动脉造影、颞动脉活检，以确定诊断。如条件不允许，可在排除其他风湿性疾病等情况后，试行糖皮质激素治疗。

【鉴别诊断】

GCA应与其他血管炎性疾病进行鉴别：

1.结节性多动脉炎

此病主要侵犯中小动脉，如肾动脉（10%～80%）、腹腔动脉或肠系膜动脉（30%～50%），很少累及颞动脉。

2.过敏性血管炎

此病主要累及皮肤小血管、小静脉或毛细血管，有明显的皮损如斑丘疹、丘疹、紫癜、瘀斑、结节、溃疡等。

3.Wegener肉芽肿病

以上、下呼吸道坏死性肉芽肿、泛发性中小动脉炎及局灶坏死性肾小球肾炎（80%）为主要特征。

4.主动脉弓动脉炎

主动脉弓动脉炎病变广泛，常引起动脉节段性狭窄、闭塞或缩窄前后的动脉扩张征等，侵犯主动脉的GCA少见。此外，应与恶性肿瘤、全身或系统感染或其他原因引起的发热、头痛、贫血、失明等进行鉴别。

【治疗】

GCA常侵犯多处动脉，易引起失明等严重并发症，因此一旦明确诊断应即给予糖皮质激素治疗。一般主张用大剂量持续疗法，如泼尼松每日30～50mg，维持到症状缓解、血沉下降到正常或接近正常时开始减量，总疗程约需数月，不宜过早减量或停用，以免病情复燃。病情稳定后改用晨间一次给药或改用隔日疗法是可取的有效方案。非甾体抗炎药如吲哚美辛（消炎痛）等虽可减轻或控制部分症状，如解热、止痛、改善全身不适等，但不能防治失明等缺血性并发症。对有糖皮质激素禁忌者，可采用非甾体抗炎药与细胞毒类免疫抑制药如环磷酰胺、甲氨蝶呤等联合治疗。亦可试用雷公藤多苷（每日30～60mg）治疗。

七、早产儿视网膜病变

【疾病概述】

Terry首先报道本病，怀疑为先天性晶状体血管膜的遗迹，因而命名为晶状体后纤维增生症（简称RLF）。目前，此种称谓只适用于受累严重的静止期和瘢痕期。Owens经临床观察证实，其并非先天性异常。Heath将本病改称为早产儿视网膜病变（简称ROP）。

【病因】

孕期少于32周的早产儿，在保温箱内吸入高浓度氧气时间过长。高氧刺激未成熟的视网膜血管组织过度增生(Flowei用小狗做动物试验证实)。胎儿早期的视网膜营养由玻璃体动脉和脉络膜供给，玻璃体动脉穿过视神经盘同时分出小支自视神经盘伸向周边视网膜，早期仅见于神经纤维层，晚期则穿至深层，正常胎儿在6～7个月时血管增生活跃，早产儿在出生后这种增生功能仍在继续。用刚出生的小动物进行实验观察，在缺氧状态下，视网膜血管有较致密的毛细血管网和小动脉狭窄。经大量给氧，再使之相对缺氧时可刺激视网膜血管新生，用成熟的动物做实验则无此变化。另外，有人认为光毒性、新生儿窒息、碳酸过多、输血、母体失血等危险因素，亦有一定的重要性，但确已证实的只有早产和吸氧过多。

【组织病理】

Patz和Ashton等证明，本病在周边部视网膜新生血管发生之前，其邻近的毛细血管首先出现闭塞。早期视网膜周边部毛细血管呈螺旋状增生，似肾小球状，常见于2～3周或更早，不正常的血管发生出血及渗出。继而形成瘢痕。这种血管穿过内界膜向视网膜表面发展，同时伸向玻璃体。由于渗出，致玻璃体内出现条索状机化物牵拉，引起视网膜脱离。瘢痕形成时仍可见肾小球状血管丛的存在。近几年认为，本病为一种迅速进展的进行性血管功能不全性疾病。

【临床表现】

本病虽绝大多数发生在吸氧过多的早产儿，但亦见于未吸氧的早产儿或足月正常儿。多发生于产后4周内，少数发生于产后4～10周，均为双眼患病。因病儿不能诉说视力障碍，待出现斜视、近视或伴有小角膜、角膜白斑或白内障时始被发现。其经过分为三期。

1.急性期

一般分五个阶段。

(1)血管改变阶段视网膜血管纡曲扩张，有的病例静脉可扩张至正常的3～4倍。动脉纡曲，视网膜周边部可见细小的新生血管。

(2)视网膜病变阶段玻璃体混浊，眼底较模糊，赤道部前后的视网膜新生血管增多，周边部视网膜隆起，表面有血管爬行，常伴有大小不等的出血。

(3)早期增生阶段赤道部前后隆起的视网膜有增生的血管条索，并向玻璃体内发展，有时波及后极部。轻者有局限性视网膜脱离。

(4)中度增生阶段视网膜病变扩大至一半以上。

(5)极度增生期视网膜全脱离，有时可致大量玻璃体出血。

新的早产儿视网膜病变国际分类法(ICROP)其急性期要按区域定位、按时钟记录病变范围、按疾病轻重等共分五期。①ICROP第一期：视网膜无血管和有血管区之间有一条平坦的分界线；②ICROP第二期：在有血管和无血管区间视网膜隆起呈嵴状；③ICROP第三期：隆起的嵴伴有视网膜表面的新生血管形成，并可长入玻璃体内；④ICROP第四期：视网膜神经上皮层和色素上皮层脱离，为渗出或牵拉性，可为环形自视盘向外层皱褶状脱离；⑤ICROP第五期：视网膜呈漏斗形全脱离。另外，还根据新生血管形成的范围分为三个区，轻症者仅局限于一区。

2.退行期

多数急性期病儿可以自行消退,基本恢复正常。少数受损严重者或急性期病变范围广泛者则遗留程度不等的瘢痕。

3.瘢痕期

根据病变范围遗留大小不等的瘢痕,导致不同程度的眼球损害。

(1)眼底轻度变化,视网膜色较灰白、血管细、视网膜周边部常有小面积不规则的色素斑及轻度玻璃体混浊。

(2)视神经盘色较淡,瘢痕组织将视神经盘及视网膜血管拉向一方移位。视网膜周边部有混浊的机化团块。

(3)眼球损害较重者瘢痕组织牵拉视网膜出现皱褶,多向颞侧周边部伸展,与先天性视网膜皱襞不同之处为视网膜血管不沿此皱褶分布。皱褶可为单一或多发,多发者每个皱褶均与视网膜周边部的瘢痕组织相连。

(4)局限性严重的病变,可以造成晶状体后部机化膜或视网膜部结缔组织增生、脱离。部分瞳孔被遮挡。

(5)最广泛而严重的病变,致晶状体后间隙充满结缔组织块和机化的视网膜。散瞳检查,在瞳孔的周边部可见呈锯齿状伸长的睫状突,前房特别浅,常有虹膜前后粘连,造成继发性青光眼、角膜混浊。或造成眼球内陷,严重影响视力。

【鉴别诊断】

有早产或过量吸氧史,晶状体后有机化膜,或视网膜有典型病变者不难诊断,需与以下疾病鉴别。

(1)原始玻璃体残留组织增生症,本病为单眼先天性疾患,出生后即可发现。

(2)Coats 病发病年龄稍大,无早产及吸氧史,晶状体后无机化膜。

(3)视网膜母细胞瘤进展快,眼压增高,用高分辨力的眼科超声扫描、眶 X 线片等综合判断,不难鉴别。

【治疗】

急性期重病例应保持散瞳,防止虹膜后粘连。Zohnson 提出维生素 E 可使早产儿活动性视网膜病变发病率降低,病程缩短,严重程度减轻。但 Schaffer 研究表明,治疗量的维生素 E 对 ROP 及 RLF 的发病率、严重程度、斜视、弱视的发病率等均无明显影响。败血症和迟发的坏死性肠炎的发病率明显增加,可能因婴儿长期维持血清中维生素 E 的治疗水平,其抗感染能力下降所致,因而不支持给予预防性维生素 E。近几年,亦有对视网膜周边部行冷凝治疗者,可收到一定效果。对已有视网膜脱离者应用高分辨力的眼科超声探查提供解剖学上的依据,以决定手术治疗。

第二节 视网膜色素上皮病变

一、急性色素上皮炎

本病位于视网膜色素上皮水平，多发于中青年。可能与病毒感染有关。

【临床表现】

(1)起病急，视力减退，伴有视物变形，常为双眼受累。

(2)眼底所见急性病灶如灰白小斑，排列成簇或成串，数周后病变自行消退，遗留色素紊乱、脱失或少有增生。

(3)荧光素眼底血管造影显示“内黑外亮”呈葡萄串样的病变，色素增生处呈弱荧光，外围色素脱失处为强荧光。

【诊断】

(1)根据中青年患者，有急性视力减退史，以及眼底改变，可以诊断。

(2)荧光素眼底血管造影有助于诊断。

【治疗原则】

(1)本病自限，视力预后好。

(2)尚无特殊处理。

【治疗目标】

本病尚无特殊处理，可以自限。

二、急性后部多灶性鳞状色素上皮病变

急性后部多灶性鳞状色素上皮病变是由于脉络膜血管炎和缺血所致的疾病，视网膜色素上皮病变为继发性改变。主要发生于30岁以上成年人，无性别差别。

【临床表现】

(1)起病急，50%患者有头痛、上呼吸道症状及结节性红斑。部分患者伴有脑血管炎，脑脊液中淋巴细胞增多，尿中可有管型。

(2)多数为双眼同时受累。视力明显减退。50%患者有轻度前葡萄膜炎及玻璃体炎。

(3)眼底所见

1)眼底后极部，也可远至赤道部，出现较多多边形或鳞状灰白色云彩状或似奶油状病灶，边界不清，偶尔融合成片，甚至如地图状。

2)病变多起自黄斑后极部位于RPE水平，一般于数日至10日内消退，形成脱色素斑块。在同一眼底可见不同时期的病灶。陈旧者较为清晰，随之有色素沉着或(和)脱色素。

3)有时伴有视神经盘炎及视网膜血管炎。

4)黄斑囊样水肿极少见。

(4)荧光素眼底血管造影：急性期病变处早期为弱荧光，其后有弥散强荧光出现。病灶边缘为色素上皮脱失所致窗样缺损强荧光。晚期病变色素增生明显，色素始终遮挡其下荧光。

(5)急性期EOG及ERG均不正常。

【诊断】

(1)根据急性期视力轻度减退或严重降低,眼前节可合并上巩膜炎、虹膜炎、角膜周边变薄等,以及眼底后极部多灶性病损呈鳞状黄白色斑,平复,大小不等,可以诊断。

(2)急性期和晚期的荧光素眼底血管造影均各有特征性表现,可有助于诊断。

【治疗原则】

(1)找寻病因,抗炎治疗。

(2)急性期可合并应用糖皮质激素。

【治疗目标】

控制炎症,恢复视力。

三、特发性浆液性视网膜色素上皮脱离

单独存在的浆液性色素上皮脱离,即特发性浆液性色素上皮脱离,临床上较少见,经常伴发于浆液性神经上皮脱离。

【临床表现】

(1)好发于成年人,视力一般不受影响。常因其他原因检查眼底或做荧光素眼底血管造影时偶然发现。

(2)如病变正位于黄斑中心,视力亦可正常,或轻度减退。视物发暗或变形,很少有绝对性中心暗点。EOG与对比敏感度可有轻度下降。

(3)眼底所见

1)本病好发于黄斑或附近,表现为单个或数个1/4～1DD大小的圆形隆起,呈一拱形屋顶状。裂隙灯光线不能通过隆起的视网膜色素上皮,光彻照病灶呈黄红色。

2)病程久者,病灶处有脱色素及色素增生,有的如圈形饼或十字形色素沉着。

(4)荧光素眼底血管造影:造影早期浆液性色素上皮脱离处出现与病灶形态大小完全一致的强荧光,并随即荧光增强呈积存现象,持续至晚期,仍保持原有形态和大小。

【诊断】

(1)根据好发于成年人,一般无视力症状,眼底病灶局限,光彻照呈黄红色,病久有脱色素及色素增生等特征,可以诊断。

(2)荧光素眼底血管造影有助于诊断。

【治疗原则】

(1)本病为一良性、慢性、可自愈病变。应积极找寻全身有无其他异常。

(2)口服维生素B_1、维生素C、维生素E等药物,增强身体抵抗力,避免过度疲劳和精神紧张。

(3)位于黄斑中心凹附近较大的浆液性色素上皮脱离,尤其旁中心凹呈一肾形者,要警惕中心凹下脉络膜新生血管的危险,勿轻易采用激光光凝治疗。

【治疗目标】

无视力受损时宜观察,不必急于行激光光凝治疗。

四、眼底黄色斑点症

眼底黄色斑点症是双侧进行性家族遗传性眼底病,与Stargardt病在本质可能是相同的眼病。为常染色体隐性遗传,少数为显性遗传。

【临床表现】

(1)常发生于青少年,双侧发病。

(2)早期的视力下降程度与眼底镜下所见改变不成比例。

(3)眼底所见

1)眼底后极部散布着黄色或黄白色斑点,形状与大小均可有变异。位于视网膜血管后色素上皮的水平。旧的斑点消退后,新的斑点还可出现,可伴有少许色素斑点。

2)疾病早期,视神经盘、视网膜血管与周边眼底均为正常。但在晚期病例,视盘颜色变浅,视网膜血管狭窄。中周部也能发现黄色斑点,在远周边部,这些斑点形成网织状。

(4)荧光素眼底血管造影

1)脉络膜背景荧光发暗,包括整个眼底,且双眼对称。

2)黄斑中心凹弱荧光,环以一圈窗样透见的强荧光有如"牛眼"外观。于中心区外有斑驳状窗样缺损。

3)晚期,脉络膜毛细血管与视网膜色素上皮完全萎缩,可暴露出大脉络膜血管。

4)在病变进行期,斑点不仅见于黄斑,也延至中周部及后极部。在远周边眼底,这些斑点形成网织状形态。荧光造影呈现出不规则的低荧光线条,外围以强荧光。

(5)视功能:暗适应多正常或轻度减低。EOG亦正常或稍低。

【诊断】

(1)根据眼底改变,可以诊断。

(2)荧光素眼底血管造影可有助诊断。

【治疗原则】

(1)尚无特殊有效的治疗方法。

(2)可给予血管扩张剂,维生素B、维生素C与维生素E等支持药物。

【治疗目标】

无有效治疗方法和预防措施。

第三节 黄斑病

一、中心性浆液性脉络膜视网膜病变

本病多见于20~45岁青壮年。感冒、过劳和情绪波动可能为诱发因素。易复发,但有自限的倾向。其发病可能是视网膜色素上皮(RPE)失代偿,屏障功能受损所致的病变。也可能其原发病变在脉络膜毛细血管。双侧性病例不少见。

【临床表现】

(1)自觉程度不等的视力下降,视物变形、变小,伴有色觉改变。

(2)出现中心或旁中心相对或绝对暗点。

(3)眼底改变

1)黄斑部出现1~3DD的盘状浆液性视网膜浅脱离区。

2)相应视网膜下有灰黄色小点或玻璃疣样改变。

3)可伴有 RPE 脱离和(或)色素紊乱。

4)中心凹光反射消失或弥散。

5)病程长的病例中,眼底改变广泛,RPE 广泛色素变动,或有大小不等的 RPE 萎缩区。

(4)荧光素眼底血管造影

1)可见渗漏点,表现为圆点扩大型和墨渍弥散型,或喷出型,呈冒烟状。也有显示极缓慢的渗漏或极不明显的渗漏。

2)局限区域的 RPE 渗漏染色。

3)浆液性 RPE 脱离。

4)除上述改变外,伴发 RPE 萎缩带。

(5)视野:急性期中心视野存在相对或绝对性中心暗点。

【诊断】

(1)根据患者的症状、眼底改变,可以诊断。

(2)荧光素眼底血管造影可确定诊断和了解病变范围。

【治疗原则】

(1)去除诱因,戒烟酒,适当休息,避免过分劳累。口服维生素 B、维生素 C 等。

(2)如果渗漏点不在黄斑中心凹,适当时候(浆液性脱离持续 4～6 个月,或病变复发)可进行激光光凝治疗。可选用绿、黄、橙红、红光或半导体红外光治疗,光斑大小为 100～300mm,曝光时间 0.1～0.3 秒,输出功率 0.1～0.4W。

【治疗目标】

控制眼底病变,恢复视力。

二、中心性渗出性脉络膜视网膜病变

发生于黄斑或其附近的脉络膜视网膜肉芽肿性炎症病变。其发病与结核、弓形体病、组织胞浆菌病和莱姆病、结核和病毒感染等有关,但有的病例并不合并眼部其他异常或其他疾病。多见于 20～40 岁之间青壮年。常单眼患病。

【临床表现】

(1)中心视力下降,视物变形,或有中心暗点。

(2)眼底改变可见黄斑部视网膜下一圆形灰白色膜状物,周围有出血,有时可见星芒状渗出病变部视网膜水肿,或有少量视网膜下液。

(3)荧光素眼底血管造影显示典型的视网膜下新生血管渗漏荧光素,恢复期可见病变区透见荧光或色素遮挡荧光,机化膜荧光素染色。

【诊断】

(1)根据患者的症状、眼底改变,可以诊断。

(2)荧光素眼底血管造影和吲哚菁绿血管造影、相干光断层扫描(OCT)有助于诊断和了解病变范围和活动程度。

【治疗原则】

(1)查找可能的病因,如做结核菌素(PPD)皮试,检查弓形体和某些病毒,如单纯疱疹病毒、巨细胞病毒等抗体。如有阳性发现可对因治疗。如没有阳性发现可进行适当的非特异性抗炎治疗。

(2)视网膜激光光凝治疗:对位于黄斑中心凹 200μm 以外的脉络膜新生血管膜可进行视网膜激光光凝治疗。中心凹下病变可进行光动力学激光治疗或温热激光治疗。

(3)玻璃体视网膜下新生血管膜取出术:可以治疗中心凹下或中心凹旁的脉络膜新生血管膜。

【治疗目标】

找寻病因,积极抗炎,手术或激光治疗脉络膜新生血管膜。

三、年龄相关性黄斑变性

本病又称老年性黄斑变性,是致盲的重要眼病之一。多起病于 50 岁以上,发病率随年龄增加而增加。其发病可能与遗传因素、环境影响、慢性光损害、营养失调、有毒物质侵害、免疫性和心血管疾病有关。根据临床表现分可分为非渗出性(干性)和渗出性(湿性)两型。

【临床表现】

1.症状

非渗出型患者在早期无任何症状。以后中心视力进行性下降,Amsler 方格表显示视野缺损。渗出型患者双眼可先后发病。视力下降迅速,视物时直线或边缘扭曲,中心或周边视野出现暗点。

2.眼底改变

(1)非渗出型:几乎总是双眼发病。黄斑区色素紊乱,散在玻璃膜疣,视网膜色素上皮增生和萎缩,视网膜和脉络膜毛细血管萎缩融合,出现地图状萎缩。

(2)渗出型:黄斑部玻璃疣融合,黄斑部脉络膜新生血管,视网膜及(或)色素上皮有浆液及(或)出血性脱离、视网膜下出血、渗出和机化瘢痕。

3.荧光素眼底血管造影

(1)非渗出型:造影早期,玻璃膜疣及色素脱色处窗样缺损的高荧光,随背景荧光而增强、减弱或消退。造影晚期荧光增强。脉络膜毛细血管萎缩、闭塞处呈低荧光区。

(2)渗出型:造影早期可显示脉络膜新生血管,造影过程中新生血管迅速渗漏荧光素,并互相融合。晚期背景荧光消退后,病变处仍呈现相对高荧光。有时所显示的脉络膜新生血管边界不清,称为隐匿性新生血管。

4.OCT 可以显示黄斑部病变。

【诊断】

根据视力改变,眼底改变的特征,荧光素眼底血管造影和 OCT 的检查结果,可以诊断。

【治疗】

(1)抗血管内皮生长因子(抗 VEGF)玻璃体腔内注射,对控制渗出型黄斑变性的脉络膜新生血管膜有较好疗效。

(2)光动力学治疗(PDT):中心凹下脉络膜新生血管膜可以选择光动力治疗。对较小的膜可以延缓发展。

(3)视网膜激光光凝治疗:位于黄斑中心凹 200μm 以外的脉络膜新生血管膜可采用激光

光凝治疗。

(4)经瞳孔温热激光治疗(TTT)对某些病例有一定效果。

(5)黄斑中心凹旁和中心凹下脉络膜新生血管膜也可考虑手术治疗,可选择黄斑转位术或视网膜下摘除脉络膜新生血管膜手术。视网膜移植术尚有待于进一步研究。

(6)对晚期视功能严重受损病例可使用助视器。

【治疗目标】

(1)补充维生素、胡萝卜素和某些微量元素如锌可预防年龄相关性黄斑变性向晚期发展。

(2)对渗出型病例采用抗 VEGF 药物玻璃体腔内注射,对控制病情和提高视力有一定效果。

四、卵黄样黄斑变性

本病又称为 Best 病,为常染色体显性遗传性疾病,发病年龄为 3～15 岁(平均 6 岁),常合并远视、内斜视和屈光不正性斜视。

【临床表现】

(1)视力轻度下降,可多年稳定于 0.4～0.6,低于 0.1 者少见。

(2)视网膜电图(ERG)a、b 波正常,c 波下降或消失。眼电图(EOG)异常。

(3)暗适应正常。

(4)根据视力受损程度,出现不同程度色觉障碍。

(5)视野早期有相对中心暗点,晚期为绝对暗点。

(6)眼底表现,可分为 5 个不同阶段。

0 期:视网膜黄斑区表现相对正常,眼电图异常。

Ⅰ期:黄斑区表现为斑点状色素紊乱。

Ⅱ期:黄斑区出现典型的卵黄样病损,表现为圆形、均一、界限清晰、约 1DD 大小的黄色囊样病灶,后期可退变为"煎鸡蛋"样外观。

Ⅲ期:卵黄样病损囊内的黄色物质渐液化,出现液面,呈现假性前房积脓样外观。

Ⅳa 期:以上病变继续发展,出现黄斑区视网膜色素上皮萎缩。

Ⅳb 期:黄斑区纤维瘢痕形成。

Ⅳc 期:黄斑区视网膜下新生血管膜形成。

最终,本病发展为多灶性卵黄样病损,可合并黄斑裂孔和视网膜脱离。

(7)荧光素眼底血管造影:由于卵黄样物质遮蔽,病灶区可表现弱荧光;卵黄样物质部分或全部吸收后,由于色素上皮萎缩,表现为透见高荧光。发生视网膜下新生血管膜时,可有荧光素渗漏。

【诊断】

(1)根据早期视力轻度下降,后期可明显减退,以及眼底特征性改变,可以诊断。

(2)荧光素眼底血管造影、眼电图、视野、色觉检查有助于诊断。

【治疗原则】

目前无有效治疗方法。

【治疗目标】

由于无特殊治疗方法,不能肯定恢复视力。

五、黄斑囊样水肿

临床上常见，是致盲性黄斑病变之一，可由于多种眼病或眼部手术，如白内障摘出术引起。

【临床表现】

(1)中心视力缓慢减退，可有相对或绝对中心暗点。

(2)早期，黄斑可以基本正常，多有中心凹光反射弥散或消失。病程发展中视网膜水肿区呈不同程度反光增强，视网膜增厚。晚期，黄斑水肿呈蜂窝状或囊状外观；囊壁厚薄不均匀，可见蜂窝状内部的分隔及血管暗影。有的小囊囊壁十分薄，甚至形成裂孔。

(3)荧光素眼底血管造影

1)造影早期：囊样水肿区遮挡脉络膜背景荧光，故黄斑水肿范围内呈较大的暗区。

2)静脉期：黄斑区毛细血管能见度增加，可见毛细血管扩张，血管逐渐变得模糊且有染料渗漏，形成黄斑区强荧光。

3)造影后期：荧光素积存于黄斑区各小囊内，形成特有的花瓣形或轮辐状荧光素积存。

4)视野中心相对或绝对暗点，Amsler 表中心暗点和变形更明显。

【诊断】

根据中心视力缓慢减退，可有相对或绝对中心暗点，以及眼底检查和荧光素眼底血管造影，可以确诊。

【治疗原则】

(1)药物治疗：糖皮质激素或吲哚美辛适于因炎症所致的黄斑囊样水肿，用以抑制炎症。

(2)对一些不明原因的黄斑囊样水肿，可口服乙酰唑胺，每次 125mg，每日 2 次，连续 2 周为 1 个疗程。

(3)手术治疗：一些玻璃体视网膜牵引引起的黄斑囊样水肿，尤其 Irvine-Gass 综合征，或视网膜前膜引起的黄斑囊样水肿，可行玻璃体切除术或(和)膜剥离术治疗。

(4)激光治疗

1)白内障术后玻璃体巩膜伤口嵌塞引起的黄斑囊样水肿，可用 Nd：YAG 激光断离牵引的玻璃体条索。

2)脉络膜血管瘤引起的黄斑囊样水肿，可以激光治疗血管瘤。

3)糖尿病性视网膜病变合并黄斑囊样水肿，行全视网膜光凝术后部分患者黄斑水肿消退。

4)黄斑区激光治疗，黄斑区环形或“C”形格栅光凝，能量仅限于Ⅰ级反应。光凝后 3～6 个月，荧光造影显示还存在水肿者，可以重复治疗 1 次。

【治疗目标】

控制黄斑部水肿，尽可能恢复视力。

六、黄斑裂孔

黄斑裂孔指黄斑区的视网膜裂孔。如果黄斑区处视网膜组织未完全缺损，称黄斑板层孔。根据发病原因，黄斑裂孔可分为特发性黄斑裂孔、高度近视黄斑裂孔和外伤性黄斑裂孔。

【临床表现】

(1)中心视力下降。注视直线时有断开的感觉。

(2)黄斑中心或中心凹旁可见新月形、椭圆形或圆形发红的视网膜裂孔。

(3)视野有中心或旁中心暗点。

(4)FFA 可显示黄斑区视网膜裂孔处呈窗样缺损。

(5)OCT 显示黄斑区神经上皮断裂或缺损。

【诊断】

(1)根据中心视力下降,黄斑区发红的圆形或椭圆形视网膜裂孔,可以诊断。

(2)视野、FFA、OCT 检查有助于诊断。

【治疗原则】

1.随诊观察

无视力减退和视网膜脱离时不需要治疗,可随诊观察。

2.手术治疗

视力出现减退,或视网膜脱离,应行玻璃体切除手术。

【治疗目标】

进行随诊观察或手术治疗,尽可能恢复中心视力。

七、黄斑部视网膜前膜

黄斑部视网膜前膜又称黄斑前膜,指黄斑部视网膜内表面生长的无血管性纤维增生膜。根据发病原因常分为特发性黄斑前膜、继发性黄斑前膜和先天性黄斑前膜。

【临床表现】

(1)不同程度视力减退和视物变形。

(2)黄斑部反光增强,有菲薄半透明、灰白色增生膜,常伴有视网膜细褶,视网膜血管迂曲。

(3)黄斑水肿,FFA 可见黄斑部荧光素渗漏。

(4)OCT 检查黄斑增厚,其表面有增生膜生长。

【诊断】

根据临床症状和黄斑部改变,可明确诊断。

【治疗原则】

(1)轻度黄斑前膜不影响或轻微影响视力时,可随诊观察,不需手术治疗。

(2)视力减退,黄斑前膜明显,伴有黄斑水肿时予以玻璃体手术剥离黄斑前膜。

【治疗目标】

进行随诊观察或手术治疗,尽可能恢视力。

第四节　高度近视眼底改变

高度近视眼底改变指高度近视眼中发生的眼底后极部改变。近视眼是指来自无限远的平行光,在视网膜前形成焦点,在视网膜上不能清晰成像。屈光度为-6D 或以上的近视眼为高度近视眼。

【临床表现】

(1)远视力降低,近视力正常。集合减弱,可有眼位外斜或外隐斜,常有视疲劳。

(2)多为轴性近视,眼球明显变长,眼球向外突出,前房较深。瞳孔较大而反射较迟钝。

(3)暗适应功能降低。在大于6D的高度近视眼中,EOG多有减退。

(4)眼底所见

1)视神经盘呈椭圆形,长轴位于垂直方向。有近视弧。

2)后葡萄肿:高度近视眼眼球后部显著增长,后极部局限性巩膜扩张,边缘成斜坡或陡峭,与凹底屈光差别明显,眼底镜下现出暗棕色的半月形线条。视网膜呈屈膝状爬出。

3)脉络膜大血管常在后极部暴露,呈豹纹状眼底。局部萎缩,边界划限,并可有色素聚集。

4)漆裂纹:表现为很细的线形或星状,粗细不规则的黄白色条纹。可并发黄斑区视网膜下出血。

5)Fuchs斑:高度近视眼底后极部出现任何黑斑均可称为Fuchs斑。

6)视网膜下或脉络膜新生血管膜:可诱发急性无痛性视力下降,常伴随视物变形。

7)周边视网膜变性,包括格子样变性,雪球状沉着物及萎缩性视网膜裂孔。

(5)并发症

1)玻璃体变性。

2)白内障。

3)在周边视网膜变性区内,易引起萎缩区内视网膜裂孔形成。在黄斑玻璃体变性及其与视网膜的粘连可发生黄斑裂孔。

4)高度近视眼合并开角性青光眼比正常眼多6~8倍。

【诊断】

根据远视力、屈光度及眼底所见,可以诊断。

【治疗原则】

(1)提倡优生优育,尽量避免遗传因素。

(2)培养正确阅读习惯。

(3)注意全身健康与营养均衡,有助于高度近视的防治。

(4)矫正屈光不正,睫状肌麻痹下验光,配用适当的眼镜。

(5)手术治疗,可矫正远视力,但不能解决眼底改变。

【治疗目标】

(1)恰当的光学矫正,提高远视力。

(2)定期检查,防止并发症的发生。

第五节　视网膜脱离

一、孔源性视网膜脱离

视网膜脱离是指视网膜神经上皮与色素上皮之间积聚液体而发生分离。由视网膜裂孔引起的视网膜脱离称为孔源性视网膜脱离。视网膜变性、玻璃体液化及后脱离所致的视网膜裂孔是形成孔源性视网膜脱离的主要原因。常见于高度近视眼和周边部视网膜格子样变性眼。

【临床表现】

(1)眼前浮影漂动和闪光感。

(2)视力不变或突然下降、视物变形。

(3)视网膜脱离的相对应方向出现视野暗区。

(4)玻璃体液化、混浊及后脱离。

(5)视网膜隆起脱离,其表面光滑,并可见视网膜裂孔;但视网膜脱离时间较久则出现视网膜皱褶及增生。

【诊断】

(1)临床症状提示视网膜脱离。

(2)眼底检查可发现视网膜脱离,并有裂孔,可明确诊断。

(3)超声检查有助于诊断。

【鉴别诊断】

1.牵拉性视网膜脱离

脱离的视网膜由玻璃体视网膜增生牵拉引起,可见到玻璃体视网膜增生膜,常见于眼外伤和玻璃体视网膜手术后。

2.渗出性视网膜脱离

由炎症、肿瘤及视网膜屏障功能破坏等因素使液体大量渗出并积聚于视网膜下,常伴有玻璃体炎性混浊、眼底占位性病变、视网膜血管异常等。FFA可见病变部位荧光素渗漏。

【治疗】

(1)无视网膜脱离或局限视网膜浅脱离可予以激光光凝或冷冻封闭视网膜裂孔。

(2)施行巩膜外冷冻或电凝、放液、巩膜外加压手术,必要时可行玻璃体手术。

【临床路径】

1.询问病史

重点了解以往玻璃体视网膜情况、眼球屈光状态以及有无眼外伤及眼内炎症。

2.体格检查

检眼镜、三面镜或全视网膜镜检查玻璃体和视网膜状况,确定视网膜裂孔的位置。

3.辅助检查

眼部超声波检查。

4.处理

激光或手术封闭视网膜裂孔,巩膜外加压手术,必要时行玻璃体手术。

5.预防

眼前浮影漂动和闪光感应及时检查眼底,周边视网膜变性,尤其格子样变性予以激光治疗。日常生活中避免眼部受外伤。

二、牵拉性视网膜脱离

牵拉性视网膜脱离常因视网膜玻璃体增生牵拉视网膜而形成。常见于增生性糖尿病视网膜病变、视网膜静脉周围炎及眼球穿通伤等。

【临床表现】

(1)视力不变或减退。

(2)玻璃体内和视网膜前可见增生膜。

(3)超声波检查玻璃体视网膜前有膜状物形成,且与视网膜粘连、视网膜脱离。

【诊断】

视力不变或不同程度减退,视网膜脱离伴玻璃体视网膜前增生膜,合并有糖尿病、视网膜静脉周围炎、眼外伤或玻璃体视网膜手术后等均可诊断此病。

【鉴别诊断】

1.孔源性视网膜脱离

可见视网膜脱离伴有裂孔。

2.渗出性视网膜脱离

脱离的视网膜可随体位改变,无视网膜裂孔和玻璃体视网膜前增生膜,同时伴有眼底占位性病变或视网膜脉络膜炎症是诊断渗出性视网膜脱离的可靠依据。

【治疗】

(1)视网膜前或其下有增生膜,牵拉视网膜浅脱离,可行巩膜外环扎术或局部加压来松解增生膜对视网膜的牵拉。

(2)玻璃体切除手术,剥离、切除或切断增生膜,解除增生膜对视网膜的牵拉。

【临床路径】

1.询问病史

了解全身情况与视网膜脱离的关系。

2.体格检查

重点检查玻璃体和视网膜。

3.辅助检查

B超检查了解玻璃体视网膜增生及视网膜脱离情况。

4.处理

根据玻璃体视网膜增生情况采用巩膜外扣带术或玻璃体切除手术。

5.预防

控制原发病的发展,减少眼球穿通伤和玻璃体视网膜手术后可增生的因素。

三、渗出性视网膜脱离

渗出性视网膜脱离是一种继发性视网膜脱离,主要因视网膜毛细血管和色素上皮屏障功能受到破坏,导致血浆和脉络膜大量液体渗出,积聚在视网膜下而形成视网膜脱离。常见于视网膜或脉络膜肿物、炎症及全身血液和血管性疾病等。

【临床表现】

(1)视力减退、变形。

(2)脱离的视网膜表面较光滑、无皱褶和裂孔,视网膜脱离可随体位改变。

(3)超声波检查提示视网膜脱离及占位性病变。

(4)眼底荧光素血管造影可见病变部位荧光素渗漏。

【诊断】

根据视力下降,玻璃体无增生,脱离的视网膜表面较光滑,无视网膜裂孔,可随体位改变便可诊断。荧光素眼底血管造影可见病变部位或视网膜血管或色素上皮出现渗漏,并伴有全身或局部的原发病灶。

【鉴别诊断】

1.孔源性视网膜脱离

可见视网膜裂孔,视网膜脱离不随体位改变。

2.牵拉性视网膜脱离

脱离的视网膜由玻璃体视网膜增生、牵拉引起,可见到玻璃体视网膜增生膜。

【治疗】

(1)主要针对病因治疗。若炎症引起的视网膜脱离在全身用药对糖皮质激素效果不佳的情况下可考虑玻璃体内注射长效激素曲安奈德。

(2)若视网膜下液体长期不吸收可考虑手术治疗。

【临床路径】

1.询问病史

尤其有无全身、视网膜血管性疾病及视网膜脉络膜炎症。

2.体格检查

详细了解全身状况及眼底情况。

3.辅助检查

超声波检查可发现视网膜脱离及占位性病变。

4.处理

治疗原发病为主,必要时视网膜脱离采取手术治疗。

5.预防

积极控制全身疾病及炎症,改善视网膜血管状况以及视网膜激光光凝治疗视网膜血管性疾病。

第六节 视网膜变性疾病

一、视网膜色素变性

视网膜色素变性为双眼视网膜慢性进行性遗传性营养不良性病变。主要遗传方式有常染色体隐性、常染色体显性、X连锁隐性、线粒体及双基因遗传。

【临床表现】

(1)最早发生的症状是在昏暗光线下视力下降(即夜盲)。晚期中心视力下降和辨色困难。

(2)进行性视野缩小。

(3)检眼镜下可见视网膜骨细胞样色素改变。首先出现在视网膜赤道部,随病程延长范围增大。视神经盘呈蜡黄色。视网膜血管一致性狭窄。这三种体征构成视网膜色素变性三联征。

(4)非典型改变

1)无色素性视网膜色素变性时色素较少,其余改变与典型的视网膜色素变性相同。

2)单侧性视网膜色素变性,病变只累及单眼。

3)象限性视网膜色素变性,病变只累及部分象限。

4)中心性视网膜色素变性,色素改变在黄斑区内,患者畏光,视野表现中央部暗点。

(5)视网膜电图:早期潜伏期延长,振幅进行性降低或消失。

【诊断】

(1)根据患者夜盲、视力下降等病史和检眼镜下所见可以诊断。

(2)电生理检查有助于确定非典型性病变。

(3)OCT 常有不同程度的 IS/OS 层和 RPE 层的萎缩变薄。

【鉴别诊断】

(1)假性视网膜色素变性可引起眼底改变与视网膜色素变性相。

1)酚噻嗪中毒:有服药史,色素异常位于视网膜色素上皮细胞水平。

2)视网膜梅毒:梅毒血清学检查阳性。视野不对称,可有复发性葡萄膜炎史,无视网膜色素变性家族史。

3)先天性风疹:眼底呈椒盐状改变,合并小眼球、白内障、耳聋、先天性心脏异常或其他全身异常。ERG 多为正常。

4)视网膜脱离复位后:有视网膜脱离史。

5)色素性静脉旁视网膜脉络膜萎缩:视网膜色素上皮变性,色素沉着位于静脉旁,可以是非进行性的。

6)严重钝挫伤后:常由于钝挫伤引起的视网膜脱离自发性恢复后造成的。

(2)引起夜盲的其他疾病

1)回旋形脉络膜萎缩:眼底出现界线清楚的扇形全层萎缩区,黄白色,萎缩区边缘薄,有色素。病变由视网膜周边向黄斑区发展。患者血、尿、房水和脑脊液中鸟氨酸水平高。ERG 异常,视野缺损,高度近视和白内障常见。

2)无脉络膜症:脉络膜萎缩合并散在分布的色素颗粒。无骨细胞样结构。为 X 连锁隐性遗传。

3)维生素 A 缺乏:常由营养不良而引起,显著夜盲,结膜出现 Bitot 斑,周边视网膜深层可见无数黄白色、境界清楚的小斑。补充维生素 A 后症状消失。

4)先天性静止性夜盲:出生后就有夜盲,屈光不正,眼底可正常或异常,不进展。

【治疗】

尚无有效疗法,基因治疗和干细胞治疗有希望阻止病变进展。

【临床路径】

1.询问病史

有无双眼进行性视力下降及夜盲史。

2.体格检查

重点注意眼底改变。

3.辅助检查

ERG、暗适应和视野检查。

4.处理

无特效治疗方法。

5.预防

无有效预防措施。

二、结晶样视网膜病变

结晶样视网膜病变又称 Bietti 结晶状视网膜营养不良。多于 20～40 岁发病。结晶样物质多位于眼底后极部及中周部，部分患者近角膜缘部角膜实质浅层也可见到沉积的结晶。多为常染色体隐性遗传。

【临床表现】

(1)夜盲，进行性视力减退和视野缩小。

(2)视网膜不同层次上可见较多不规则的黄色结晶样反光点，眼底后极部和黄斑区较密集。同时也可见色素的游离及增生性改变。

(3)视网膜电图(ERG)和眼电图(EOG)结果异常。

【诊断】

根据患者夜盲和眼底典型改变可以基本诊断，基因筛查可明确诊断。

【鉴别诊断】

与引起夜盲的其他疾病，如回旋形脉络膜萎缩、无脉络膜症、维生素 A 缺乏和先天性静止性夜盲相鉴别。这些疾病都没有眼底结晶样改变。

【治疗】

无有效治疗方法。

【临床路径】

1.询问病史

进行性视力下降及夜盲。

2.体格检查

重点注意眼底改变。

3.辅助检查

进行 ERG 检查。

4.处理

无特殊治疗方法。

5.预防

无有效预防措施。

三、眼底黄色斑点症

眼底黄色斑点症与 Stargardt 病是本质相同的疾病，具有遗传性，多数为常染色体隐性遗传，少数为显性遗传。

【临床表现】

(1)常发生于青少年，双侧发病。

(2)早期的视力下降程度与检眼镜下所见改变不成比例。

(3)眼底所见

1)眼底后极部散布着黄色或黄白色斑点，形状与大小均可有变异。位于视网膜血管后色素上皮水平。旧的斑点消退后，新的斑点还可出现，可伴有少许色素斑点。

2)疾病早期，视神经盘、视网膜血管与周边眼底均为正常。但在晚期病例，视神经盘颜色变浅，视网膜血管狭窄。中周部也能发现黄色斑点，在远周边部，这些斑点形成网织状。

(4)荧光素眼底血管造影

1)暗脉络膜背景荧光，且双跟对称。

2)黄斑中心凹弱荧光，环以一圈窗样透见的强荧光有如“牛眼”外观。中心区外有斑驳状窗样缺损。

3)晚期，脉络膜毛细血管与视网膜色素上皮完全萎缩，可暴露出脉络膜大血管。

4)在病变进展期，斑点不仅见于黄斑，也延至中周部及后极部。在远周边眼底，这些斑点形成网织状形态。荧光造影呈现出不规则的低荧光线条，外围以强荧光。

(5)视功能暗适应多正常或轻度减低。多数患者闪光视网膜电图(ERG)正常。EOG 亦正常或稍低。

【诊断】

(1)根据眼底改变，可以诊断。

(2)FFA 检查有助于诊断。

【鉴别诊断】

1.眼底白色斑点

常染色体隐性遗传，是静止型夜盲的一种。眼底白点斑点分布于赤道部。暗适应曲线异常，ERG 和 EOG 经足够长的暗适应后可变为正常。

2.白点状视网膜变性

临床表现与眼底白色斑点的改变相类似。但视力、视野和夜盲进行性地加重。ERG 明显异常。

3.显性玻璃膜疣

常染色体显性遗传，20 岁后眼底出现亮黄色斑点。40～50 岁可出现干性黄斑变性，视力下降，视物变形。

4.Kandori 斑点

常染色体隐性遗传，是静止型夜盲的一种。眼底可见少量不规则较大的黄色斑点，视功能特点与眼底白色斑点相同。

5.视锥或视锥-视杆细胞营养不良

可出现牛眼样黄斑病变，同时有显著的色觉异常和特征性的 ERG 改变。

6.氯喹或羟氯喹黄斑病变

有用药史，病变程度与用药剂量和疗程相关。

【治疗】

无有效疗法。

【临床路径】

1.询问病史

自幼患病，但无明显夜盲病史。

2.体格检查

重点注意眼底改变。

3.辅助检查

FFA 检查可发现暗脉络膜背景。

4.处理

无有效治疗方法。

5.预防

无有效预防措施。

四、视网膜劈裂症

(一)获得性视网膜劈裂症

视网膜劈裂症是指视网膜神经上皮层层间裂开。获得性视网膜劈裂症发生于邻近内核层的外丛状层。有双眼对称发病的倾向。多见于老年人，发病与性别、屈光状况无明显关系。

【临床表现】

(1)早期病变位于眼底颞侧周边部，进行期之前无症状出现。以后可出现眼前飞蚊幻视、闪光感及视力减退。

(2)眼底所见

1)早期：在视网膜劈裂前缘有一窄的囊变区将劈裂区与锯齿缘隔开。

2)进行期：玻璃体内球形隆起的突出面为劈裂的内层，其上可见视网膜血管，常有白鞘伴随，受牵拉可破裂出血。可见大小与形态不一的蜂窝或筛孔样圆形或卵圆形的孔洞。

(3)劈裂向后发展致黄斑受累，常出现绝对性视野缺损。

(4)中心凹周围的视网膜劈裂常合并有周边的视网膜劈裂。劈裂腔位于中心凹的外周。

【诊断】

根据与眼底相应的视力症状，和眼底改变，可以诊断。

【鉴别诊断】

1.视网膜囊肿

多见于年轻人长期脱离的视网膜上，常位于近赤道的下方。视网膜囊肿的两层壁上均无裂孔，囊肿内积液似水一样。视网膜劈裂的内外层均可出现裂孔，劈裂腔内所含液较黏稠。

2.视网膜脱离

视网膜的透明度减低并形成皱褶，且有一定活动度。若球形视网膜脱离合并有马蹄形裂孔时，常为孔源性视网膜脱离，而非视网膜劈裂症。

3.脉络膜黑色素瘤

间接检眼镜下很容易发现视网膜下实体性隆起，光彻照检查不透光。视网膜劈裂症的内壁为半透明膜，腔内为液体，有时透过此膜可以见到脉络膜的纹理。

【治疗】

(1)早期视网膜劈裂，只需每年随诊1～2次，复查眼底与视野，记录病变区是否扩大。当病变区不断扩大时，可考虑作预防性治疗。

(2)光凝或冷凝整个劈裂区，促使进行性劈裂完全平复。

(3)当劈裂外层有裂孔尚未隆起时，患者可定期复查，至少每半年一次。

(4)若视网膜劈裂的内外层上均有裂孔，常有发生广泛视网膜脱离的危险，应立即手术。

【临床路径】

1.询问病史

有无眼前飞蚊幻视、闪光感及视力减退。

2.体格检查

重点检查眼底。

3.辅助检查

视野检查可了解视功能受损情况。

4.处理

根据病变的进展情况，分别采取观察、激光光凝或手术等治疗。

5.预防

目前本病原因不明，尚无有效措施可预防其发生。

(二)先天性视网膜劈裂症

先天性视网膜劈裂病变主要位于内层视网膜。常为双侧发病。主要为X连锁隐性遗传。

【临床表现】

(1)绝大多数为男性。常在儿童期视力不佳病。

(2)可合并斜视、眼球震颤等。

(3)眼底所见

1)玻璃体：非典型的细纤维凝聚、空泡形成、后脱离与浓缩。

2)劈裂的内层上血管经常可见白鞘。该层上可出现多发性圆形与卵圆形裂孔。劈裂的外层上可能也有很小裂孔。双层均有裂孔时可能发生视网膜脱离。如劈裂仅局限于后极部，通常不发生裂孔。

(4)黄斑区视网膜劈裂与获得性者相类似，OCT可清晰显示劈裂的层次和程度。

(5)相对性中心暗点或小环形暗点。

(6)玻璃体积血常见于年轻患者进行期中。积血在玻璃体内机化、收缩与牵拉，可产生全层视网膜裂孔与固定的视网膜皱褶。

【诊断】

根据自幼患眼视力差，眼底所见及OCT检查，可以诊断。如有与眼底改变相符的视野缺损可证实诊断。如眼底不清，ERG为负波形可协助诊断。

【鉴别诊断】

1.视网膜脱离

先天性视网膜劈裂的内层菲薄，常伴有圆形或椭圆形裂孔，又多位于周边眼底，往往仅能查见裂孔的内侧缘，故极易误诊为锯齿缘离断所引起的视网膜脱离。但仔细检查眼底，透过裂孔所见为变性的视网膜外层，呈颗粒样外观，而不是橘红色的脉络膜。且患者从无突然的视力障碍，无自觉的视野缺损。

2.获得性视网膜劈裂

一般发生于50岁后，非遗传性，早期无症状，黄斑受累少见，外层裂孔比内层多见，玻璃膜形成或出血少见，视功能常正常。

3.早产儿视网膜病变

为双侧性，在眼底形成限局性血管膜或局部视网膜脱离，有机化组织与之相连并延伸至周边眼底。多见于出生体重轻的有吸氧史的早产儿。

4.增生性玻璃体视网膜病变

当先天性视网膜劈裂内层与玻璃膜粘连，或膜增厚并向玻璃体内伸展，极似增生性玻璃体视网膜病变，但其上为视网膜血管，而非机化组织上不规则。

【治疗】

(1)视网膜劈裂如无发展，可只定期随诊。

(2)如有玻璃体积血，卧床休息几天，1个月无吸收或出现机化牵拉视网膜，需手术治疗。

(3)一旦发生视网膜脱离，需手术治疗。

【临床路径】

1.询问病史

是否自幼视力差。

2.体格检查

重点检查眼底。

3.辅助检查

检查OCT和ERG。

4.处理

如病变进宸，威胁视功能时应予治疗。

5.预防

无特殊预防措施。

第七节 视网膜肿瘤

一、视网膜母细胞瘤

本症是婴幼儿最常见的眼内恶性肿瘤，可累及单眼或双眼，有遗传因素。环境污染可导致基因突变率的增加。

【临床表现】

(1)病变累及黄斑区时影响视力,出现斜视,或瞳孔区有黄白色反射如“猫眼”或“白瞳症”。

(2)眼底

(1)早期肿瘤小,呈扁平透明或淡白色,长大后为白色或稍带粉白色的实体肿物。

(2)肿瘤长大后突破内界膜向玻璃体内生长(内生型),或向外突破外界膜至视网膜神经上皮与色素上皮间潜在间隙生长(外生型)。在脱离较高的视网膜下可见有单个或多个结节状肿物并伴有钙化点,最后视网膜全部脱离。

(3)晚期可向视神经蔓延,向后波及视交叉及颅内;亦可向前侵及虹膜、睫状体和前房内。瘤细胞在角膜缘处破溃向外发展迅速,或向球外、球后生长。

(4)肿瘤细胞可在视网膜内呈弥散性浸润性发展,视网膜增厚不明显,无症状,临床上很易被漏诊和误诊。

(3)虹膜可有新生血管,以致发生前房积血或新生血管性青光眼、眼压高、角膜混浊,患儿疼痛哭闹,不思饮食。

(4)肿瘤的转归:全身转移,或自发性退行,或复发。

(5)眼超声检查:A 超可显示极高的反射波,但坏死液化区为超低的反射波;可有单个回声源和声影。B 超显示视网膜组织破坏,形状不规则的肿块和声影,可见钙化灶。

【诊断】

(1)根据患者为婴幼儿、有斜视或猫眼的外观、眼底的改变,可以诊断。

(2)眼眶 X 线检查、CT、MRI 和眼超声检查有助于确诊。

【鉴别诊断】

1.眼内炎症

肿瘤在玻璃体内呈白色絮状或点状混浊时易被误诊为眼内炎;絮状混浊进入前房,或在虹膜表面形成结节或似前房积脓时会误诊为虹膜睫状体炎,但后者眼底及超声检查无眼内肿块。

2.永存原始玻璃体增生

患儿足月顺产,常为单眼患病,比对侧眼略小,前房稍浅。散瞳后能见到细长睫状突。自视神经盘至晶状体后有一束粗细不一、中央较致密、周围较稀疏的漂动的纤维血管膜。眼底和超声波检查可资鉴别。

3.早产儿视网膜病变

多为早产儿,低体重且有吸氧史。常于生后 3～5 个月被发现有“白瞳症”。轻度小眼球,浅前房。晶状体后玻璃体内充满不透明的纤维血管组织。B 超显示眼内无肿块,玻璃体内有纤维条索。

4.Coats 病

多为男性,发现时年龄较本病略大。眼底有视网膜粟粒状血管瘤、毛细血管扩张、硬性渗出、出血,晚期视网膜全脱离。瞳孔区可呈白色反射,眼底及超声检查视网膜上无肿瘤。

【治疗】

1.眼球摘除

眼球取出后应立即对视神经残端组织进行病理检查,如有肿瘤细胞需加放射治疗。

2.放射治疗

视网膜母细胞瘤对放射治疗极为敏感。

3.光凝治疗和光动力学治疗、经瞳孔温热疗法

只用于早期小的视网膜母细胞肿瘤。

4.冷凝治疗

适用于赤道前的小的视网膜母细胞瘤。

5.对于眼外期病变可行化学减容治疗,然后眼球摘除。

【临床路径】

1.询问病史

患者为儿童,有无眼斜视或白瞳症。

2.体格检查

充分散瞳、服镇静药或全身麻醉下做直接、间接检眼镜详细检查眼底。

3.辅助检查

B超扫描,X线检查等可助诊断。

4.处理

一旦确诊立即治疗。

5.预防

无有效的预防措施。

二、视网膜大动脉瘤

视网膜大动脉瘤是在视网膜动脉管壁上呈现纺锤状或梭形血管瘤样膨胀。多为60以上老年人。与高血压、动脉硬化等周身情况有关。

【临床表现】

(1)早期多无症状。随着病情进展可影响中心视力。当瘤体破裂时,大量出血可使视力降至光感。

(2)眼底

1)绝大多数动脉瘤位于颞上、下血管分支,或动静脉交叉处,呈纺锤状或梭形血管瘤样扩张,其大小约为视神经盘上大血管直径至1/4DD。

2)动脉瘤附近形成环形或半环形黄色类脂质沉着,可侵犯黄斑。

3)动脉瘤表面及其附近可有出血,部分或完全将瘤体掩盖。甚至可穿破视网膜内界膜进入玻璃体内。

4)最后,瘤体逐渐缩小、机化,瘤腔闭塞,硬性渗出逐渐消退。

(3)荧光素眼底血管造影

1)有出血遮掩时,视网膜大动脉瘤不能显影,呈现低荧光。

2)典型病变在动脉期显影。晚期仅有管壁少许着染,有的则显著渗漏。亦可见毛细血管扩张与渗漏。环绕动脉瘤附近,动脉周围有毛细血管无灌注、微血管瘤,及动脉至动脉的侧支血管。

3)黄斑部黄色类脂质沉着,特别浓厚者会遮挡荧光。

4)如出血较多,可行吲哚青绿血管造影,往往可以发现被出血遮蔽的血管瘤病灶。

【诊断】

根据视力改变、眼底情况和荧光素眼底血管造影或吲哚青绿血管造影所见,可以诊断。

【鉴别诊断】

1.年龄相关性黄斑变性

动脉瘤的表面及其附近可有出血,环形或半环形黄色类脂质沉着波及黄斑时,可误认为年龄相关性黄斑变性。但仔细观察可发现病变偏近于颞上或颞下大支视网膜血管。荧光素眼底血管造影可显示视网膜大动脉瘤的表现。

2.Coats 病

多发生于年轻人或儿童,为先天发育异常,,视网膜大动脉瘤为获得性,多继发于血管硬化或血管阻塞后,荧光素眼底血管造影可鉴别。

3.黄斑分支静脉阻塞

较接近血管弓的出血、渗出将大动脉瘤遮没,并侵犯黄斑时,可与黄斑分支静脉阻塞类似,荧光素眼底血管造影可供鉴别。

4.息肉状脉络膜血管病变

病变位于脉络膜层,行吲哚青绿血管造影可以发现一个或成串的血管瘤样扩张的结构,与视网膜血管无关。

【治疗】

(1)无症状者无须治疗,因大动脉瘤能自发形成血栓而退行萎缩,黄斑渗出消退。

(2)如果黄斑渗出威胁中心凹,或瘤体反复出血并危及黄斑,可早予以激光光凝治疗,或光动力学治疗。

【临床路径】

1.询问病史

有无高血压、动脉硬化等全身病,有无视力下降。

2.体格检查

重点检查眼底,特别是视网膜颞上、下支血管。

3.辅助检查

荧光素眼底血管造影有助于诊断。

4.处理

如动脉瘤因渗出或出血影响视力时应激光光凝治疗。

5.预防

无特殊有效的预防措施。

三、视网膜血管瘤

(一)视网膜毛细血管瘤

视网膜毛细血管瘤是系统性母斑瘤中的一种。它可为孤立性视网膜血管瘤,亦可为常染色遗传性疾病 vonHippel-Lindau 综合征的组成部分。多见于 10～30 岁青少年,无性别差异。

【临床表现】

(1)早期多无自觉症状。当血管瘤长大,黄斑区出现渗出、出血、水肿和纤维膜后,可有不同程度的视力减退或视物变形。

(2)眼底所见

1)血管瘤位于眼底周边部。最早期为细小密集成团状的毛细血管扩张,生长缓慢,逐渐有供养动脉和回流静脉吻合形成血管瘤,呈暗红色或淡红色,或有白色不透明组织覆盖。

2)血管瘤上扩张迂曲的动静脉中至少各有一支与视网膜中央动静脉相连,为供养动脉和回流静脉,其色调相似,有时难以区别。多发性血管瘤每一个肿瘤上均有一对迂曲扩张的血管。

3)少数血管瘤位于视神经盘附近。随时间推移,毛细血管瘤周围的视网膜出现水肿与渗出,因而根据临床表现可分为两型:

①渗出型:黄斑部星芒状渗出,或伴有小出血斑。渗漏逐渐增多,数月后,视网膜下积液可随头位而转动。当视网膜下脂性渗出渐增多,并有胆固醇结晶,易疑诊为Coats病。

②玻璃体视网膜型:血管瘤不断渗出,玻璃体视网膜纤维结缔组织增生,使毛细血管瘤被遮盖而不易发现。有时纤维条索严重牵拉,视网膜血管瘤与视网膜表面脱离呈“悬浮”状。以后还可出现新的血管瘤。

(3)荧光素眼底血管造影:早期显示供养动脉迅速充盈,随即荧光充满肿瘤及回流静脉,并可见血管瘤周围的毛细血管扩张。随着染料外漏,肿瘤边界模糊,附近组织着染。血管瘤本身的强荧光可持续至晚期。造影可显示黄斑区渗漏与囊样水肿。

【诊断】

(1)根据出现的症状,和详细检查眼底能发现血管瘤的临床特点,可以诊断。

(2)荧光素眼底血管造影、眼部超声检查对确诊视网膜血管瘤帮助极大。

【鉴别诊断】

1.Coats 病

是视网膜血管畸形及渗出性视网膜脱离的疾病,但无连结供养动脉与回流静脉的血管性肿瘤。视网膜周边的小血管常呈毛细血管扩张状,它多发生于男性儿童,单侧性居多。

2.视网膜海绵状血管瘤及蔓状血管瘤

均无视网膜渗出及视网膜脱离,病情不发展。

3.视网膜大动脉瘤

多见于老年人,多发生于视网膜动脉第三分支以前。瘤体颜色暗红,在瘤体附近有环状和半环形黄色类脂质沉着,黄斑区亦可有硬性渗出。

4.家族性渗出性玻璃体视网膜病变

双侧性眼底周边部纤维血管增生及无血管区,可合并黄色渗出,但无供养动脉与回流静脉。

【治疗】

1.主要在于破坏血管瘤,以控制其发展。

2.放射治疗

应用氡针或其他放射性元素缝于视网膜血管瘤相对应的巩膜上,但远期随访有白内障、放射性视网膜病变等并发症。

3.电凝

于血管瘤周围的巩膜做表面透热，而在血管瘤相应的巩膜表面穿通透热或仅表面透热。后期血管瘤萎缩而成瘢痕。术后均保持相当的视力。

4.光凝治疗

除瘤体本身外，其周围视网膜也应予以光凝，有助于阻断瘤体渗出而导致的视网膜脱离。也可考虑 PDT 或 TTT 治疗。

5.冷凝

球后麻醉下，对周边部视网膜血管瘤在间接检眼镜直视下行冷凝治疗。

6.手术治疗

伴有视网膜脱离、玻璃体积血者，可行玻璃体切除以及瘤体切除治疗。

【临床路径】

1.询问病史

有无视力下降。

2.体格检查

重点检查眼底。

3.辅助检查

荧光素眼底血管造影有助于诊断。

4.处理

可采用放射、电凝、光凝、冷凝或手术等治疗。

5.预防

无特殊有效的预防措施。

(二)视网膜海绵状血管瘤

视网膜海绵状血管瘤是系统性母斑瘤中的一种，是罕见的视网膜血管错构瘤。常伴有皮肤及中枢神经系统的海绵状血管瘤。多为单眼发病，青少年多见。

【临床表现】

(1)常无眼部自觉症状。少数患者偶有视力模糊，或因玻璃体积血而见到浮游物。

(2)眼底所见

1)典型的视网膜海绵状血管瘤是由多数薄壁囊状的血管瘤组成的无蒂肿瘤，呈葡萄串状外观；大小不一，位于视网膜的内层，微隆起，有时可突于视网膜的表面。

2)血管中充满暗红色的静脉血。有时可见小囊内的血浆血细胞分离平面，表明其内血流相对停滞。部分瘤体的表面有白色的胶质纤维覆盖。

3)少数病例肿瘤处视网膜下少量出血，甚至有玻璃体积血。视网膜或其下面没有脂质渗出物。

(4)视网膜血管管径及行径大致正常。

(3)荧光素眼底血管造影

1)因瘤体表面有白色胶质纤维膜而呈弱自发荧光。

2)视网膜海绵状血管瘤充盈非常缓慢且不完全。早期通常为低荧光，往往从周边部开始充盈荧光，缓慢发展。

3)中晚期可见一些血管瘤腔内呈现高荧光，终至血管瘤出现雪片状荧光，十分醒目。

4)荧光残留时间长。由于囊腔内上方的血浆染荧光，而下方沉淀的血细胞遮挡荧光，因此不少血管瘤仅上半部充盈荧光，呈现具有特征性的“帽状荧光”。

5)显示视网膜海绵状血管瘤与视网膜循环系统相对独立。造影过程中无渗漏。

【诊断】

(1)根据眼底所见的血管瘤形状、表面有白色胶质纤维膜覆盖、瘤体周围视网膜无硬性渗出，可以诊断。

(2)荧光素眼底血管造影有助于诊断。

【鉴别诊断】

1.Coats 病

男性儿童或青年较多。眼底周边视网膜小血管扩张迂曲，有微血管瘤、出血、视网膜深层有广泛的硬性渗出，可合并渗出性视网膜脱离。

2.Leber 多发性粟粒状动脉瘤

单眼发生，仅累及眼底周边部某一扇形小范围。视网膜的表浅层内有很多的红色或红白色小球状体或球形扩张的小血管及散在的硬性渗出。

3.视网膜毛细血管瘤

血管瘤的供应动脉及回流静脉为主要鉴别特点。

【治疗】

(1)一般不需要治疗。

(2)光凝或冷冻或电透热可成功地破坏瘤体，但亦可能引起玻璃体积血和(或)瘢痕收缩。

【临床路径】

1.询问病史

常无明显症状，部分患者偶有视力模糊。

2.体格检查

重点检查眼底。

3.辅助检查

荧光素眼底血管造影有助于诊断。

4.处理

一般不需要治疗。

5.预防

无特殊有效的预防措施。

(三)视网膜蔓状血管瘤

视网膜蔓状血管瘤为先天性血管瘤样畸形，视网膜动脉与静脉之间无毛细血管网而直接吻合。患者中脑、眼眶等处亦可有相似的血管畸形，称为 Wyburn-Mason 综合征。本病分为 3 类：①视网膜动静脉之间有异常的毛细血管丛；②视网膜动静脉之间直接交通而无毛细血管或小动脉；③具有广泛而又复杂的视网膜动静脉交通，有一条或以上扩张的动脉来自视神经盘，向视网膜内延伸与视网膜静脉吻合后再逐渐成大静脉返回至视神经盘。

【临床表现】

(1)根据眼底改变,可分为3型。1型视网膜动脉静脉之间有异常毛细血管丛。2型多数视网膜动脉和静脉直接交通而在动静脉间无毛细血管或小动脉。患者常伴有脑的动静脉畸形交通。3型具有较广泛而又复杂的视网膜动静脉交通,有一条或一条以上扩张的动脉来自视神经盘,向视网膜内延伸与视网膜静脉吻合后再逐渐成大静脉返回至视神经盘。

(2)1、2型患者多无症状,3型患者的视力严重下降。

(3)荧光素眼底血管造影清晰地显示扩张迂曲的视网膜动静脉。异常的动静脉交通均无荧光渗漏。

【诊断】

根据眼底检查及荧光素眼底血管造影时可见到的视网膜动静脉扩张迂曲,可以诊断。

【鉴别诊断】

1.先天性视网膜血管迂曲

应与1型蔓状血管瘤相鉴别,先天性视网膜血管迂曲的所有血管走行迂曲但无明显扩张。

2.视网膜毛细血管瘤

应与2、3型蔓状血管瘤相鉴别。蔓状血管瘤眼底无渗出,无视网膜脱离。荧光血管造影不显示有渗漏。

【治疗】

(1)视网膜蔓状血管瘤病情较稳定,不易发展,宜密切观察。

(2)激光冷凝治疗疗效未能肯定。

【临床路径】

1.询问病史

有无视力下降。

2.体格检查

重点检查眼底。

3.辅助检查

荧光素眼底血管造影有助于诊断。

4.处理

一般不需要治疗。

5.预防

无特殊有效的预防措施。

第八章　视神经、视路和瞳孔路疾病

第一节　视盘水肿

【疾病概述】

视盘水肿是指由全身疾病或局部病灶如颅内、眶内以及眼球的某些疾病所造成的被动性视盘水肿，是神经系统检查中最重要的项目之一。

【病因】

全身性疾病：高血压、肾炎、贫血、肺气肿、右心衰竭等，颅内肿瘤、颅内炎症、颅内寄生虫、颅内出血等，眼眶疾病：肿瘤、炎症、寄生虫、囊肿、血管瘤、血管畸形等，眼球疾病：视神经盘炎、视盘血管炎、视网膜中央静脉阻塞，视神经肿瘤、葡萄膜炎、眼外伤等。

【临床表现】

1.早期轻度的视盘水肿

视网膜中央动脉搏动消失，视神经盘周围可见灰白色水肿环，视网膜中央静脉扩张，视神经盘颜色变红（与健眼相比较），视神经盘边界模糊，视神经盘生理凹陷消失。

2.发展完全的视盘水肿

在早期表现的基础上，2 周左右可发展为较明显的视盘水肿。视神经盘直径变大，成菌形隆起，外观松散，可伴有周围及其表面的出血，甚至可见棉絮斑。视网膜静脉纡曲、怒张。

3.晚期萎缩性视盘水肿

视神经盘颜色发白，视网膜中央动静脉变细，视神经盘隆起度下降。

4.其他

绝大多数视盘水肿病人可伴有头痛、呕吐等颅内压增高症状，可伴有“阵发性黑矇”，大多数视盘水肿病人视功能在相当长时间内保持正常，严重者可有明显障碍、甚至失明，合并颅内疾病影响眼球运动神经和视路时，则可引起相应的眼肌麻痹和视野缺损。

【诊断】

1.病史

有无头痛、恶心、阵发性黑矇史，有无颅脑外伤史，有无高血压、肾病、血液病史，有无眼球及眼眶特殊病史。

2.眼科检查

散瞳查眼底，立体眼底摄影，FFA（眼底血管荧光造影），视野（生理盲点水平径扩大）。

3.血常规、尿常规、肾功能检查、血压、血脂

4.CT、MRI 检查

颅内占位性病变、眼眶占位性病变。

5.心脏彩超

右心衰竭病人。

【鉴别诊断】

视盘水肿应与视网膜中央静脉阻塞、高血压性视网膜病变、缺血性视神经病变、视神经盘炎、视盘血管炎、埋藏性玻璃膜疣等疾病引起的假性视盘水肿相鉴别。

【治疗及预后】

积极治疗原发病。对于眼底镜下视网膜静脉怒张、纡曲、动脉变细，视神经盘周围视网膜有出血，棉絮斑以及黄斑部扇形白点出现时，应立即祛除病因，以抢救视力。及时祛除引起视盘水肿的病因后，预后良好，眼底改变可在1～2个月内恢复，不留任何痕迹。当视网膜有缺血征象，视神经有萎缩征象，视力下降时，预后较差，严重者失明。

第二节　视神经炎

一、视神经盘炎

【病因及发病机制】

本病是由眼内局部病变引起，也可由全身疾病及体内有毒物质引起。

【临床表现】

该病起病急，视力急剧下降，数日降至光感。开始多为单眼发病，以后另一眼发病，也有两眼同时发病。查体瞳孔对光反射减弱或消失。视盘充血水肿，视网膜静脉纡曲，动脉正常或较细。

【诊断】

(1)发病急，视力急剧下降，数日降至光感。

(2)开始多为单眼发病，以后另一眼发病，也有两眼同时发病。

(3)瞳孔直接和间接光反射迟钝或消失。

(4)视野由中心暗点或旁中心暗点及周边视野缩小。

(5)眼底表现可有视神经盘充血，边界模糊；视盘水肿，视网膜静脉纡曲，动脉正常或较细。

【治疗】

(1)抗生素应首选青霉素、林可霉素或头孢霉素。

(2)皮质类固醇局部或全身应用。

(3)血管扩张药。

(4)高压氧舱治疗。

(5)神经营养药。

二、球后视神经炎

【病因及发病机制】

球后视神经炎病因十分复杂，除了细菌、病毒、真菌、寄生虫等致病微生物的感染外，脱髓鞘疾病、遗传性疾病等都是引起球后视神经炎的原因。但在大多数情况下，很难找到确切的病因。此外，眼内炎，中耳炎，鼻腔、鼻窦炎症等局部邻近组织炎症也可导致本病发生。

【临床表现】

短期内突发视力减退甚至无光感，通常为远视力、近视力均下降，伴有眼球转动痛，瞳孔直接对光反射障碍。

【诊断】

视力急剧下降，眼眶痛或眼球转动时疼痛，瞳孔散大，视野出现中心暗点或视野向心性缩小；视觉诱发电位(VEP)P100 波潜伏期延长，波幅降低；眼底检查无明显改变。颅脑 CT 检查排除占位性病变。检查：眼前节未见异常；眼底：视盘正常或轻度充血，边缘可模糊。视觉电生理改变。

【鉴别诊断】

与缺血性视神经病变鉴别：缺血性视神经病变患者年龄较大，往往合并全身心血管病变。

【治疗】

大剂量甲基泼尼松龙静脉滴注是近年来公认有效的方法。近年来神经营养因子被广泛应用于神经系统疾病'但神经营养因子治疗球后视神经炎的针对性还有待研究。主张尽量查明病因，针对病因治疗。

第三节　缺血性视神经病变

一、前部缺血性视神经病变

前部缺血性视神经病变(AION)是指供应视神经盘筛板前区、筛板区及筛板后区的睫状后血管的小分支发生病变，使得血管供应的相应区域发生局部缺血所导致的一种视神经病变。本病多见于中老年人及小视盘/视杯眼。常见病因有高血压、动脉硬化、糖尿病等血管性病变，另外，急性大出血所致的失血性休克、低血压、严重贫血、全身血液黏稠度增高等血容量和血循环改变，以及眼压升高等也可以发生，这类 AION 为非动脉炎性 AION(NAION)，而伴发颞动脉炎的 AION 为动脉炎性 AION(AAION)。

【临床表现】

(1)突发性无痛性视力障碍，常表现为片状“视野遮挡”，中心视力受累不明显，患者常能描述出发病的具体时间。

(2)开始多为单眼，数周或数年后，另眼也可发生。

(3)发病早期视神经盘表现为不同程度的全部或局限性水肿，相应处可见线形的视网膜浅出血；后期出现视网膜神经纤维层缺损和继发性视神经萎缩，中心视力明显下降。

(4)视野检查多见与生理盲点相连的大片视野缺损，绕过注视点，常在下半部视野。

(5)荧光素眼底血管造影可见视神经盘缺血区呈局限性弱荧光表现，未缺血区荧光正常；或者缺血区因有表层毛细血管代偿性扩张渗漏导致强荧光，而未缺血区荧光相对较弱，晚期表现为视神经盘广泛的高荧光。

【诊断】

(1)根据患者多主诉单眼的、突发性无痛性视力减退和眼底所见，配合典型的视野缺损形态，可以诊断。

(2)荧光素眼底血管造影有助于诊断。

(3)要注意的是如果发生前部缺血性视神经病变的病因与颞动脉炎相关，那么就是AAION，这类患者除了单眼发病急以外，中心视力明显下降，还常伴有头部不适或疼痛感，以及体重减轻等全身症状，触诊病变侧太阳穴颞动脉部位常有条索及疼痛感。

【鉴别诊断】

1.急性视神经盘炎或球后视神经炎

本病患者年龄多较轻，视神经盘充血明显或正常，可有眼球转动性疼痛，患眼相对性瞳孔传入障碍征(RAPD)阳性，视觉诱发电位异常，视野缺损多为中心暗点。

2.视神经盘血管炎

是视神经盘内血管发生的一种非特异性炎症；多单眼发病，常见于健康青壮年；视力正常或轻度减退，视神经盘充血水肿明显，视力可以受累不重，但视野多为生理盲点扩大。

【治疗】

(1)针对病因进行治疗。NAION以扩张血管、改善局部微循环治疗为主，如静脉给予葛根素、复方丹参或前列地尔(凯时)等，患眼颞侧太阳穴局部皮下注射复方樟柳碱。AAION则以全身使用激素为主。

(2)对于视神经盘水肿明显且中心视力下降严重的NAION，也可以全身应用糖皮质激素，以缓解循环障碍造成的水肿和渗出对视神经的损害。

(3)支持疗法可给予维生素B类、甲钴胺或神经生长因子等营养和修复神经的药物辅助治疗。

【临床路径】

1.询问病史

注意发病年龄、视力减退情况及有无全身病史，对于伴有头疼和消瘦等全身症状的患者要注意排除颞动脉炎，可颞动脉触诊，并查血沉、C反应蛋白等自身免疫异常相关的实验室指标。

2.体格检查

注意视神经盘的异常改变特点。

3.辅助检查

视野检查和眼底荧光血管造影在本病诊断中具有重要辅助价值。

4.处理

要结合不同的AION类型选择以扩张血管为主或是以激素治疗为主的治疗，同时配合以营养及修复神经等辅助治疗方法。

5.预防

积极治疗全身的原发疾病,如高血压、动脉硬化、糖尿病等疾病。

二、后部缺血性视神经病变

本病是指供应后部视神经(包括眶内段、管内段和颅内段)的血管发生循环障碍,所导致的一种视功能严重受累的视神经病变,该病也属于眼缺血综合征的一部分。多见于50岁以上患者,单眼发病。病因可以有眼动脉或颈内动脉狭窄、血栓,全身血液黏稠度增高、动脉硬化、高血压、低血压及糖尿病等。

【临床表现】

(1)多数患者有前驱症状,表现为暂时性视力模糊;其后常继发永久性视力减退。

(2)发病早期视神经盘和视网膜正常。

(3)发病4～6周后,可出现视神经萎缩,视神经盘色泽淡白,血管变细。

(4)视野缺损表现为多种类型,根据受累神经纤维的部位不同,可以是中心暗点、束状缺损、偏盲及不规则周边缺损等。

(5)眼底荧光血管造影可正常,臂视网膜循环时间可延长,颈内动脉的彩色超声多普勒检查可以帮助确定病变的血管。

(6)颈内动脉系统的CTA和DSA检查可以帮助确诊。

【诊断】

(1)根据患者发病特点,眼底检查发现疾病早期视神经盘正常,晚期可见视神经盘萎缩,可以提示初步诊断。

(2)颈内动脉系统的彩色超声多普勒检查、CTA和DSA检查是诊断该病的金标准。

【鉴别诊断】

1.急性球后视神经炎

多见于青壮年,以女性为多,可伴有眼球运动时疼痛,视野改变以中心暗点、旁中心暗点或哑铃形暗点多见,视觉诱发电位(VEP)异常。

2.癔症

患者视力减退,眼部检查完全正常;心理状态可有异常,暗示疗法有效,VEP正常。

3.颅内肿瘤

可见有相应的神经病理性体征,CT和MRI检查可发现颅内占位性病变。

4.中毒性视神经病变

视力减退多呈慢性进行性发展,有毒物接触史。

【治疗】

(1)针对病变血管进行治疗,通过介入手术方法进行溶栓、球囊扩张或支架植入治疗狭窄或闭塞的血管,改善或恢复视神经的血液供应。

(2)支持疗法:可给予维生素B类、甲钴胺、神经生长因子或复方樟柳碱等营养神经和扩张血管的辅助治疗。

【临床路径】

1.询问病史

注意发病年龄、视力减退情况及有无心血管病、糖尿病、动脉硬化等疾病。

2.体格检查

注意眼底视神经盘有无病变。

3.辅助检查

除了视野和眼底荧光血管造影以外,眼动脉和颈内动脉系统的血管影像学检查有助于确诊本病。

4.处理

全身以针对病变血管的介入治疗为主,同时给予扩张血管和营养神经等辅助治疗。

5.预防

积极治疗原发疾病,如高血压、动脉硬化、糖尿病等疾病。

第四节　脱髓鞘性视神经病变

一、多发性硬化

本病是主要侵犯中枢神经系统白质的脱髓鞘性疾病,以多发病灶和复发为特点,视神经、脊髓和脑干等为好发部位。病因不明,可能与家族易感性、自身免疫反应和病毒感染有关。本病常发生于25～40岁,以女性多见。

【临床表现】

(1)多数患者呈急性或亚急性起病,少数患者起病缓慢。

(2)可出现双眼或单眼视力进行性下降,或突然降至无光感。

(3)可有眼球后运动性疼痛。

(4)多数患者发生急性球后视神经炎或急性视神经盘炎,眼部病变可以是多发性硬化的首发症状,也可以在其病程中发生,并且可以反复发作,最终导致永久性视力减退。

(5)眼部发病及临床表现特点。

(6)视野:可出现中心暗点、旁中心暗点、中盲暗点、水平性缺损、普通性缩小等。

(7)全身有神经系统阳性体征,出现感觉和运动障碍,如四肢刺痛、麻木无力,尿潴留,小脑共济失调等。

【诊断】

(1)临床确诊标准为:

1)临床上有两个或两个以上中枢神经系统白质内好发部位的病灶,如视神经、脊髓、脑干等损害的客观体征。

2)病程呈缓解复发,两次发作间隔至少1个月,每次持续24小时以上,或阶段性进展病程超过半年。

3)起病年龄在10～50岁。

4)能排除引起这些神经损害的各种其他原因,如脑瘤、脑血管性疾病、颈椎病等。

以上4项标准均具备者可诊断为“临床确诊”,如1)、2)缺少一项者,则诊断为“临床可能是多发性硬化”。如仅有一个好发部位首次发作,则只能作为“临床可疑”。

(2)根据患者的眼部和全身改变,可以诊断。

(3)辅助检查:如视觉诱发电位、磁共振(MRI)、脑电图及脑脊液检查等,有助于诊断。

【鉴别诊断】

眼部鉴别诊断同急性视神经盘炎。

【治疗】

(1)神经内科会诊。

(2)急性期或复发期应用糖皮质激素或硫唑嘌呤等治疗,可改善症状。

(3)要注意防止继发感染。

(4)支持疗法:可给予维生素B类、甲钴胺等营养神经的辅助治疗。

【临床路径】

1.询问病史

重点询问眼部和全身的症状。

2.体格检查

注意检查眼部异常和全身神经系统相关体征。

3.辅助检查

视野、MRI和脑脊液等检查对本病确诊具有重要价值。

4.处理

主要是全身给予糖皮质激素或免疫抑制药治疗。

二、视神经脊髓炎

视神经脊髓炎又名Devic病,是一种主要侵犯视神经和脊髓的脱髓鞘性疾病。急性或亚急性起病,80%的患者先后发生视神经炎,视神经炎与脊髓症状出现的间隔期长短不一,多在两个月内,也可长达数年。以青壮年多见,有反复发作的倾向。目前多认为本病是多发性硬化的一个亚型。

【临床表现】

(1)起病前可有头痛、咽痛、低热、周身不适等上呼吸道感染症状,或有腹痛、腹泻等消化道症状,或有疫苗接种史。

(2)同时或先后出现脊髓病变导致的相关肢体感觉和运动障碍。

【诊断】

(1)患者为青壮年,病情反复发作且逐渐加重,具有视神经盘炎或球后视神经炎的临床表现;脊髓损害的症状和体征,可以初步诊断。

(2)脑脊液、CT和MRI检查发现异常,有助于诊断。

【鉴别诊断】

眼部鉴别诊断同急性视神经盘炎。

【治疗】

(1)神经内科协助诊断治疗。

(2)如果有眼部急性病变,参照前述急性视神经炎的治疗。

(3)可给予维生素B类、甲钴胺等营养神经的辅助治疗。

【临床路径】

1.询问病史

重点询问眼部和全身的症状。

2.体格检查

注意检查眼部异常和全身神经系统异常的体征。

3.辅助检查

视野、CT、MRI以及脑脊液等检查有助于确诊本病。

4.处理

主要是全身给予糖皮质激素治疗。

三、弥散性轴周性脑炎

本病又称为Schilder病，是一种脑白质弥散性脱髓鞘性疾病。多自一侧枕叶白质开始，随后扩展至顶、颞、额叶以及对侧半球，也可累及内囊和胼胝体。病程呈进行性，终致痴呆。急性者1～3个月死亡，少数存活3年以上，偶有患者病情暂时发生缓解。

【临床表现】

(1)眼部最突出的症状是视力减退。

(2)若瞳孔反射通路受到损害，可出现瞳孔对光反射异常。

(3)根据病变程度和病情发展，眼底可有视神经盘水肿、视神经盘炎或视神经萎缩等表现。

(4)在脑干的病变若累及眼运动神经通路时，可有眼球震颤和眼外肌麻痹。

(5)根据病变累及的范围不同，视野亦有不同改变，如中心暗点、同向偏盲、皮质盲等。

(6)同时伴有相应的全身症状和体征，如性格改变、情绪不安、癫痫发作、痉挛性偏瘫、偏侧感觉障碍等。

【诊断】

(1)根据患者为儿童和青年人，病情进行性地发展，视力和视野受到损害，并有相应的全身症状和体征时，可以诊断。

(2)辅助检查：视野、脑脊液、CT以及MRI等检查多有异常，可有助于诊断。

【鉴别诊断】

1.散发性脑炎

弥散性轴周性脑炎急性起病时应与散发性脑炎相鉴别，前者是大脑半球白质有界限分明的广泛脱髓鞘。

2.脑瘤

当弥散性轴周性脑炎引起颅内压升高时，应与脑瘤相鉴别。CT、MRI检查可资鉴别。

【治疗】

(1)请神经内科协助治疗。

(2)全身应用糖皮质激素。

(3)注意预防感染。

(4)支持疗法可给予维生素B类、甲钴胺、能量合剂等营养神经和扩张血管药物。

【临床路径】

1.询问病史

注意发病年龄、病情进展情况、眼部及全身的症状。

2.体格检查

注意检查眼部及躯体感觉、运动等方面的改变。

3.辅助检查

视野、脑脊液、CT 以及 MRI 等方面的检查对确诊本病具有重要价值。

4.处理

主要是全身给予糖皮质激素治疗。

5.预防

一般无特殊预防措施。

四、遗传性视神经萎缩

遗传性视神经萎缩是指与遗传因素有关的一类特发性视神经萎缩。总体可分为两大类，单纯性视神经萎缩和伴有精神神经症状及全身症状的视神经萎缩。其中后者又分为先天性视神经萎缩、婴儿型视神经萎缩和家族性视神经萎缩合并感音性耳聋和糖尿病等 3 种类型。单纯性视神经萎缩遗传方式为性连锁隐性遗传，婴儿型视神经萎缩为常染色体显性遗传，先天性视神经萎缩和家族性视神经萎缩合并感音性耳聋和糖尿病等的遗传方式为常染色体隐性遗传。

【临床表现】

1.单纯性视神经萎缩，又称为 Leber 病

(1)发病年龄多在 20 岁左右，可有阳性家族史。

(2)起病多为双眼视力急剧下降，然后缓慢进展，一般在两个月内停止发展，病情很少有 6 个月后仍进行性进展者。

(3)本病早期眼底可正常或轻度视神经盘充血，但无出血和渗出；晚期视神经盘颞侧苍白或全部苍白。

(4)特征性视野改变为较大(可达到或超过 15°)的中心暗点，暗点内有缺损更深的绝对性暗点核，极少见其他形态的视野缺损，如部分或扇形视野缺损等。

(5)视觉诱发电位(VEP)P100 潜伏期延长和振幅降低。

2.先天性视神经萎缩

(1)出生后不久即被发现有视觉障碍。

(2)瞳孔对光反射消失。

(3)眼底视神经盘色淡或苍白，赤道部及周边部有黑色素沉积，并逐渐扩大。

(4)眼球震颤明显。

(5)可伴有圆锥角膜、白内障或虹膜缺损等。

(6)患儿可有弱智、运动障碍、共济失调，以及脑电图异常等。

(7)视网膜电图(ERG)波形微小。视觉诱发电位(VEP)P_{100} 潜伏期延长、振幅降低，甚至消失。

3.婴儿型视神经萎缩

(1)出生后不久或2～4岁视力开始严重减退,色觉缺陷。

(2)眼底视神经盘苍白萎缩,赤道部及后极部有黑色粉末状色素,中心凹反射消失。

(3)有眼球震颤和夜盲。

(4)婴儿期智力出现迟钝,少数伴有锥体外系运动障碍和共济失调,有的伴有尿潴留或尿失禁。

(5)ERG波形微小,VEP检查P_{100}潜伏期延长、振幅降低,甚至消失。

4.家族性视神经萎缩合并感音性耳聋和糖尿病

(1)多在10岁内发病。

(2)视神经萎缩进展快,类似Leber病。

(3)同时伴有感音性耳聋和糖尿病。

(4)常伴有癫痫发作、智力低下及神经源性膀胱等。

【诊断】

根据患儿的发病年龄、家族史、双眼眼底改变、视觉电生理检查以及全身相应的伴随症状,可以诊断。

【鉴别诊断】

各种原因导致的视神经萎缩:多为单眼后天获得性发病,有明确诱发视神经萎缩的病因,无遗传倾向。

【治疗】

目前多无有效疗法。

【临床路径】

1.询问病史

重点询问有无家族史、视功能障碍出现的时间以及有无全身伴随症状。

2.体格检查

注意检查眼底改变和全身可能的伴随体征。

3.辅助检查

眶部、蝶鞍区CT及MRI等影像学检查以协助鉴别诊断。

4.处理

无特殊治疗。

5.预防

进行有关遗传基因方面的检测。

五、中毒性视神经病变

(一)烟中毒性弱视

烟中毒性弱视是由于吸烟过度或吸入含烟粉尘过多所引起的一种弱视。尤其见于吸旱烟、雪茄、咀嚼烟叶,或有晨起空腹吸烟习惯者。患者年龄一般偏大,常有饮食不良史,尤其缺乏维生素B类及蛋白质等食物。患者常有嗜酒习惯。烟酒中毒可同时存在。患者常患有胃酸缺乏、舌炎、周围神经炎等。病变主要部位是视神经盘黄斑束,其病理改变为视网膜神经节细胞变性，特别是黄斑区的细胞呈空泡样变性及视神经盘黄斑束变性。烟叶中含有氰，烟中毒是一种慢性氰中毒，而不是“烟碱”中毒。“氰”在体内被变成毒性较小的“硫氰化合物”，由小便排出。如果这一过程发生障碍，则氰在体内潴留较多，发生中毒。

【临床表现】

(1)发病缓慢，偶有突然发生者。

(2)双眼视力逐渐减退，在傍晚或暗光线时明显，尤其对红色。大部分患者有色觉异常。因为有中心暗点，患者常感到在强光下视力更差。

(3)用无赤光检查眼底可见乳头黄斑束神经纤维模糊不清，中心凹反射消失。

(4)病程长久者，可见颞侧视神经盘色泽苍白。

(5)烟中毒性弱视患者的典型视野改变为中心注视点与生理盲点相连接的暗点，该暗点呈哑铃状，暗点中常有1～2个地区，视功能减退更严重，称为暗点中的“核”。患者就诊时常已患病日久，表现双眼不平衡的视野缺损，一眼较重。

【诊断】

(1)根据有明确长期大量吸烟或饮酒史，病情渐进性发展，中心视力下降和视野呈哑铃状缺损，可以初步诊断。

(2)视觉诱发电位(VEP)P_{100}潜伏期延长和振幅下降。

【鉴别诊断】

(1)其他中毒性弱视根据致病原因不同，可助鉴别。

(2)屈光不正视力下降可用镜片矫正，视野无改变。

【治疗】

(1)一旦确诊，尽早开始治疗。

(2)病因治疗，严格禁烟、酒。

(3)给予甲钴胺治疗，可同时给予维生素B_6和维生素B_1。

(4)静脉注射5%硫代硫酸钠30～40ml，每日1次，共12～20次。

(5)口服胱氨酸每日4g，用药4～6个月。

(6)可同时给以复方樟柳碱或多贝斯等扩张血管、改善微循环治疗。

(7)改善饮食，多食蛋白质及维生素较多的食物。忌食含氰的食品，如苦杏仁等。

(8)如有其他疾病，如胃酸缺乏、舌炎、贫血等，应予治疗。有肝病者，应予保肝治疗。

【临床路径】

1.询问病史

重点注意有无长期吸烟史和病情进展情况。

2.体格检查

特别注意检查色觉，注意眼底改变。

3.辅助检查

视野和VEP对本病诊断具有重要价值。

4.处理

主要是全身给予甲钴胺及硫代硫酸钠治疗。

5.预防

严格禁止吸烟。

(二)药物中毒性弱视

本病是指一次用量过大或长期较大剂量应用某些药物导致的弱视。常见引起中毒性弱视的药物有奎宁类、水杨酸类、麦角类、异烟肼、乙胺丁醇等,尤其以乙胺丁醇和奎宁类药物为多见。

【临床表现】

(1)双眼视力减退。

(2)可有色觉改变和夜盲。

(3)可有瞳孔大小和对光反射异常。如奎宁中毒,发病时瞳孔缩小,不久瞳孔很快扩大,对光反射迟钝或消失。

(4)不同的药物中毒,视野改变不同。如奎宁中毒视野改变为明显的向心性缩小,尤以蓝色视野改变明显。而乙胺丁醇中毒则表现为球后视神经炎。

(5)眼底可有视神经盘水肿、视网膜水肿、视网膜血管或色素改变。

(6)不同药物所产生相应的全身伴随症状,如奎宁中毒常有头晕、耳鸣、耳聋等。

【诊断】

(1)有明确的应用某些药物历史。

(2)中心视力下降和视野改变。

(3)视觉诱发电位(VEP)P_{100}潜伏期延长和振幅下降。

【鉴别诊断】

1.屈光不正

视力下降可用镜片矫正,视野、色觉一般无改变。

2.其他种类中毒性弱视

有明确的中毒原因。

【治疗】

(1)请内科协助治疗。

(2)针对病因治疗,立即停止应用引起中毒性弱视的药物。

(3)急性期应洗胃排除药物,24 小时内应大量饮水或服用腹泻剂,以加速排泄药物。

(4)应用大剂量维生素 B 类、甲钴胺、复方樟柳碱等营养神经和扩张血管的辅助治疗。

【临床路径】

1.询问病史

重点注意询问有无相关药物的应用史。

2.体格检查

注意眼部改变和全身可能出现的阳性体征。

3.辅助检查

视野和 VEP 检查对本病诊断具有一定价值。

4.处理

主要是停用诱发药物和对症治疗。

5.预防

尽量限制或避免使用某些导致中毒性弱视的药物。

(三)化学制剂中毒性弱视

本病是指某些化学制剂通过呼吸道、消化道、皮肤等不同途径进入体内所导致的中毒性弱视。常见化学制剂有铅、汞及其化合物等。

【临床表现】

(1)双眼急性或亚急性视力减退。

(2)视野缺损可呈现中心暗点或向心性缩小。

(3)可有瞳孔不同程度散大和对光反射的异常。

(4)眼底早期可有视神经盘充血水肿、视网膜出血渗出、视网膜血管痉挛以及晚期有视神经萎缩等改变。

(5)可有眼球运动障碍、上睑下垂或眼球震颤等的发生。

(6)不同化学制剂中毒所产生相应的全身伴随症状。如铅及其化合物中毒出现消化道紊乱,牙龈蓝线,口炎等;汞及其化合物中毒产生的性格改变、失语、听力障碍等。

【诊断】

(1)有密切化学制剂接触史。

(2)中心视力下降和视野改变。

(3)VEP 检查 P_{100} 潜伏期延长和振幅下降。

(4)不同化学制剂中毒产生的特征性全身症状。

【鉴别诊断】

1.屈光不正

视力下降可用镜片矫正,视野、色觉一般无改变。

2.其他种类中毒性弱视

有明确的中毒原因,以此可以鉴别。

【治疗】

(1)请职业病科协助治疗。

(2)针对病因积极治疗,停止接触某些化学制剂。

(3)应用促进排泄或中和相应化学制剂的药物。

(4)应用甲钴胺和维生素 B 类以及复方樟柳碱或羟苯磺酸钙(多贝斯)等扩张血管、改善微循环治疗。

(5)在视神经盘充血水肿明显的急性期,可以适量全身应用糖皮质激素,有利于水肿的消退和视力的恢复。

【临床路径】

1.询问病史

重点注意有无相关化学制剂密切接触史。

2.体格检查

注意眼部改变和全身可能出现的阳性体征。

3.辅助检查

检查视野和 VEP 检查对本病诊断具有一定价值。

4.处理

主要是停用接触某些化学制剂和促进其排出。

5.预防

尽量避免接触某些化学制剂，如必须接触，作好职业病防护工作。

第五节　视神经萎缩

本病是指由于各种原因导致的视网膜神经节细胞及其轴突受到损害，引起视网膜神经节细胞丢失和神经纤维变性甚至坏死，神经胶质增生，从而导致的严重视功能障碍性疾病。常见病因为视网膜和视神经炎症、退行性变、缺血、外伤、肿瘤压迫以及原发或继发青光眼等，其他不常见的病因有特发性高颅内压、假性脑肿瘤和颅内静脉窦血栓，另外颅内肿瘤手术和鼻窦手术等医源性损害也可以导致不同程度的视神经萎缩。临床上主要分为原发性视神经萎缩和继发性视神经萎缩两大类。前者的萎缩过程是下行的，后者的萎缩过程是上行的。

【临床表现】

(1)不同程度的视力下降，严重者甚至失明。

(2)有后天获得性色觉障碍，尤以红绿色觉异常多见。

(3)眼底改变

(1)原发性视神经萎缩：视神经盘色泽淡或苍白，边界清楚，视杯上筛孔清晰可见，视网膜血管一般正常。

(2)继发性视神经萎缩：视神经盘色泽灰白、晦暗，边界模糊，生理凹陷消失；视网膜血管动脉变细，血管旁伴有白鞘，视网膜可有陈旧性病变的表现，如渗出或色素沉着或紊乱等。

(4)视野检查：可发现有中心暗点、鼻侧缺损、颞侧岛状视野、向心性视野缩小或管状视野等。

(5)视觉电生理的改变：原发性视神经萎缩时视觉诱发电位(VEP)振幅降低，潜伏期延长。继发性视神经萎缩时，除 VEP 异常外，还可有视网膜电图(ERG)的异常。

【诊断】

(1)根据既往眼病史、眼眶和颅内占位病史，视功能障碍明显，眼底视神经盘改变，可以诊断。

(2)视野和电生理检查有助于诊断。

【鉴别诊断】

(1)对于原发性视神经萎缩，需做其他多种辅助检查，以明确病因。

(2)根据病史和眼底改变以及影像学检查，可对原发性和继发性视神经萎缩做出鉴别。

【治疗】

(1)积极治疗各种原发病,并请相关科室协助治疗。

(2)可应用甲钴胺、神经生长因子和复方樟柳碱等营养神经和扩张血管治疗。

【临床路径】

1.询问病史

重点注意查找引起视神经萎缩的病因。

2.体格检查

重点注意视神经盘的形态改变及萎缩特点,并注意有无提示颅内压改变的全身症状,如头痛、头晕、一过性的视物模糊,或前述症状由轻变重、由偶发变频发均有重要的临床意义。

3.检查

视野和 VEP 检查对本病诊断具有重要价值,CT、MRI 和脑 DSA 等检查对明确病因具有重要作用。

4.处理

主要治疗原发病。

5.预防

积极治疗引起视神经萎缩的原发病。

第六节　视神经盘发育异常

一、视神经发育不良

从胎儿期的最初胚芽期、器官发生期至第 3 个月末的发育过程中,都可能因某种原因生长停滞或发育异常。视神经发育不良的眼中,其视网膜神经纤维层变薄或缺如,神经节细胞数目减少或消失。

【临床表现】

(1)视力较差,与视神经发育不良程度有关。轻者视力略低下或大致正常,重者可为全盲。

(2)视力弱者常有斜视和眼球震颤。

(3)多数患者的视网膜电图 b 波振幅轻度减低。

(4)眼底所见。

1)视盘部分或全部缺损。

2)视盘周围有境界不清、裸露的巩膜或增生的纤维组织。有时伴有不规则的色素沉着。缺损的表面可见异常组织残留。

3)视盘无缺损处仍可见视网膜中央血管出入,行径无明显异常。视盘缺损较大或近于全部缺损者,其血管多呈不正常分布。

(5)荧光素眼底血管造影:视盘缺损处早期低荧光,晚期高荧光。视盘周围病变区透见荧光增强,脉络膜毛细血管无灌注,晚期高荧光。

(6)视网膜电图 b 波振幅多数轻度减低。

【诊断】

(1)根据眼底,特别视盘的改变,可以诊断。

(2)荧光素眼底血管造影可有助诊断。

【治疗原则】

无特殊治疗。

【治疗目标】

目前无特殊治疗和预防措施。

二、先天性视盘小凹

本病是视盘发育异常,在视盘的神经实质内有局部先天性缺损,可能与胚胎裂闭合不全有关。多为散发性,无明显遗传倾向。可伴有其他先天异常,如视盘部分缺损、视盘下弧、视盘前膜、残存玻璃体动脉等。并可合并黄斑部浆液性视网膜脱离,最终发生囊样变性,甚至破孔,造成永久性视力障碍。

【临床表现】

(1)病史:无自觉症状。一旦发生黄斑部浆液性脱离,视力可急剧下降并有视物变形。

(2)70%的视盘小凹发生于视盘颞侧,20%发生于视盘中心,其他位置的小凹约为10%。

(3)眼底表现:视盘直径较对侧大,形态不规则,在小凹处呈梨形扩大。小凹由发育不全的原始视网膜组成,其中有纤维组织填充,凹内可见小血管支,表面可见不完整薄膜。可合并与视盘相连的黄斑浆液性脱离。

(4)荧光素眼底血管造影特点。

1)动脉前期与动脉期:视盘小凹部位呈现边缘清楚的无荧光区。

2)静脉期以后,小凹部位的无荧光区逐渐出现荧光,并逐渐增强。

3)晚期,小凹内充满荧光,在视盘内有轻度扩散,并形成一高荧光小区。

4)合并有黄斑浆液性脱离时,脱离区晚期有染料积存,无渗漏点。

5)视野检查:可为正常,亦可有旁中心暗点或与盲点相连的束状暗点。

【诊断】

根据眼底的改变和眼底荧光造影的结果,可以诊断。

【治疗原则】

(1)未发生黄斑部浆液性视网膜脱离时,可定期随诊。

(2)合并黄斑部浆液性视网膜脱离者,需尽早行激光视网膜光凝治疗。

【治疗目标】

定期复查,如发生并发症对症治疗,保存视功能。

三、视盘玻璃疣

本病系玻璃样物质出现在视盘部位。多数双眼发病。病因尚未确定,可能为先天性发育异常。本病有家族遗传性。视盘玻璃疣也合并出现于其他眼底病如血管性疾病、视盘炎、视神经萎缩、眼底变性类疾患及母斑病等。

【临床表现】

(1)无自觉症状,视力多为正常。有时可有阵发性视力模糊,可能由于疣体所致血管反射性痉挛而致暂时性缺血。偶有一过性视野缺损。

(2)眼底所见。

1)当视盘玻璃疣位置表浅时,呈黄色或白色或为蜡黄色、半透明的、发亮的圆形小体。可为单个,也可多发,排列成串,或堆集成桑椹状,并可融合成不规则的较大团块,向玻璃体内突出。

2)深埋在视神经组织内者称埋藏视盘玻璃疣。视盘稍扩大,隆起达 1/2～3D,边界不清,呈不规则起伏状。视网膜血管在视神经盘上弯曲爬行,呈现假性视盘水肿外观。视网膜血管行径正常,有时在玻璃疣表面稍隆起,或被遮蔽,或呈起伏不平。视网膜静脉可充血。视盘邻近可见视网膜出血。偶见渗出斑,甚至新生血管。

(3)荧光素眼底血管造影。

1)浅表的视盘玻璃疣自发荧光。此后渐被视盘深部毛细血管网渗漏的荧光素着染。

2)造影过程中荧光强度逐渐增强,晚期显示结节状荧光着染及不规整的视盘边界。

3)视盘埋藏玻璃疣所致的假性视盘水肿,凹陷不明显,其上毛细血管不似视盘水肿时那样扩张,亦不渗漏荧光。视网膜血管也不怒张,血管无渗漏,晚期管壁无着染。

(4)视野:疣体较多但浅在者,虽然眼底改变明显,但视野可长期正常,或只有轻度改变,如生理盲点扩大,扇形或不规则缺损等。位于筛板前的深层玻璃疣,由于疣体直接压迫视神经纤维或压迫血管引起前部缺血性视神经改变,视野可出现与生理盲点相联的神经束状暗点。

【诊断】

(1)根据视盘的改变,可以诊断。

(2)荧光素眼底血管造影有助于诊断。必要时再做视野检查。

【治疗原则】

(1)浅表及为数不多的埋藏视盘玻璃疣对视力及视野的危害不明显,无须治疗。

(2)深在的较多玻璃疣长期存在,可致视力下降与视野缺损。宜给予支持药物,如维生素 B_1、维生素 C、维生素 B_{12},及适当的血管扩张剂如甲巯咪唑、复方丹参等。

【治疗目标】

根据视盘玻璃膜疣的位置,及其对视力和视野影响程度,决定是否给予药物治疗,来保护视功能。

四、视神经盘缺损

本病是由于胚胎裂不完全闭合所致,是少见的先天性病变。虽然本病可以是常染色显性遗传,但大多数是散发的。可以是单眼发生,也可双眼发生。在一些患者中还有全身性病变。

【临床表现】

(1)视力较差,与视盘缺损程度有关,重者可全盲。

(2)常伴有斜视和眼球震颤。

(3)眼底所见。

1)视盘部分或全部缺损。视盘有一不规则的漏斗形凹陷,小者局限于视神经鞘内,类似大的生理凹陷;大者深达 7～10mm,或伴有球后囊肿。凹陷最深处常位于下方,或稍偏向一侧。凹陷的底部平滑,看不见筛板的灰白色斑点。

2)视盘周围有境界不清和不规则的发亮白环,为裸露的巩膜或增生的纤维组织,有时伴有不规则的色素沉着。缺损的表面可见异常组织残留。

3)视盘缺损较大或近于全部缺损者,其血管多呈不正常分布。

(4)荧光素眼底血管造影。

1)视盘缺损处早期低荧光,晚期高荧光。

2)视盘周围病变区透见荧光增强。

3)脉络膜毛细血管无灌注,晚期高荧光。

4)视网膜中央血管系统于上下盘缘发出多支辐射状血管从隆起嵴上屈膝而出。

【诊断】

(1)根据视盘的改变,可以诊断。

(2)荧光素眼底血管造影有助于诊断。

【治疗原则】

无治疗方法。

【治疗目标】

目前无特殊治疗方法和有效预防措施。

五、牵牛花综合征

牵牛花综合征是一种先天性视神经视盘发育不全的表现。男性略多于女性,眼别无差异。常为单侧,很少双眼发生。大多数病例没有全身性异常。

【临床表现】

(1)视力差,自幼患眼外斜。

(2)眼底所见。

1)相当于视盘的部位较正常视盘明显增大。底部凹陷,常被绒毛状或不透明白色组织填充,其边缘不规整,且隆起似一环形嵴,其上有色素沉着。嵴环外为视网膜脉络膜萎缩区。

2)有较多支血管(一般为 20 支左右)从相当于视盘边缘处,或穿过中央不透明组织,爬出嵴环向四周视网膜分布,走行平直,很少分支。其动静脉不易分辨,管径均细窄,有的伴有白鞘。

3)在双目间接检眼镜下,中央凹陷区内增生的组织有如一蒂,四周环形嵴及众多血管爬出,辐射状向周边走行,隆起嵴外萎缩区又呈一环,好像一朵盛开的牵牛花,故名牵牛花综合征。

(3)荧光素眼底血管造影。

1)视盘早期低荧光。

2)早期视盘周围萎缩区内窗样缺损,透见高荧光。眼底可见脉络膜毛细血管无灌注。晚期视盘上增生的组织着染,持续高荧光。由于眼底早晚期均有高荧光出现及众多平直血管,使荧光血管造影分外醒目。

(4)眼电生理检查有异常结果。

【诊断】

(1)根据视力低下、眼球震颤,以及眼底特征性的改变,可以诊断。

(2)荧光素眼底血管造影有助于诊断。

【治疗原则】

无特殊治疗。

【治疗目标】

目前尚无特殊治疗方法和有效预防措施。

第七节　视神经肿瘤

一、视神经胶质瘤

视神经胶质瘤为一种起源于视神经内胶质细胞的良性或低度恶性肿瘤。视神经胶质瘤约占神经系统胶质瘤的1%～2%，占眶内肿瘤的1%～6%。

【临床表现】

(1)患者多为10岁以下儿童，新生儿也可患病。成人发病者恶性程度较儿童高。

(2)女性多见。

(3)进度缓慢，多为良性，也可为低度恶性，不常发生血行或淋巴转移。

(4)常先出现视力下降。

(5)继而出现进行性眼球突出，常为非搏动性和不能压回的突眼，多数向正前方。但如果肿瘤过大，可使眼球前突偏向颞下方。

(6)眼球运动一般不受限。如果肿瘤过大，也可影响眼肌，发生眼球运动障碍。

(7)肿瘤较大，或距眼球较近者，可压迫眼球，导致脉络膜视网膜皱褶，或致视盘水肿或视神经萎缩。少数人可因视神经受压而引起视网膜中央静脉阻塞。

(8)多为单侧。近眶尖部肿瘤可沿视神经交叉向对侧蔓延累及对侧。

(9)儿童视神经胶质瘤常伴有神经纤维瘤病。

(10)影像学检查X线检查可见视神经孔扩大。超声探查可示肿大的视神经和视盘水肿。CT和MRI扫描可清晰地显示肿瘤的部位、形状、边界、肿瘤实质和范围。

【诊断】

根据患者年龄、视力损害、单侧突眼，X线片、CT和MRI的检查，可以明确诊断。

【治疗】

(1)如果视力尚好，眼球突出不明显，在影像学监视下病变无进展，可严密观察。

(2)一旦发现肿瘤有蔓延趋势应立即手术切除。

【治疗目标】

根据视力和肿瘤有无蔓延趋势决定是否密切观察和手术切除，尽量保存视功能。

二、视神经脑膜瘤

视神经脑膜瘤起于视神经外周的鞘膜，由硬脑膜或蛛网膜的内层细胞组成。偶尔也可来自视神经鞘内的纤维组织，称为神经纤维瘤。通常肿瘤均起源于眶内段视神经，可经视神经孔逐渐向颅内生长，也可位于视神经孔处，以后逐渐向眶内及颅内两边发展。肿瘤自视神经外周鞘膜发生,逐渐向外生长,通常不侵入软脑膜以内的视神经实质,因此视神经仅受到机械性压迫的影响。偶尔也有少数病例肿瘤向内生长,侵入视神经、巩膜,甚至侵及脉络膜和视网膜。脑膜瘤生长缓慢,为良性肿瘤。也可恶变,恶变后发展迅速。发病年龄越小,恶性程度越高。

【临床表现】

(1)好发于中年女性。

(2)进行性眼球突出,多向正前方。后期可因肿瘤较大,占据眶内大部分空间时,眼球突出可偏向颞下方。

(3)当眼球缓慢前突相当长一段时间后,视力逐渐减退。

(4)当眼外肌受肿瘤压迫时,眼球运动受限。

(5)眼睑和结膜水肿。眼睑及眼眶显得极为丰满,眶内压力高。

(6)当球后段视神经受肿瘤压迫时,可有视盘水肿和视神经萎缩,有时可并发视网膜中央静脉阻塞。有时可有脉络膜视网膜皱褶。

(7)影像学检查:X线检查和CT、MRI检查可见视神经孔扩大、视神经管壁硬化;眶壁骨质增生与破坏同时存在。CT与MRI还可显示视神经增粗,钙化及车轨样图像。超声检查可显示增粗的视神经,视神经与眼球间构成角度增加,边界清楚,内回声减少而衰减明显。有时病变处有钙化。

【诊断】

根据患者是女性、中年以后发病、单眼突出、视力缓慢下降、视神经孔扩大和眼眶扩大、骨质吸收等要点,可以明确诊断。必要时进行穿刺活组织病理检查,以便确定诊断。

【治疗原则】

(1)尽早手术摘除肿瘤。

(2)不宜手术或手术未能完全摘除者可采用放射治疗,但不敏感。

【治疗目标】

尽早手术摘除肿瘤。

三、视神经盘血管瘤

本病为先天性发育性血管肿瘤。可单眼或双眼同时发病。可伴有视网膜毛细血管瘤。分为内生型和固着外生型两类。

【临床表现】

(1)早期无任何症状。累及黄斑时可影响视力。

(2)眼底所见。

1)内生型:为红色球形完全局限的血管性病损,边缘清楚,有包膜。它可向玻璃体内生长突出,无明显的供养和回流血管的特征。视盘边界清楚,但偶尔血管瘤的边缘也可模糊不清,易与视盘水肿、视神经炎相混淆。

2)外生型:常位于视盘偏中心部位并遮挡视盘的边缘。肿瘤境界不清,呈橘黄色,常从视盘边缘伸入邻近的视网膜下间隙。瘤体内血管扩张并可侵及视网膜深层组织。视网膜常有黄色渗出。如果视网膜下积聚较多渗出,可导致视网膜脱离。

(3)荧光素眼底血管造影:造影早期瘤体迅速形成强荧光,其大小、形态基本保持不变。晚期无明显渗漏,周围组织无着染。视网膜尤其黄斑区有脂肪渗出者,则显示轻微荧光遮蔽。

(4)并发症:主要为继发性视网膜脱离、视网膜下出血,玻璃体出血、葡萄膜炎及继发性青光眼,导致患者失明。

【诊断】

(1)根据视盘和眼底其他部位的检查,可以诊断。

(2)荧光素眼底血管造影有助于诊断。

【治疗原则】

(1)如果血管瘤不发展,可定期观察,不必治疗。

(2)如果血管瘤发展,或有并发症时,应当采用电凝、光凝或冷凝视网膜的血管瘤。采用经瞳孔温热疗法取得一定疗效。

【治疗目标】

根据血管瘤是否发展,可采取定期观察,或电凝、光凝或冷凝血管瘤的治疗。

四、视神经盘色素细胞瘤

视神经盘色素细胞瘤是视神经先天性良性黑色瘤。无性别差异,双侧发病罕见。常因体检而被发现就诊。

【临床表现】

(1)一般不影响视力。肿瘤很大时,视力可轻度降低。

(2)即使视力正常的患眼,也会出现瞳孔输入纤维功能障碍。

(3)常有视野缺损。

(4)眼底所见。

1)玻璃体清亮。

2)视盘内或其上有灰至深黑色的肿瘤,边界不规则,轻度隆起,一般为1～2mm。个别的“瘤子”还可落至玻璃体内。通常肿瘤占视盘一个象限。大多数肿瘤位于视盘的颞下象限,但有的可累及整个视盘。

3)可有视盘水肿的表现。

4)视神经色素瘤可与典型的脉络膜痣相连接。

(5)荧光素眼底血管造影:肿瘤处为低荧光区。在瘤以外的视神经盘组织,可见神经纤维被推向一侧,常有毛细血管轻度扩张造成该处染料的渗漏。

(6)视野:根据肿瘤的大小和范围,视野有不同表现:视野正常、生理盲点扩大、神经纤维束缺损或鼻侧阶梯。

(7)超声检查:为高反射、内部结构规则、伴有浆液性视网膜脱离和观察期间生长缓慢。

【诊断】

(1)根据眼底所见,可以诊断。

(2)荧光素眼底血管造影、视野和超声检查有助于诊断。

【治疗原则】

无须特殊治疗。

【治疗目标】

无须特殊治疗。

第八节　视交叉病变

一、垂体瘤

垂体瘤是脑垂体的肿庙。脑垂体位于视交叉的下方,因此脑垂体肿瘤可引起视交叉的损害。70%左右的脑垂体瘤为厌色细胞瘤,其次为嗜酸细胞瘤及混合瘤,嗜碱细胞瘤少见。

【临床表现】

(1)视力和视野的变化取决于垂体瘤生长的方向,以及视交叉、视神经和视束受压的情况。

(2)早期视交叉损害多无视力减退,晚期出现完全性损害后则影响视力;肿瘤压迫引起的视力减退一般出现较晚,发展缓慢。

(3)由于垂体瘤首先压迫视交叉鼻下纤维,可引起颞上象限视野缺损,随后出现颞下、鼻下、鼻上象限视野缺损。

(4)约70%的患者出现双颞侧偏盲。

(5)早期眼底正常,晚期可见原发性视神经萎缩。

(6)伴有内分泌障碍和头痛。如肥胖、性功能减退、男性无须、女性月经失调等症状。

【诊断】

根据视力障碍、特征性视野缺损和原发性视神经萎缩,内分泌障碍,以及MRI和CT检查的阳性结果,可以诊断。

【治疗原则】

请神经科或耳鼻喉科会诊,手术摘除肿瘤。

【治疗目标】

手术摘除肿瘤。

二、视交叉附近脑膜瘤

视交叉附近的脑膜瘤以鞍结节脑膜瘤为多见。该病变位于视交叉前缘与两侧视神经之间,多发于中年人。

【临床表现】

(1)根据肿瘤压迫视神经和视交叉的部位和程度不同,发生不同程度的视力减退和视野缺损不一。

(2)若肿瘤先压迫一侧视神经,后压迫视交叉,通常先有一侧缓慢进行性视力减退和中心暗点;晚期视力严重减退或失明。

(3)两侧视神经受压时症状为双侧性。

(4)若鼻侧视神经纤维首先受压,则有单眼颞侧偏盲。

(5)视交叉受压多为不对称性双颞侧偏盲,以下部为著。

(6)眼底可有原发性视神经萎缩发生。

(7)若肿瘤侵入海绵窦、眶上裂、视神经孔则有眼外肌麻痹和眼球突出。

(8)可有全身伴随症状,如头痛、精神症状或内分泌失调等改变。

【诊断】

根据视力障碍、视野缺损和原发性视神经萎缩,全身伴随症状,颅脑 CT 和 MRI 检查的阳性结果,可以诊断。

【治疗原则】

请神经科会诊,确诊后手术治疗。

【治疗目标】

手术切除肿瘤。

三、颅咽管瘤

颅咽管瘤多见于少年和儿童,好发于鞍上垂体结节部上端,少数位于鞍内,向鞍上发展,个别见于蝶窦或咽后壁等处。

【临床表现】

(1)根据肿瘤压迫视交叉、视神经和视束的程度不同,可产生不同程度的视力和视野缺损。

(2)视野缺损以双颞侧偏盲多见,因肿瘤压迫多来源于视交叉后上方,故视野缺损多自下方开始。

(3)若第三脑室受侵犯导致颅内高压发生,常有外展神经麻痹和视盘水肿。

(4)可有原发性视神经萎缩。

(5)可有全身伴随症状,如颅内高压、内分泌功能障碍等。

【诊断】

根据视力障碍、视野缺损和原发性视神经萎缩,全身伴随症状,颅脑 CT 和 MRI 检查的阳性结果,可以诊断。

【治疗】

请神经科会诊,确诊后及早手术治疗,辅以糖皮质激素替代治疗。

【治疗目标】

手术切除肿瘤。

四、视交叉胶质瘤

视交叉胶质瘤是最常见的原发于视交叉的肿瘤。病理学改变以星形细胞瘤为多见,儿童常为Ⅰ～Ⅱ级,成年人为Ⅲ～Ⅳ级。

【临床表现】

(1)双眼视力减退多由一侧开始。

(2)双颞侧偏盲或不规则视野缺损。

(3)肿瘤如侵犯到视束、下丘脑等处,可引起中脑导水管阻塞、颅内高压、双侧视盘水肿。

(4)肿瘤如侵入眶内,则可发生眼球突出和眼球运动障碍。

(5)眼底可有原发性视神经萎缩的表现。

【诊断】

根据视力障碍、视野缺损、视盘水肿以及原发性视神经萎缩,颅内高压症状,颅脑 CT 和

MRI 检查的阳性结果,可以诊断。

【治疗原则】

请神经科会诊,确诊后及早手术治疗。

【治疗目标】

手术切除肿瘤。

五、蝶鞍区的炎症损害

蝶鞍区的炎症常造成视神经和视交叉的损害,最常见于蝶鞍区的脑蛛网膜炎。脑蛛网膜炎是指感染、外伤等作用下所发生的一种慢性炎症反应或其后遗症。蝶鞍区位于颅中窝蝶骨体上部,其中央的凹窝为垂体窝,窝前横沟为前沟交叉,是视交叉所在处,沟的两侧有视神经管通过。蝶鞍区与视交叉的关系密切。

【临床表现】

(1)视力下降:可突发失明或迁延数年。多先自一侧开始,数月后蔓延到对侧,或长期局限于一侧。

(2)视野损害:视神经受累时,多出现中心暗点或周边视野向心性缩小。视交叉和视束受累时,多有双颞侧偏盲、双鼻侧偏盲以及不对称性同向偏盲等。

(3)眼底可正常,也可有视盘充血、水肿或原发性视神经萎缩等。

(4)可有瞳孔改变,两侧瞳孔不等大或一侧瞳孔对光反射消失。

(5)可有眼外肌运动障碍和眼球震颤。

(6)全身伴随症状,如头痛,低热,前额、眶部两颞侧或眼球后疼痛以及可能出现的内分泌功能障碍等症状。

【诊断】

根据眼部视力障碍、视野缺损和视盘改变,全身相应的症状及脑脊液、颅脑 CT 和 MRI 等检查结果,可以诊断。

【治疗原则】

(1)请神经科会诊。

(2)采用抗感染或试用抗结核治疗。

(3)应用糖皮质激素和扩张血管性药物辅助治疗。

(4)根据病变情况,可采用手术方法剥离粘连、切除囊肿和减压。

【治疗目标】

控制炎症,保护视功能。

六、鞍区的血管性损害

在蝶鞍区上方有 Willis 环,两侧为海绵窦,窦内有颈内动脉通过,并接受眼静脉的血液。因此蝶鞍区的血管性病变常可损害附近的视神经和视交叉,产生相应的眼部症状。常见的病因有 Willis 环动脉瘤、海绵窦内动静脉瘘和血栓及颈动脉海绵窦段动脉瘤等。

【临床表现】

(1)不同程度的视力下降,严重者视力完全丧失。

(2)根据视神经和视交叉损害部位及程度的不同,出现多种多样的视野缺损。

(3)球结膜水肿、血管迂曲扩张、眼外肌运动障碍以及复视。

(4)视盘水肿、原发性视神经萎缩。

(5)眼球突出,眼球运动障碍。

(6)常有眶部、额部头痛。

(7)根据不同病因,可伴随相应的症状。如 Willis 环动脉瘤常见瞳孔光反射异常;海绵窦内动静脉瘘常有耳际杂音;海绵窦血栓有时可有化脓病灶或发热等。

【诊断】

根据视功能和眼底改变,以及眼球突出和眼球运动障碍,全身相应的伴随症状,以及脑血管造影、颅脑 CT 和 MRI 检查的阳性结果,可以诊断。

【治疗原则】

(1)请神经科会诊。

(2)对海绵窦血栓患者采用抗炎治疗。

(3)对动脉瘤、海绵窦内动静脉瘘等可采用脑血管介入治疗。

【治疗目标】

针对病因进行治疗,保护视功能。

第九节 视束病变

视束是位于视交叉与外侧膝状体之间的视通路。常由于邻近组织的肿瘤、血管病变或脱髓鞘性疾病所引起。

【临床表现】

(1)双眼视力减退。

(2)表现 Wernicke 偏盲性瞳孔强直,裂隙灯照射鼻半侧视网膜,不引起瞳孔收缩。

(3)晚期眼底可见原发性视神经萎缩。

(4)视野改变为同向偏盲。

(5)视觉诱发电位(VEP)异常。

【诊断】

主要根据特征性的 Wernicke 偏盲性瞳孔强直阳性和病变对侧的双眼同侧偏盲,以及颅脑影像学检查,可以诊断。

【鉴别诊断】

1.外侧膝状体病变

Wernicke 偏盲性瞳孔强直阴性,此点可与视束病变相鉴别。

2.视放射病变

有黄斑回避,可伴有相应的大脑损害症状,如失读、视觉性认识不能;但无 Wernicke 偏盲性瞳孔强直和视神经萎缩。

3.枕叶病变

双眼一致性同侧偏盲，伴有黄斑回避；但无 Wernicke 偏盲性瞳孔强直和视神经萎缩。

【治疗】

(1)请神经科会诊，积极治疗原发病。

(2)应用大剂量维生素 B 类以及能量合剂、威氏克等营养神经和扩张血管性药物辅助治疗。

【临床路径】

1.询问病史

注意是否双眼发病以及询问有无诱发视束损害的原发病。

2.体格检查

注意瞳孔异常反射和全身可能出现原发病的阳性体征。

3.辅助检查

视野检查对本病诊断具有重要价值；CT 和 MRI 等检查对明确病因具有重要作用。

4.处理

主要治疗原发病。

5.预防

积极治疗原发病，可能起到预防视束病变的进一步发展的作用。

第十节　外侧膝状体病变

外侧膝状体位于大脑角外侧，视网膜神经节细胞纤维在此交换神经元后形成视放射。临床上外侧膝状体病变较罕见。常见病因为外侧膝状体部位的血管性病变，少见肿瘤，以胶质瘤为主，多见于儿童，少数为转移癌。

【临床表现】

(1)双眼视力减退不明显。

(2)双眼视野呈现一致性(可重叠性)的同向偏盲。

(3)晚期眼底可见原发性视神经萎缩。

(4)可伴有原发病的症状。

(5)视觉诱发电位(VEP)异常。

【诊断】

根据特征性视野的改变，以及 CT 和 MRI 等脑部影像学检查结果，可以诊断。

【鉴别诊断】

以下疾病诊断中颅脑影像学检查结果为鉴别诊断的金标准。

1.视束病变

视野检查可见病变对侧的双眼同侧偏盲，但双眼视野缺损多为不一致性，以及有 Wernicke 偏盲性瞳孔强直。

2.视放射病变

有黄斑回避,常为象限性同向视野缺损,可伴有相应的大脑损害症状以及无视神经萎缩等特点,可与外侧膝状体病变相鉴别。

3.枕叶病变

有双眼一致性同侧偏盲,伴有黄斑回避以及无视神经萎缩。

【治疗】

(1)请神经科会诊,积极治疗原发病。

(2)应用营养神经和扩张血管性药物辅助治疗。

【临床路径】

1.询问病史

注意是否双眼发病以及询问有无导致外侧膝状体病变的原发性疾病。

2.体格检查

注意瞳孔反射是否正常以及全身可能出现的原发病的阳性体征。

3.辅助检查

视野检查对本病诊断具有重要价值;CT 和 MRI 等检查对明确病因具有重要作用。

4.处理

主要治疗原发病。

5.预防

尽可能积极治疗导致外侧膝状体病变的原发性疾病。

第十一节 视放射病变

视放射是联系外侧膝状体与枕叶皮质的神经纤维结构。视放射病变常见病因为脑部肿瘤,多见颞叶、顶叶及枕叶的各种胶质瘤、转移癌或附近的脑膜瘤等。

【临床表现】

(1)双眼中心视力常无减退。

(2)视野缺损多为象限性、一致性双眼同向视野缺损。

(3)可有黄斑回避,在偏盲视野内的中央注视区,保留 3 度以上的视觉功能区。

(4)无视神经萎缩及 Wernicke 偏盲性瞳孔强直。

(5)视觉诱发电位(VEP)异常。

(6)可伴有相应的大脑损害症状,如失读、视觉性认识不能等。

【诊断】

根据双眼视力下降、视野特征性改变、瞳孔对光反射正常,以及 CT 和 MRI 等脑部影像学检查结果,可以诊断。

【鉴别诊断】

1.视束病变

视野检查可见病变对侧的双眼同侧偏盲,但双眼视野缺损多为不一致性,以及有

Wernicke 偏盲性瞳孔强直。

2.外侧膝状体病变

晚期双眼底可见原发性视神经萎缩，脑部 CT 和 MRI 检查有助于鉴别诊断。

3.枕叶病变

脑部 CT 和 MRI 等检查结果有助于鉴别诊断。

【治疗】

(1)请神经科会诊，积极治疗原发病。

(2)应用营养神经和扩张血管性药物辅助治疗。

【临床路径】

1.询问病史

注意是否双眼发病以及询问有无导致视放射病变的原发病症状。

2.体格检查

注意瞳孔反射是否正常以及全身可能出现的原发病的阳性体征。

3.辅助检查

视野检查对本病诊断具有重要价值；CT 和 MRI 等检查对明确病因具有重要作用。

4.处理

主要治疗原发病。

5.预防

尽可能积极治疗导致视放射病变的原发性疾病。

第十二节　视皮质病变

视皮质在枕叶内侧，直伸至距状裂的前端；一侧视皮质相当于两眼视网膜同向的一半；视网膜的上半与下半相当于距状裂的上方与下方。视皮质是大脑皮质中最薄的区域。视皮质病变可以导致严重视功能障碍。其病因以血管性病变如局部梗死或出血以及脑外伤为多见，而脑脓肿及原发和转移性肿瘤较少见。

【临床表现】

(1)双眼视力减退，如果有黄斑回避，则中心视力不受累。

(2)双眼一致性同侧偏盲。

(3)瞳孔光反射正常，眼底正常。

(4)视觉诱发电位(VEP)异常。

(5)可伴有枕叶损害的相应症状，如失读、视失认等。

【诊断】

根据双眼视功能障碍、视野特征性改变、瞳孔光反射正常，以及 CT 和 MRI 等脑部影像学检查结果，可以诊断。

【鉴别诊断】

1.视束病变

双眼“不可重”(不一致性)的同向偏盲，以及有 Wernicke 偏盲性瞳孔强直和晚期眼底视神经萎缩。

2.外侧膝状体病变

晚期双眼底可见原发性视神经萎缩，以及伴有原发病的症状和脑部 CT 和 MRI 检查等，可助鉴别。

3.视放射病变

脑部 CT 和 MRI 等检查结果有助于鉴别诊断。

【治疗】

(1)请神经科会诊，积极治疗原发病。

(2)应用营养神经和扩张血管性药物辅助治疗。

【临床路径】

1.询问病史

注意是否双眼发病以及询问有无导致视皮质病变的原发因素。

2.体格检查

注意瞳孔反射是否正常以及全身可能出现的原发病的阳性体征。

3.辅助检查

视野检查对本病诊断具有重要价值；CT 和 MRI 等检查对明确病因具有重要作用。

4.处理

主要治疗原发病。

5.预防

尽可能积极治疗导致视皮质病变的原发性疾病。

第十三节　瞳孔异常

一、麻痹性瞳孔散大

麻痹性瞳孔散大为瞳孔传出的副交感神经和动眼神经受损而引起的瞳孔异常。动眼神经损害按照病变部位分为核性(核间性)和核下性麻痹性瞳孔散大。常见病因为位于大脑后动脉和后交通动脉上的动脉瘤，其他病因有累及脑干动眼神经核和动眼神经的脑部占位性、神经变性或外伤性病变。瞳孔的副交感神经损害则主要是睫状神经节受损导致的单侧瞳孔散大，又称 Adie 强直性瞳孔，病因不清，可能是局部眼眶炎症或病毒感染后。

【临床表现】

(1)动眼神经核和核间性损害累及动眼神经缩瞳核(E-W 核)，表现为双侧核间性眼肌麻痹，瞳孔散大，对光反应消失，调节丧失。

(2)动眼神经核下性受损则表现为单侧瞳孔散大，常伴有不同程度的动眼神经麻痹体征，上睑下垂，眼球呈外展位，主诉复视。

(3)睫状神经节或睫状短神经病变所致的瞳孔副交感通路损害(Adie 瞳孔)，Adie 瞳孔多见于 20～40 岁女性，多单眼发病，常表现为急性瞳孔散大且规则，患眼调节减弱，光反射消失或反应迟缓的病例伴有瞳孔缘的蠕虫样收缩。在长期病程，受累瞳孔可能变小。在明亮环境下，由于患侧瞳孔不能缩小，而健侧瞳孔缩小，故此时双眼瞳孔不等大更为明显。对胆碱能药物产生超敏感效应，即用0.125%毛果芸香碱点眼可出现病变侧瞳孔缩小，而对侧正常瞳孔不缩小。可伴有深腱反射消失（Holmes-Adie综合征）。

（4）如果原发病变为中脑占位或血管性病变，可伴有原发性病变的临床表现，如发热、昏迷、抽搐等。

【诊断】

动眼神经损害引起的瞳孔散大，根据相应受累的眼外肌麻痹体征，以及病变侧瞳孔散大，结合CT、MRI和脑血管DSA检查，可以协助诊断，明确病因。

Adie瞳孔主要通过低浓度（0.125%）毛果芸香碱药敏实验，可以确诊。

【鉴别诊断】

1.外伤性瞳孔散大

通过仔细的病史采集及裂隙灯检查可以帮助鉴别。

2.药物性瞳孔散大

有明确应用散大瞳孔药物史。

3.急性闭角型青光眼典型或非典型发作（小发作）后的瞳孔散大

通过病史询问，眼压测量和房角检查可以帮助鉴别。

【治疗】

（1）请神经科会诊，积极治疗脑内的原发病，对于血管瘤，则需要放射科或神经外科进行介入治疗。

（2）对于Adie瞳孔，通常没有特效的治疗方法，可以对症使用低浓度缩瞳眼药以缓减畏光症状。

【临床路径】

1.询问病史

重点询问有无头部感染和外伤史。

2.体格检查

重点注意对比双侧瞳孔大小和眼光反应状况，是否存在眼外肌麻痹，以及有无全身神经系统阳性体征。

3.辅助检查

眶部、脑部CT、MRI和DSA等检查可以协助诊断，查找病因。

4.处理

主要根据原发病因进行治疗。

二、麻痹性瞳孔缩小

麻痹性瞳孔缩小是瞳孔交感神经通路损害导致的瞳孔反射异常，为Horner综合征的主要体征。病变累及丘脑、脑干、延髓、颈髓和颈交感神经均可导致Horner综合征。病因有脑干卒中和肿瘤、脊髓空洞症、脊髓肿瘤、颈部手术后（甲状腺多见）、肺尖癌和纵隔病变，以及颈内或颈总动脉瘤、鼻咽癌海绵窦占位等。

【临床表现】

(1)病变侧瞳孔缩小,光反射、近点反射存在。

(2)在昏暗环境中,患侧瞳孔不能散大,而健侧瞳孔散大,故此时双眼瞳孔不等大更为显著。

(3)病变侧轻度上睑下垂(通常为1～2mm),眼球轻度内陷。

(4)在先天性和长病程的Horner综合征,可出现虹膜异色症。

(5)如果病变位于颈上交感神经节水平以下,则可出现病变侧面部无汗。

【诊断】

根据双侧瞳孔不等大在暗光下更为明显,双眼瞳孔光反射和近反射存在,伴有患侧眼睑下垂,面部无汗、眼球轻度后退等典型体征,可以初步诊断。通过药敏实验,点滴4%或10%可卡因眼药,患侧瞳孔不散大可以确诊。

【鉴别诊断】

1.内眼炎症后的瞳孔后粘连引起的瞳孔缩小

通过询问病史和前节检查可以鉴别。

2.Argyll-Robertson瞳孔

为双侧瞳孔缩小,瞳孔光-近点反射脱节(瞳孔光反射消失,视近时瞳孔缩小),对散瞳药无反应。

3.三叉神经旁综合征

又名Raeder症,具有三叉神经支配区域的眼眶周围和眼球后部剧烈疼痛,伴有不完全的Horner综合征,但无面部无汗,常为肿瘤或肉芽肿病变。

【治疗】

请相关科室会诊,寻找和治疗影响瞳孔交感神经通路各段的原发疾病。

【临床路径】

1.询问病史

注意询问有无胸、颈部的病史,尤其是手术治疗史。

2.体格检查

注意瞳孔、睑裂大小,皮肤色泽温度以及患侧发汗和眼球内陷等改变。

3.辅助检查

脑、颈胸部脊髓部CT和MRI,肺部(尤其是肺尖部)CT,在发现原发病方面具有重要价值。

4.处理

主要针对原发病因进行治疗。

5.预防

积极治疗原发病,可能会有一定的预防作用。

三、Argyll-Robertson瞳孔

Argyll-Robertson瞳孔是指由于电脑顶盖前区病变累及由顶盖前核发至动眼神经Edinger-Westphal(E-W)核的瞳孔二级神经元——顶盖动眼束,所引起的双眼瞳孔光反射消

失,而瞳孔集合反应正常(光-近点反射脱节)的一种瞳孔异常。主要病因为神经性梅毒,其他可有多发性硬化、脑膜炎、中脑肿瘤等。

【临床表现】

(1)多为双眼发病,但不对称。

(2)双侧瞳孔缩小,形态不规则,如瞳孔可为卵圆形、水滴形、多角形等。

(3)瞳孔直接和间接对光反应消失,而视近物时瞳孔缩小(光-近点反射脱节)。

(4)瞳孔的集合反应存在,甚至比正常更为活跃。

(5)对阿托品等散瞳药反应极弱。

【诊断】

根据双侧瞳孔缩小且形态不规则,光-近点反射脱节,对散瞳药物反应极弱,可以协助诊断。

【鉴别诊断】

1.炎症性瞳孔缩小

多为单眼,视近时瞳孔无缩小,无光-近点反射脱节,有虹膜睫状体炎或内眼手术史。

2.Horner 瞳孔

根据患侧眼睑下垂、面部无汗、眼球内陷等典型体征,以及可卡因药敏实验可以帮助鉴别诊断。

3.药物性瞳孔缩小

有滴用缩瞳药物史。

【治疗】

请相关科室科会诊,积极治疗原发病。

【临床路径】

1.询问病史

重点询问有无梅毒、多发性硬化等病史。

2.体格检查

注意瞳孔大小和形态,光一近点反射状况,散瞳检查是否有脉络膜视网膜炎、视神经盘炎或葡萄膜炎。

3.辅助检查

进行脑部(尤其是中脑)CT 和 MRI 等检查以协助查明病变部位,实验室检查梅毒相关的指标,如 FTA-ABS、RPR 或 VDRL,如果梅毒确诊,要考虑做腰穿。

4.处理

主要针对原发病进行治疗。

5.预防

尽可能积极控制和治疗梅毒,能起到一定的预防作用。

四、紧张性瞳孔

紧张性瞳孔可分为眶性强直性瞳孔、神经病性强直性瞳孔和 Adie 综合征 3 种类型。眶性强直性瞳孔常见病因有眶部肿瘤、脉络膜肿瘤、酒精球后注射以及眶部外伤、手术等;神经病性强直性瞳孔的病因有带状疱疹、水痘、麻疹、猩红热、流感病毒及糖尿病等;Adie 综合征的病因尚不清楚。

【临床表现】

(1)眶性强直性瞳孔表现为单侧瞳孔扩大和对光反射消失;由于损害了睫状神经节或节后纤维,瞳孔多极度散大。

(2)神经病性强直性瞳孔,眼部表现与眶性强直性瞳孔相似,同时可有如带状疱疹、水痘、麻疹等原发性疾病的临床表现。

(3)Adie 综合征多见于 20～40 岁女性,多单眼发病,瞳孔散大和光反射微弱或消失,2.5%乙酰胆碱即可明显缩小瞳孔;还可有视物模糊、畏光、调节痉挛等其他眼部症状。Adie 综合征常伴有膝、踝关节反射和上肢深反射等的消失。患者常有焦虑、急躁和精神紧张等症状。

【诊断】

根据单眼瞳孔散大、对光反射消失以及膝踝关节反射消失和相应原发病的临床表现,诊断多无疑问。

【鉴别诊断】

1.痉挛性瞳孔散大

是由于交感神经兴奋导致的,除瞳孔开大外,同时伴有睑裂开大,眼球突出、多汗等体征。

2.麻痹性瞳孔散大

除瞳孔散大外,可伴有原发性病变的临床表现,如发热、昏迷、抽搐和颅内压增高等症状。

【治疗】

(1)请神经科和感染科会诊,积极治疗原发病。

(2)对于眶性强直性瞳孔,针对诱发因素,进行治疗。如根据病情可行眶部肿瘤摘除、眶壁骨折修复等手术。

【临床路径】

1.询问病史

重点询问有无畏光、视物模糊等眼部症状以及带状疱疹、水痘病毒感染史。

2.体格检查

注意瞳孔大小、形态、光反射和躯体深反射情况以及可能的原发病的相应体征。

3.辅助检查

眶部、脑部 CT 和 MRI 等影像学检查以协助确定病因。

4.处理

主要是积极治疗原发病。

5.预防

积极控制和治疗诱发紧张性瞳孔的原发性疾病,可能起到一定的预防作用。

第九章　眼眶病

第一节　眼眶循环障碍和血管异常

一、眶水肿

眼眶具有丰富的动脉供应和静脉回流。由于眼眶本身的原因，或颅内、头面部的病变，可导致眼眶循环障碍。眼眶水肿是眼眶循环障碍的表现之一。它可分为：①炎性水肿，多系眶内组织炎症，如眶筋膜炎、眶骨膜炎、眶蜂窝织炎、栓塞性静脉炎等引起。急性鼻窦炎时也可引起眶水肿。②非炎性水肿，包括：由于眶静脉回流受阻产生的瘀滞性水肿；由于中毒因素，如肾病产生的内毒素或其他的外毒素引起的中毒性水肿；由于血管神经性因素产生的血管神经性水肿。

【临床表现】

(1)眶压增高。

(2)眼球突出。

(3)球结膜和眼睑水肿。

(4)可发生暴露性角膜炎。

(5)程度不等的眼球运动障碍。

(6)如长期眶水肿，使视神经长期受压，可导致视神经萎缩。

【诊断】

根据临床表现可以诊断。

【鉴别诊断】

(1)眶内出血：有出血的表现。

(2)对炎性和非炎性眶水肿进行鉴别。

【治疗】

(1)炎性水肿控制感染，全身使用抗生素，局部热敷。

(2)非炎性水肿针对病因进行治疗。治疗的目标是降低眶压，保护眼球和视神经。一般不采用手术。如果眶压持续高，一般治疗无效时，可考虑手术减压。

【临床路径】

1.询问病史

注意眶水肿发生的时间，有无其他全身疾病。

2.体格检查

注意眶压，以及角膜和视神经等情况。

3.辅助检查

必要时进行影像学检查。

4.处理

根据炎性和非炎性眶水肿进行不同的处理。

5.预防

积极治疗眶部的炎性疾病和影响血循环的疾病。

二、眶瘀血及血栓形成

眼眶的炎症和肿瘤压迫均可引起静脉瘀血及血栓形成。由于眶静脉的联系较广泛,单纯的眶内静脉瘀血及血栓形成较少见。

【临床表现】

1.特发性眼眶静脉血栓形成

(1)眼睑、结膜及浅层巩膜静脉充盈。

(2)程度不一的眼球突出。

(3)视网膜静脉充血及出血,常并发青光眼。

(4)眶静脉造影可见眼上静脉阻塞。

2.特发性海绵窦血栓形成

(1)多发生于体弱清瘦的老人或儿童,三叉神经痛、患重病后较易发生。贫血、血液凝固性增加、脱水及低血压时血流淤滞,可导致海绵窦血栓形成,栓塞可蔓延至眶静脉。

(2)-般为单眼,有时为双眼。

(3)眼球突出,可有搏动。

(4)眼球运动受限,完全性眼内和眼外肌麻痹,Ⅲ、Ⅳ、Ⅵ颅神经受累。

(5)剧烈疼痛。

(6)视力减退。

(7)视网膜静脉充盈,易并发青光眼。

【诊断】

根据病史和临床表现可以诊断。对于特发性眼眶静脉血栓形成可行眶静脉造影。

【鉴别诊断】

1.视网膜中央静脉阻塞

无眼球突出,无眼睑、结膜和巩膜静脉充盈。

2.眶内肿瘤

大多缓慢发生。

【治疗】

(1)特发性眼眶静脉血栓形成给予抗凝剂和糖皮质激素治疗。

(2)特发性海绵窦血栓形成发病早期可用抗凝药物治疗。

【临床路径】

1.询问病史

注意发病时间和速度,有无其他全身疾病。

2.体格检查

注意眼球位置，眼表和眼底血循环状态。

3.辅助检查

必要时进行眶静脉造影。

4.处理

以抗凝药物治疗。

5.预防

增强周身健康。

三、眶出血

眶内出血可因下列情况而发生：①自发性出血：有出血素质、周身或局部动脉疾病或血管舒缩功能不稳定时；②瘀血性出血：当胸部受挤压、痉挛性咳嗽、举重、分娩等情况下眶内静脉极度充盈时；③外伤性出血：当眼眶及周围组织外伤、球后注射时。

【临床表现】

(1)眼球突出，发生快，并且逐渐加重。当眶内组织出血时，眼球向正前方突出。当眶骨膜下出血时眼球可偏斜。

(2)可有恶心、呕吐和疼痛。

(3)严重时眼球固定，眼睑闭合不全，角膜暴露，视力下降。

(4)眼睑水肿，皮下瘀血，结膜下出血。

(5)有时伴有外伤性瞳孔散大、视神经盘水肿、视网膜出血，也有发生眼压升高。

【诊断】

根据突然发生的眼球突出、临床表现可以诊断。

【鉴别诊断】

(1)眶水肿无出血的表现。

(2)与眼球突出的其他情况相鉴别。

【治疗】

(1)休息、冷敷、压力绷带包扎。

(2)治疗全身病。

(3)少数严重影响视力、眼压较高、血肿较大者，可考虑手术减压。

【临床路径】

1.询问病史

注意眶内出血发生的时间，有无其他全身疾病。

2.体格检查

注意眶压和眼球位置。

3.辅助检查

必要时进行影像学检查。

4.处理

以保守治疗为主，必要时手术减眶压。

5.预防

积极治疗全身病,防止眼眶部外伤。

四、眼眶动脉瘤

眼眶动脉瘤分为原发和继发两种。原发于视神经管内或眶尖部的眼动脉瘤少见。颅内动脉和眼动脉管壁较薄弱,如某处有先天性中层或外层缺失,可形成动脉瘤。身体其他部分感染灶脓毒栓子栓塞于动脉内,动脉壁感染,管壁坏死,因血管内压力而膨出形成动脉瘤。高血压、动脉粥样硬化的管壁发生粥样斑,局部脆弱,也可形成动脉瘤。继发者多为颅内动脉瘤经眶上裂扩展到眶内。

【临床表现】

1.原发于视神经管和眶尖部的动脉瘤

(1)压迫视神经可导致早期视力减退、色觉障碍、视野中盲点和幻视,最终视力完全丧失。眼底可见视神经盘水肿或原发性视神经萎缩。肿物较大时,视神经管可因受压扩张、管壁变薄。

(2)眶尖部动脉瘤压迫可引起眶尖综合征,表现为视力下降,眼球运动障碍,眼神经分布区痛觉消失,搏动性眼球突出,压迫颈内动脉搏动消失。

(3)动脉瘤破裂可引起眶内大出血。

2.继发于颅内的动脉瘤

(1)多发生于颈动脉海绵窦前段和前床突下段,向眶上裂方向发展,延伸入眶尖部。

(2)原发部位的肿物可引起头痛和眼球运动神经的麻痹。破裂出血引起剧烈头痛、呕吐、意识丧失甚至死亡。

(3)蛛网膜下出血或颈动脉海绵窦瘘时,动脉瘤延伸至眶内,首先引起眶上裂综合征,继而眶尖综合征及搏动性眼突。肿瘤破裂于眶内罕见。

3.影像学检查

X线及CT扫描显示视神经管扩张或眶上裂扩大。可见高密度肿物,强化非常显著。并可见骨压迫征。超声检查可见眶尖囊性搏动性肿物。血管造影可以特异性地显示血管瘤的动、静脉属性,供血情况和受累范围。

【诊断】

根据临床表现和影像学检查结果,可以诊断。

【鉴别诊断】

应与引起眼球突出的其他情况相鉴别。

【治疗】

(1)颈内动脉结扎如果发生在眼动脉,可用银夹夹闭眼动脉起始段。

(2)动脉瘤蒂结扎和切除。

(3)介入治疗安全性相对较高,选择性强,微创,但价格较贵。

【临床路径】

1.询问病史

注意有无脓毒血症、高血压、动脉粥样硬化史。注意肿物压迫和出血引起的症状。

2.体格检查

注意肿物压迫和出血引起的体征。

3.辅助检查

影像学检查有助于诊断。超声检查可能发现囊性搏动性肿物，放射学检查需要结合增强扫描。

4.处理

根据肿物部位选择治疗方案。

5.预防

积极治疗脓毒血症、高血压和动脉硬化。

五、动静脉血管瘤

动静脉血管瘤由动脉和静脉两种成分构成。发病部位多在四肢、头颈和颅内，局限于眶内者少见，多由扩张的眼动脉和眶下动脉双重供血，输入动脉和输出静脉一般均有数支，管径较一般血管粗。两种血管间为异常的小动脉、小静脉和动、静脉直接交通而成的血管团。

【临床表现】

(1)肿物位于球后者，引起搏动性眼球突出和血管杂音。开始时眼突较轻，逐渐进展，严重时眼球脱出于睑裂之外。

(2)肿物位于眼眶前部或波及眼睑时，可扪及搏动性或震颤性肿物，皮下静脉迂曲扩张，压迫后肿物体积缩小。

(3)眼球表面血管扩张，常伴有结膜水肿，严重时突出于睑裂外，睑裂闭合不全，引起暴露性角膜炎。

(4)多数患者眼底正常。可发生视神经盘水肿或萎缩。如伴有视网膜动静脉血管畸形，可见血管高度迂曲扩张和异常吻合，视网膜水肿、渗出和出血。

(5)伴有颅内动静脉血管瘤者可有头痛、癫痫、偏瘫、失语、蛛网膜下隙出血等。病变延伸至翼腭窝及颞窝时，颞部隆起，伴有面额部血管畸形，局部可见搏动性肿物。

(6)影像学检查。

1)超声检查显示肿物内回声较多，及搏动的血管腔。彩色多普勒可示眶内动脉血流入静脉内。频谱多普勒表现为静脉内血流呈低阻型动脉化频谱，供血支眼动脉呈较低阻力频谱，血流速度明显加快。

2)CT 扫描显示眶内及邻近结构可见形状不规则的高密度块影，增强后显示血管粗大的高密度条影，之间有不强化的间隔影。

3)MRI：受流空效应影响，T_1 加权像及 T_2 加权像均可见眶内多数盘曲的条状或团状低信号影，周围可见较粗大的血管流空影。

【诊断】

病变位于眼眶表浅部位，因搏动性肿物、皮下粗大血管和皮肤热感，即可诊断。

【鉴别诊断】

1.眶内动静脉瘘导致的搏动性眼球突出

眼球可还纳。超声检查可显示搏动的眼上静脉扩张。血管造影动脉期显示海绵窦及眼上静脉。

2.眼内供血丰富的肿瘤导致的搏动性眼球突出

眼球不能还纳。血管造影动脉期显示粗大眼动脉,动静脉期显示肿瘤,静脉期显示肿瘤及眼上静脉。

【治疗】

(1)手术结扎、栓塞供血血管,切除肿物。

(2)介入治疗。

【临床路径】

1.询问病史

多发生于幼年,如肿物内出血,肿物可突然增大。病变累及颅内、额面、翼腭窝多处。

2.体格检查

注意搏动征、皮温、眼球血管扩张情况。并注意其他部位合并的血管畸形。

3.辅助检查

影像学检查有助于诊断。血管造影时可进行介入治疗。

4.处理

治疗困难,药物治疗无效,需手术治疗。

5.预防

无预防发生的措施。

六、眼眶静脉曲张

静脉曲张是常见的眶内血管畸形。其畸形血管由大小不等的静脉构成,输入和输出血管均为静脉。畸形血管间缺乏或很少有增生的纤维组织联系。临床以体位性眼球突出为特征。

【临床表现】

(1)虽为先天性血管异常,但一般在青少年时期才出现症状。

(2)常在低头、弯腰、咳嗽和憋气等颈内静脉压增高时发生体位性眼球突出。多为轴性突出。眼球突出后出现眶压增高的症状,如眶区疼痛、恶心、呕吐、视力减退、复视、眼球运动障碍和眼睑遮盖眼球等。直立后这些症状消失。

(3)由于长期眶内静脉充血,压迫脂肪组织,使之吸收,体积减少,直立时发生眼球内陷。

(4)曲张的静脉压迫眶上裂,使之扩大,脑搏动通过眶上裂传递至眼眶,引起眼搏动。

(5)曲张的静脉可破裂出血,眼球突出。出血可弥散至结膜下或皮下。

(6)部分病例可发生视力丧失和视神经萎缩。

(7)结膜下穹隆部或内侧可有结膜血管团。眼睑、额部可见粗大静脉呈紫蓝色网状或条状,直立时凹陷,低头时充血扩张,延长至发际内与颅内异常血管沟通。硬腭、颊黏膜和颏面部也可见紫蓝色血管性肿物。

(8)影像学检查。

1)超声检查:可确定异常血管位置。在颈部加压后,眼球向前突出同时,球后脂肪内出现圆形、管状或形状不规则、大小不等之声学空腔。去除加压,眼球复位同时,声腔消失。彩色多普勒尚可对血流作频谱分析,表现为连续的非搏动性静脉波形。颈部加压后,眶内充血过程可见大片红色血流,去除压力后,见蓝色血流。

2)X线检查:多数正常,有时能发现静脉石。

3)CT扫描:当眼球未突出时,可为正常表现。对于静脉石的显示敏感。

4)MRI:显示曲张的静脉。其信号强度视曲张静脉的血流状况和有无血栓而异。交替使用脉冲序列可帮助确定病灶性质。增强扫描也可较好地揭示这种与血流相关的信号。

【诊断】

根据临床表现和影像学检查结果可以确诊。

【鉴别诊断】

与眼球突出的其他情况相鉴别。

【治疗】

(1)目前尚无标准的治疗方法。

(2)较轻的病例可以随诊观察。

(3)对于进展较快、症状明显、影响正常生活和工作时,则应予以处理。浅部病灶,适用于硬化剂注射治疗。手术治疗是可行的有效的方法,可采用前路或外侧开眶,切除、破坏、填塞和压迫异常血管的综合处理。

【临床路径】

1.询问病史

注意体位性眼球突出史。

2.体格检查

注意体位性眼球突出,以及结膜、眼睑和其他部位是否亦存在静脉异常。

3.辅助检查

影像学检查有助于诊断。静脉石代表了静脉慢血流性质,有重要提示意义。

4.处理

根据病变范围和受累程度采用保守或手术治疗。

5.预防

无预防发生的措施。

七、颈动脉-海绵窦瘘

本病为颈动脉与海绵窦之间发生异常交通,可因颅底骨折或头部轻微外伤,颈内动脉及其分支或颈外动脉硬化,及动脉瘤或其他动脉壁疾病自发形成裂隙或破裂,颈内动脉分支与海绵窦间存在先天性交通畸形,或先天性动脉壁薄而后破裂等引起。如果形成的瘘口大,血液流量大,称为高流量瘘。如果形成的瘘口小,血液流量小,称为低流量瘘。虽然颈动脉海绵窦瘘的原发部位在颅内,但由于眼眶、颅内静脉的特殊关系,其症状和体征几乎均表现在眼部。

【临床表现】

(1)多见于中老年人,开始多发生于一侧眼。

(2)搏动性眼球突出:高流量瘘均有此征。眼突方向为轴性或稍向下移位。眼突伴有与脉搏同步的搏动。眼眶可闻及吹风样杂音。压迫同侧颈动脉搏动与杂音均消失。低流量瘘时搏动性眼球突出与血管性杂音均不明显。

(3)眼球表面血管扩张:高流量瘘形成后,即刻出现明显结膜水肿和静脉扩张,低流量瘘则逐渐缓慢产生。血管高度迂曲扩张,呈螺丝状,为深色,呈"红眼"样。血管排列以角膜为中心,从角膜缘开始,向四周放射,直至穹隆部消失。

(4)眼睑肿胀。

(5)复视及眼外肌麻痹。展神经不全麻痹最多见。

(6)眼底改变视神经盘充血,视网膜静脉扩张,眼静脉压增高。压迫眼球可见视网膜中央静脉搏动。视网膜常有小量出血。

(7)巩膜静脉窦充血和眼内压增高。

(8)视力下降可由视网膜出血或眼压升高而引起。在高流量瘘,眼动脉中血流可逆流,长期眼球缺血缺氧,可导致视神经萎缩、白内障和角膜变性,视力丧失。

(9)约一半的患者有头痛主诉。

(10)影像学特征。

1)超声检查:可显示眼上静脉扩张与搏动、静脉血倒流(应用彩色多普勒超声)和眶内软组织结节样肿胀3种特征。

2)CT和MRI:可见眼上静脉扩张,海绵窦扩大和眼外肌轻度增厚,视神经增宽。MRI尚可准确地显示血流速度、血管内血栓。

3)动脉造影:可显示破裂的动脉位置和血流量,但低流量瘘一般颈动脉造影难以显示,数字减影血管造影术(DSA)可清晰显示各级血管及其相互联系。

【诊断】

根据外伤史、临床表现可以诊断。影像学检查有助于诊断。根据动脉造影结果可以确诊。

【鉴别诊断】

(1)眶内动静脉畸形:虽然症状和体征相似,但血管造影无颈动脉和海绵窦之间的交通。

(2)眶内静脉扩张。

(3)海绵窦血栓性静脉炎。

【治疗】

1.对于低流量瘘

(1)有自发形成血栓倾向,可反复压迫颈内动脉,促进痊愈过程。

(2)部分患者病情轻微,可自然缓解,因此只需随诊观察。

2.对于高流量瘘

(1)颈部动脉结扎。

(2)海绵窦孤立术。

(3)介入性栓塞治疗。

3.继发青光眼的治疗

以药物降低眼压,必要时行眼外滤过手术。

【临床路径】

1.询问病史

可以有外伤史。

2.体格检查

眼科检查注意搏动性眼球突出,伴吹风样杂音,压迫同侧颈动脉,搏动与杂音均消失。眼球及眶部充血、瘀血征象。

3.辅助检查

影像学检查有助于确定诊断。动脉造影后部分患者的瘘孔闭合,症状和体征会明显缓解。

4.处理

对于高流量瘘应进行介入或手术栓塞治疗。

5.预防

预防头颅部外伤。

八、眶内动静脉瘘

本病极为罕见,多因锐器自前方刺入眶尖部,损伤眼动脉和眼上、下静脉,形成动静脉异常交通。也可能是头颈部动静脉畸形的一部分。

【临床表现】

(1)与颈动脉-海绵窦瘘相同,但较轻缓。

(2)影像学特征超声检查和CT可显示眼上静脉扩张、眼外肌肥大等继发性改变。数字减影血管造影术(DSA)可显示动静脉之间瘘孔。

【诊断】

根据外伤史、临床表现可以诊断。影像学检查有助于诊断。根据动脉造影结果可以确诊。

【鉴别诊断】

(1)眶内静脉扩张。

(2)海绵窦血栓性静脉炎。

(3)颈动脉-海绵窦瘘:症状和体征相同,但较重。血管造影会发现颈动脉与海绵窦之间发生异常交通。

【治疗】

(1)多数病例无严重后果,不需要手术治疗。

(2)如体征明显,可利用可脱式球囊堵塞眼动脉。

【临床路径】

1.病史

可以有外伤史。

2.眼科检查

注意有颈动脉-海绵窦瘘相同的体征,但较轻。

3.辅助检查

影像学检查有助于确定诊断。

4.处理

多数病例无须手术治疗。

5.预防

预防眶部外伤。

第二节　眼球突出

眼球突出指眼球向前移位并外突。可因眶内容物增多或眼外肌张力减退而引起。眼球突出的程度可以眼球突出度表示。眼球突出度指角膜顶点突出于颞侧眶缘平面的距离。眼球突出可呈急性过程,如眶内出血或气肿时很快引发,或者眶内炎症或恶性肿瘤时于数日或1～2周内发生。也可呈慢性过程,如眶内良性肿瘤、囊肿和肉芽肿时。眼球突出可单侧或双侧发生。

【临床表现及原因】

1.炎性突眼

眶内或眶壁相邻组织如泪腺、鼻窦、海绵窦的急性炎症,或炎性假瘤、结核瘤、树胶肿、结节病、眶部慢性泪腺炎均可引起眼球突出。炎症过程愈急剧,对眼球危害也愈大。根据眼球突出主要是沿眼眶矢状轴或偏离矢状轴的各个方位,可以估计炎症病变的来源部位。此外还有显著的眼球运动障碍、眼球自发性疼痛和压痛、眼睑和球结膜红肿、发热和全身伴有败血症状。

2.非炎性单纯性突眼

主要由循环障碍引起的水肿、眼眶肿瘤或全身病变引起。动眼神经麻痹时眼肌张力不足可引起麻痹性眼球突出,逐渐或亚急性地发生,不伴有急性、严重的全身和局部症状,很少有痛感。

3.间歇性突眼

常因眶内静脉曲张引起。此外眶内血管瘤、淋巴管瘤、反复眶内出血、眶内静脉瘀血也可发生。这种突眼出现在低头或屏气时,而在仰卧位或正直头位时消失。

4.搏动性突眼

突眼伴有搏动,可为血管性或脑性搏动。血管性搏动见于颈动脉-海绵窦、硬脑膜动静脉瘘、眶内动静脉瘘、动静脉血管瘤等;脑性搏动发生于眶壁缺损的情况,如先天性、外伤或手术后眶壁缺失,额窦黏液囊肿与颅、眶沟通,婴儿期发生眶静脉曲张后眶上裂高度扩大等。另外供血丰富的肿瘤如动脉瘤、动静脉血管瘤和富含血管的眶内肿瘤也会产生搏动性突眼。

5.外伤性突眼

起因为眶内出血或颅底骨折性外伤。球后注射造成眶内大量出血时也会造成外伤性突眼。

6.内分泌性突眼

见于甲状腺相关眼病时。

【诊断】

根据病史、眼部检查,必要时根据超声检查和CT、MRI等影像学检查,可做出诊断。

【鉴别诊断】

假性眼球突出:当眼眶容量小,眼球大小正常时,或眼球体积增大,如牛眼、水眼或高度近视眼时,可表现为假性眼球突出。

【治疗】

(1)针对眼球突出的不同原因进行治疗,例如甲状腺相关眼病主要以药物治疗,球后肿瘤则需手术治疗。

(2)如果眼球突出后眼睑闭合不全,引起角膜暴露时,应滴用抗生素眼膏等保护角膜,必要时行睑裂缝合。

(3)眶压升高导致眼球突出,并严重威胁视功能时,应进行眼眶减压术。

【临床路径】

1.询问病史

注意发生眼球突出的时间,有无疼痛,有无炎症表现等。

2.体格检查

注意眼球位置、眼球运动情况和眼底的改变。

3.辅助检查

进行眼部超声、CT 和 MRI 等影像学检查。

4.处理

针对不同的原因分别进行针对性治疗。

5.预防

预防炎症、外伤,可避免一些眼球突出的发生。

第三节　眼球内陷

眼球内陷指眼球向眶内陷入的一种状态。可能双侧发生,也可能单侧发生。

【临床表现及原因】

(1)双侧眼球内陷与消瘦和脱水有关,常为全身消耗性疾病或严重失水的后果。

(2)眼眶外伤,如眶暴力性骨折时,眼球及眶内组织往往下沉进入上颌窦腔,眼球明显内陷,而且向下移位,合并复视。

(3)眶内肿瘤长期压迫,使眶脂肪萎缩,当眶内肿瘤切除后,会发生眼球内陷。

(4)眶内慢性炎症或出血后的机化组织,日后发生收缩,会导致眼球内陷和运动障碍。

(5)颈部交感神经损害所致的 Horner 综合征的典型表现之一是眼球内陷,此外还有瞳孔缩小和睑裂缩小。

【诊断】

根据病史、眼部和全身检查,一般可以做出诊断。

【鉴别诊断】

小眼球和眼球痨等眼球缩小性病变,和同时发生睑裂缩小时,可造成眼球内陷的假象。

【治疗】

(1)针对眼球内陷的不同原因进行治疗。

(2)去除原因之后仍不能恢复者,可根据具体情况考虑修复整形手术。

【临床路径】

1.询问病史

注意发生眼球内陷的时间,有无外伤、手术等。

2.体格检查

注意眼球位置,眼球运动情况。

3.辅助检查

必要时进行眼部超声、CT 和 MRI 等影像学检查。

4.处理

针对不同的原因分别进行针对性治疗。

5.预防

预防炎症、外伤,可避免一些眼球内陷的发生。

第四节　先天性眼眶异常

眼眶骨壁由环绕在发育的眼球周围的中胚叶组织所构成。眶骨的发育须依赖于大脑、眶内容物,特别是眼球的发育。一些颜面骨畸形也会影响眶骨的形态。

【临床表现】

1.颅面畸形

(1)颅面骨发育不全:为胚胎发育过程中颅面骨缝愈合过早所致。颅骨畸形,脑积水。额前突,上颌骨发育不良,下颌骨前突,牙畸形,硬腭高位,腭裂。鼻短。双眼突出和过宽,眶距增宽;可有视神经萎缩和弱视、眼裂歪斜、眼球震颤、先天性白内障、虹膜缺损或青光眼。智力低下。X 线检查显示冠状缝、矢状缝骨融合明显,上颌发育不全。CT 扫描显示两侧突眼,眼眶浅,上颌发育不全。

(2)尖头畸形:头颅横径、前后径短,垂直径明显大。4 岁以内发展较快,7~8 岁后脑增长缓慢,畸形停止发展。颅顶突出似圆顶,上颌小,前颌平,眉弓和鼻前隆,眼眶变浅。长期高颅内压使颅骨变薄、垂体窝变窄。因颅脑发育不全而智力不全,因颅内压高而有明显头痛。眼球突出,严重者眼睑闭合不全,可引起暴露性角膜炎。视力严重减退,常有外斜视、眼球震颤和运动障碍。因视神经盘缺血或静脉回流受阻引起视神经盘水肿、静脉扩张和继发性视神经萎缩。X 线检查显示除矢状缝以外骨裂融合,颅顶上升,颅底下降,颅骨变薄,蝶鞍小和骨疏松。

(3)眶距过宽症:为胚胎颅面发育不良,眶距异常增宽。两眼过度分开,向外移位。可有眼球运动受限,视力下降,视神经萎缩。前额突出,鼻梁宽平。智力多无影响。

2.先天性小眼球合并眼眶囊肿

为胚胎发育过程中神经上皮增生,穿过不能闭合的胚裂而形成眼眶囊肿。出生后即发现小眼球,多为一侧,亦可双侧。早期眼窝塌陷,眼裂变小。眼球过小可被结膜遮盖而不能见。囊肿多发生于眶内下角,使下睑隆起,可随眼球活动。囊肿为灰黄色,可透照。小型者在检查时方被发现,中型者为眼球大小,大型者仅能见眼球附于囊壁处。超声检查可见小眼球和囊肿；CT 扫描见眶腔增大，钙化的小眼球及囊肿。

3.脑膜-脑膨出

为先天性异常，由于颅内结构通过骨缺损处疝入眶内所致。单纯脑膜疝出，其中含有脑脊液，在眶内形成囊性肿物，称脑膜膨出。如脑膜与脑组织一并疝出者称脑膜-脑膨出。它分为：①眶前型：膨出物通过额骨与泪骨之间疝人眼眶前部。病变可一侧或两侧。出生后即可发现内眦侧肿物膨出，肤色正常或充血，表面光滑，有波动感。肿物增大使眼球向外侧移位，咳嗽或低头时肿物可增大。用力压迫可使其变小。压迫时使较多脑脊液突然进入颅内，颅内压突然升高，可引起恶心、呕吐、头晕甚至昏迷。骨孔较大时，脑组织搏动可传至肿物出现搏动。②眶后型：膨出物通过视神经孔或眶上裂疝入眶后部。多见于视神经纤维瘤病。膨出物因受眼球限制，一般较小，眼球逐渐向前突出，并向下移位。可产生搏动性眼球突出，无血管杂音，压迫患侧颈动脉，搏动不消失。低头时眼突加重，加压可使眼球还纳入眼眶，但不出现脑症状，重症可有眼球脱出或眼睑水肿或眼睑下垂。脑膜-脑膨出常合并其他眼先天畸形，如小眼球、牛眼、无眼球及其他畸形。X 线检查可见眶骨质缺损。超声检查可见搏动性囊性肿物，可压缩。CT 扫描和 MRI 扫描显示骨缺失和低密度块影。穿刺抽吸检查的吸出液证实为脑脊液。腰穿注入色素，肿物内液体染色，证明眶内肿瘤与颅内相通。

4.神经纤维瘤

为发生于多系统的先天性显性遗传性疾病，表现为多发性肿瘤样增生。部分患者合并有视神经胶质瘤。上睑外侧丛状神经瘤好发于上睑及邻近颞部，睑皮弥散性增厚、下垂，常有色素沉着及毛发、皮下肿物和硬性条索。眶内肿瘤可在眶下部扪及边缘不清的软性肿物。结膜软性增生，突出于睑裂。角膜混浊，虹膜有棕色隆起的结节，视网膜和脉络膜亦可见大小不等的瘤结节。房角发育不全或瘤体异常阻塞可引起先天性青光眼。颅神经纤维瘤可出现麻痹性斜视、眼球运动障碍。眶壁蝶骨缺损可导致脑膜-脑膨出，在眶上缘可扪及中等硬度搏动性肿物，眼球搏动性前突、移位。肿物侵犯视神经引起原发性视神经萎缩，视力减退。躯干部可见棕色素斑，逐渐增大，边缘清楚，大小不等，形状多异；皮肤及皮下神经纤维瘤。中枢神经系统可有神经纤维瘤。骨骼神经瘤引起脊柱侧弯、长骨弯曲等。X 线检查可见颅骨缺失，蝶鞍扩大，脊柱侧弯，长骨囊样变或骨质增厚。超声检查可见眶内占位病变，有搏动，可压缩。CT 扫描及 MRI 显示眶容积增大和眶上、下裂扩大，能发现占位病变和骨质缺损。

【诊断】

根据病史和临床表现可以诊断。影像学检查有助于诊断。

【鉴别诊断】

(1)脑膜-脑膨出的鉴别诊断

(1)眶毛细血管瘤：虽可有肿物出现于眶内侧皮下，并呈体位性增大，但肿物不透光。无眶骨质缺损，穿刺抽吸检查见分化良好的上皮细胞。

(2)眶动静脉瘘：有搏动性眼球突出，压迫可使眼球回纳，但可闻血管杂音，压迫患侧颈动脉，搏动可停止。无眶骨质缺失。穿刺抽吸可吸出血液。

(3)脑膜膨出：眼球正常，一般位于内上方，肿物软，有搏动。超声检查和 CT 扫描可为骨缺失性囊性肿物。

(2)其他先天性眼眶异常的特征明显,很少需要鉴别诊断。

【治疗】

1.颅面骨发育不全

早期行颅减压术,以便保存视力。广泛额面骨切除及牵引可改进面部畸形。

2.尖头畸形

早期手术减轻颅内压,保存视力。

3.眶距过宽症

手术矫正。

4.先天性小眼球合并眼眶囊肿

眼球大小接近正常、结构完整时,可保留眼球仅摘除囊肿。如眼球过小、无视力者,将眼球与囊肿一并摘除。

5.脑膜-脑膨出

手术治疗。

6.神经纤维瘤

手术治疗。

【临床路径】

1.询问病史

注意出生后眼眶部畸形的情况。

2.体格检查

重点注意眼眶和眶周的改变。并注意可能合并全身的异常。

3.辅助检查

影像学检查有助于诊断。

4.处理

根据不同情况,需要手术治疗。颅内压升高时应降低颅内压。

5.预防

无特殊预防发生的措施。

第五节 眼眶炎症

一、眶蜂窝织炎及脓肿

【疾病概述】

眶蜂窝织炎是一种非常严重的眼眶部急性化脓性炎症,具有并发症多、危害性大的特点。如治疗不及时可导致永久性视力丧失,甚至危及生命。

【病因及发病机制】

由生物感染(细菌、真菌、寄生虫)引起的炎症。其感染途径最多见的是由眼睑、结膜、鼻窦的病源侵犯眼眶，也可由生物体直接感染眼眶组织，或继发于面部及口腔部化脓性病灶感染、手术感染等。其中细菌感染较多见，常见致病菌有溶血性乙型链球菌和金黄色葡萄球菌，真菌感染、眶内寄生虫较少见。也可由于儿童免疫功能不健全，故儿童该病发生率较成年人为高。

【临床表现】

眼睑红肿，皮温增高，触痛明显。眼眶及眼球疼痛，可有压痛及运动痛。眼球突出，眼球运动障碍，严重者眼球固定。眼睑可充血水肿，球结膜充血，严重者突出于睑裂之外，睑裂不能闭合，结膜干燥坏死，暴露性角膜炎，角膜溃疡。组织水肿压迫视神经造成视盘水肿，或视神经受累伴视神经炎视力导致下降，眼底可有视网膜出血，视网膜动脉、静脉栓塞，静脉充血，视网膜脱离。瞳孔传导障碍为传入性反应障碍，直接光反射消失。也可伴有全身表现，如畏寒发热，周身不适，外周血白细胞计数升高，脑膜刺激症状等。

【诊断】

根据发病状况、临床表现、眼部症状及全身症状可以诊断，必要时可行实验室细菌培养。

1.X 线检查

见受累眶内密度增高，合并有鼻窦混浊，密度增高。

2.超声检查

眼眶脓肿 A 型超声显示眶内高声波后有一个或多个低回声波或液性平段，后界波高尖。B 型超声示眶蜂窝织炎眶内脂肪垫增厚，回声增强，可见 T 形征；眼眶脓肿显示在球后出现一个或多个低回声或无回声区。

3.CT 扫描

可见眼睑及眶内软组织增厚，组织炎性水肿，若为脓肿则可见眶内类圆形或不规则形高密度环影，眼外肌增粗，若鼻窦内或筛窦内密度增高则提示脓肿继发于鼻窦炎或筛窦炎。

【鉴别诊断】

应与血栓性海绵窦炎鉴别。眶蜂窝织炎常为单侧，并有眼肌运动障碍，无颅内并发症时，一般无脑膜刺激症状，脑脊液检查正常，无耳后乳突部水肿。还应与眼睑蜂窝织炎、视网膜母细胞瘤、横纹肌肉瘤、炎性假瘤、神经鞘瘤及眼眶恶性肿瘤鉴别，通过辅助检查及临床病史分析可协助诊断。

【治疗】

1.全身治疗

在细菌培养指导下全身应用敏感抗生素治疗，控制炎症发展。

2.局部治疗

脓肿已穿破形成瘘道者应及时切开排脓或引流，脓肿较深时可尝试介入治疗，如脓肿内有异物残留应及时取出，伴有鼻窦炎的患者应请耳鼻喉医师会诊，如出现暴露性角膜炎应给予红霉素眼膏涂眼。

二、眼球筋膜炎

【病因及发病机制】

多与全身免疫性疾病有关，如风湿病、结节性动脉炎、红斑狼疮等，淋病也为其常见病因，其他病因如腮腺炎及流感、麻疹、猩红热、碘中毒或汞中毒，外伤或眼肌手术等。

【临床分类】

分为原发性和继发性两种。原发性者多为浆液性筋膜炎，继发性者多为由流感、败血症及周围感染导致的化脓性筋膜炎。

【临床表现】

起病较急，进展快，常双眼同时发病，易复发。表现为疼痛，球结膜充血水肿，眼球运动障碍，眼球突出及压痛，眶内软组织水肿及眼底视神经盘充血。CT扫描示眼球壁增厚，球壁欠光滑，眼外肌止点可增厚。化脓性筋膜炎症状较重，疼痛明显，球结膜下可见积脓，部分患者伴有视力下降及视神经萎缩，也可继发眼内炎，导致玻璃体内密度增高。

【诊断及鉴别诊断】

根据发病急、疼痛及球结膜充血水肿，眼球突出，眼球运动障碍，超声检查示眼球壁与眶脂肪见出现透明间隙，以及CT扫描结果可以诊断。主要与眶蜂窝织炎、炎性假瘤、眶骨膜炎、急性结膜炎等疾病相鉴别。

【治疗】

应及早全身应用广谱抗生素，局部抗生素滴眼液点眼或结膜下注射抗生素也可获得较好疗效，如有明确病因应对症治疗。

三、骨膜炎

【病因及发病机制】

此病较少见，多见于周围组织感染未能很好控制而蔓延至眶骨及骨膜，如上颌骨感染、鼻窦炎、全身感染性疾病、结核病等，也可由于外伤后眶内异物残留，位于眶壁及骨膜下而继发感染。儿童由于抵抗力弱，免疫功能不完善，故较易发病。主要致病菌为金黄色葡萄球菌。

【临床表现】

局部疼痛，眼睑充血水肿伴眶骨压痛，眼球突出或脓肿形成压迫眼球向对侧移位，脓肿破溃可形成瘘道。眶内软组织肿胀，球后疼痛，视神经受累可水肿而导致视力下降，视盘水肿及视神经萎缩。可致动眼神经、滑车神经及外展神经麻痹，严重者可蔓延至颅内及全身。

1.眶前部骨膜炎

病灶周围的眼睑及结膜明显充血水肿，压痛明显，水肿组织与骨质相连。眼球移位，伴有高热及全身不适症状，可有脓肿形成。

2.眶后部骨膜炎

多发生于眶中央部位，眼球突出，眼睑和球结膜水肿及眶尖综合征，眼肌麻痹，神经痛及视盘水肿或萎缩。

【诊断及鉴别诊断】

根据局部疼痛及压痛，神经受累情况及辅助检查可诊断。X线示骨质及骨膜破坏，骨缘密度增高。超声示眶内软组织炎性肿胀，回声不均匀。CT示骨膜增厚，骨膜下低密度区或提示异物存在。MRI示骨膜无信号或低信号，并可提示副鼻窦病变。

(1)伴有眶尖综合征者应与眶尖骨折及眶尖肿瘤相鉴别。眶尖骨折有外伤史，眶尖肿瘤病情进展缓慢，炎症反应不明显，此外可通过X线及超声检查、CT扫描鉴别。

(2)儿童应与上颌骨骨髓炎及牙龈感染鉴别。

(3)与前额窦、筛窦炎相鉴别。

【治疗】

及时大剂量全身应用广谱抗生素,亦可在细菌培养结果指导下应用敏感抗生素治疗,如存在异物则尽早取出,如瘘道形成应局部冲洗及引流,同时对鼻窦炎等进行病因治疗。

四、炎性假瘤

【病因及发病机制】

尚不明确,目前多认为与非特异性自身免疫性疾病有关。

【临床分类】

根据部位不同分为:蜂窝组织肿块型;肌炎型;泪腺炎型;视神经周围炎型。根据病理形态分为:淋巴细胞浸润型;纤维硬化型;混合型等。

【临床表现】

好发于中老年人,多单侧发病。

1.眼球突出和移位

由于眶内组织水肿,眼外肌肿大推挤眼球向前或向一侧移位,部分患者压迫可使眼球还纳。

2.水肿与充血

多由于炎细胞浸润,血液循环障碍等导致眼睑及球结膜水肿,若结膜暴露时间较长可糜烂坏死。泪腺型炎性假瘤可使上睑外观呈现S形。

3.视力下降

部分患者炎症累及视神经或因压迫造成视盘水肿及视力下降,病程长者可出现视神经萎缩。

4.眼球运动障碍及复视

约一半患者由于肉芽肿形成及眶内组织肿胀,或因眼外肌肿大引起眼球各方向运动功能障碍及复视,甚至眼球固定。

5.眶内肿块及疼痛

病变位于前部者可触及边界清楚的圆形或类圆形肿块,质地较硬,炎症累及眶骨膜或眶内压升高时可伴有疼痛。

【诊断及鉴别诊断】

根据临床表现,肿物大小、形态及影像学检查可诊断。①X线检查:眶内密度增高影,病程长者眶容积增大及眶壁吸收。②超声波检查:形态不规则低回声区,纤维增生型的声衰减明显,不能显示后界。③CT扫描:示眶内占位性病变,形状不规则,可为一个或多个,常伴眼肌止点处肿大,泪腺可增大。④MRI扫描:淋巴细胞型及混合型的 T_1WI为中信号,T_2WI为高信号;纤维增生型 T_1WI和 T_2WI为低信号。

由于该病表现多样,应与眶内良性肿瘤、恶性肿瘤及转移瘤、眶蜂窝织炎及甲状腺相关眼病等相鉴别。

【治疗】

1.糖皮质激素

原则是足量突击治疗后改为维持量,球后注射也可取得效果。

2.放射及免疫抑制药

部分类型对该种治疗有效,也可考虑配合理疗疗法。

3.手术治疗

对于药物不能控制或眼位长期偏斜或复视者考虑手术治疗。

五、血管炎

【病因及发病机制】

病因不明确,多认为属于免疫性疾病。

【临床分类】

主要包括 Wegener 肉芽肿、巨细胞动脉炎、结节性多动脉炎、超敏血管炎、中线性致死性肉芽肿、良性淋巴上皮病和肉样瘤病等。

【临床表现】

1.Wegener 肉芽肿

眼眶部疼痛及视力减退,眼球突出,眼球运动障碍,视盘水肿,视网膜静脉扩张及葡萄膜炎。

2.巨细胞动脉炎

全身表现为风湿性疾病,红细胞沉降率加快。眼部表现为视力明显下降,甚至无光感,眼球运动及感觉障碍,上睑下垂。

3.结节性多动脉炎

视网膜动脉管壁细胞浸润或坏死,导致视网膜脱离、坏死或视网膜脉络膜动脉阻塞。

4.中线性致死性肉芽肿

眼球突出,可触及硬性肿块。

5.良性淋巴上皮病和肉样瘤病

泪腺肿大,可继发于眼综合征及葡萄膜炎。

【诊断及鉴别诊断】

根据临床表现及超声波、CT 扫描、病理分析等辅助手段可诊断。应同全身风湿性疾病及其他免疫疾病相鉴别。

【治疗】

应用糖皮质激素及免疫抑制药治疗有效。

第六节 眼眶肿瘤

一、皮样囊肿

【病因及发病机制】

是鳞状上皮构成的上皮性囊肿,属于发育性囊肿,是由于胚胎时期表面外胚层植入而形成。

【临床表现】

一般为单侧发病,无种族、性别及眼别差异,儿童时期发病多见。位于眶缘者局部隆起明显，可扪及圆形肿物，边界清楚，略有弹性，无压痛，与皮肤无粘连可推动；位于眶缘外者眉弓扁平隆起，扪及肿物边界不清，有波动感，若肿物较大压迫眶外壁使眼球突出，眶内容积变小；位于眶内深部者表现为眼球突出明显，向内下方移位，肿物可扪及且不能推动。病理学检查囊壁内衬以复层鳞状上皮，外被一层不等量的结缔组织、毛囊、皮脂腺和汗腺。

【诊断及鉴别诊断】

根据发病年龄、肿物位置、触诊情况和各种影像学检查可诊断。X线可见圆形低密度区，压迫骨壁形成骨凹陷或孔洞。B超检查示圆形囊样病变，回声穿透性好。CT示肿块边界清楚，圆形或半圆形，内部密度变化多样，骨壁指压痕样凹陷或骨窝形成。MRI因囊内含有水液和脂肪，T_1WI和T_2WI均呈现高信号。

1.畸胎瘤

发生于儿童，出生时严重的单侧眼球突出、睑裂增宽伴眼睑过度延长和极端球结膜水肿、眼球移位，眼部超声、X线和CT可见不规则多囊性软组织肿块。

2.眶内血肿

有外伤史，表现为进行性眼球突出和眼球移位，影像学显示血肿为边界清楚的低密度肿块。

3.寄生虫囊肿

有寄生虫流行区生活史及接触史，临床上为进行性单侧无痛性眼球突出和眼睑水肿，眶上缘可扪及软性肿物，影像学检查示边界清楚的囊性肿物。

4.毛细血管瘤

出生后不久即可出现进行性进展，常位于眼眶鼻上方，上睑皮下可见淡蓝色肿块或伴有皮肤红色血管瘤，受压后褪色，哭闹时突眼加重。超声波、CT及MRI检查可见肿块形状不规则，内部密度不等且增高。

【治疗】

最佳方法为手术切除，原则是囊壁及囊内容物完全摘除，以免复发，尽量保留眼眶正常结构和功能。如果囊膜破裂，囊内液可引起炎症反应，应完全吸出并用大量生理盐水冲洗干净。

二、畸胎瘤

【病因及发病机制】

畸胎瘤是一种先天性囊性病变，囊壁由2个或3个胚层分化而来，主要为外胚层和中胚层组织，多发生于卵巢、睾丸、纵隔、腹膜和骶骨，眶内少见且常为良性。

【临床表现】

常在出生后即出现眼球突出，病理检查肿物呈囊性，灰红色，外有光滑的囊膜，囊壁有外胚层分化而来的复层鳞状上皮及其附件，中胚层分化来的脂肪、平滑肌及软骨等。眼球突出发展较快，使眼球运动障碍，视神经拉长最终导致视力丧失，多合并暴露性角膜炎。肿瘤可蔓延至颅内和鼻窦，亦可恶变。

【诊断及鉴别诊断】

根据出生后眼球突出及发现囊性肿物，X线示眶腔扩大，伴有骨缺失；CT示肿物类圆形，内部密度不均或呈囊性，囊壁内可有软骨、骨骼和牙齿；MRI示肿物内囊性区和实体区相混杂，其间可有钙斑；B 超可显示眶内类圆形占位，囊内回声多样性。

1.皮样囊肿

从新生儿到青年人均可出现，进展缓慢，多发生于眶内颞上方或眉弓，肿物常为圆形、光滑、无痛性肿块。CT 和 MRI 可帮助诊断。

2.视神经胶质瘤

青少年纤维状细胞星形细胞瘤。常于 2～6 岁首发，进展缓慢，视力下降，传入性瞳孔障碍，视神经萎缩或水肿。CT 和 MRI 示肿块呈管形或梭形，T_2WI 为均匀的高信号。

3.横纹肌肉瘤

从婴儿到成年人均可发生，恶性程度高、有转移性、起病急、进展迅速。CT 示典型骨质破坏。

【治疗】

因其存在恶变倾向，应早期治疗。局部完全切除，防止复发，恶性者应予眶内容物除去。

三、黏液囊肿

【病因及发病机制】

多原发于鼻窦，蔓延至眶内，其中以额窦最多见，其次为筛窦、蝶窦及上颌窦，原发于眶内者罕见。黏液囊肿属于慢性炎性病变，可继发感染，形成黏液脓肿。在炎症、手术或外伤使鼻窦开口或鼻窦黏液腺体开口堵塞，黏液积聚形成囊肿，随着囊肿不断增大，压迫窦内间隔，窦腔扩大、吸收。窦一眶间的骨板压迫向眶内隆出，眶腔容积减小，骨板被吸收，囊肿向眶内扩展。因解除了骨壁阻力，故发展很快。

【临床表现】

当黏液囊肿局限于鼻窦时，缺乏症状或体征，随着囊肿逐渐增大，出现局部胀感或疼痛。额窦骨壁变薄，压之如乒乓球样感，囊肿可向鼻腔破裂，间断溢出多量黏液，症状暂时缓解。如发生急性感染时，出现红肿热痛、恶寒或多形核白细胞增多等体征。

眼部表现因囊肿原发部位不同而异。发生于额窦或筛窦者，因囊肿压迫，眼球向外、下方移位，眼球突出。眶内侧或内上象限扪及软性肿物，眼球向内侧转动受限。囊肿压迫眼球，可引起屈光不正及视力减退。由于囊肿的压迫和炎症反应，可导致眼眶骨膜下血肿，加重眼球突出和移位。额窦巨大黏液囊肿，可引起搏动性眼球突出及第Ⅲ脑神经麻痹。原发于后组筛窦和蝶窦者，早期即有视力减退，囊肿侵入眶内后才发生轴性眼球突出。因视神经受压，出现原发视神经盘萎缩，眼球运动障碍。原发于蝶窦的囊肿除上述症状外，如向上发展，牵扯脑膜常引起头痛；向外侧发展，压迫海绵窦和眶上裂，出现上睑下垂、眼肌麻痹、复视；压迫视神经，引起双眼视力减退和视野缺失。上颌窦黏液囊肿临床表现多样，可引起眼球突出或眼球内陷、复视、下睑变形、眶下神经分布区感觉异常、溢泪及视力减退等。

【诊断及鉴别诊断】

常有前额头痛和慢性副鼻窦炎或鼻旁窦外伤史，病变多位于鼻侧或鼻上方。X 线片见鼻窦扩大，密度增高，眶内上壁缺失。B 型超声探查示为无回声性囊肿。CT 显示囊肿边缘骨质增生，眶内壁缺失及由鼻窦延续的高密度块影，密度大致同于脑组织，静脉注射阳性对比剂后环形增强。MRI 可显示病变，地形图同于 CT，T_1 加权像为中信号强度，T_2 加权像显示为高信号。

1.皮样囊肿

前眶皮样囊肿表现为一缓慢进行性、无痛性皮下肿物，常位于靠近眉的外侧方，触诊时肿物似乎深及表皮内并同其下面的骨质有些接触。较大的病变倾向于引起眼球向下和内侧移位。有些眼眶皮样囊肿发生于眼眶鼻上方，临床上常比较明显，当患者出现无痛性、进行性眼球突出和移位时，有时因眼球运动障碍而发生复视。位置较深的皮样囊肿可以很大并占据眼眶较多空间，肿物可完全位于软组织内，或可自发破裂，内容物流出和刺激眶内炎症反应。超声检查、CT 扫描能显示眼眶皮样囊肿的特征性表现。

2.眶内血肿

多源于外伤，男性居多。突然发病。一般表现为进行性单侧眼球突出和眼球移位。B 型超声和眼眶 CT 扫描可帮助诊断。在 B 型超声图上可显示为含液性或低回声病变。在 CT 图中，骨膜下血肿显示一个边界锐利低密度肿块影，常常表现在眶上部或眶内有宽基底与眶壁相毗连并使眶内容移位。MRI 检查有助于提高诊断准确性。

3.呼吸道上皮性囊肿

其囊性结构限于眶软组织，且与鼻窦疾病无关。由呼吸道上皮衬里形成，因此不同于黏液囊肿。此类囊肿的症状类似于其他原发性上皮性囊肿的表现。有单侧眼球突出，有时伴有疼痛。超声波和 CT 扫描显示同其他原发性上皮性囊肿相似的图像。

4.寄生虫囊肿

有寄生虫流行区生活史，吃过未煮熟的猪肉或与动物有亲密接触史。临床上表现为进行性单侧无痛性眼球突出和眼睑水肿，眶上缘可扪及软性肿物，CT 扫描显示一个边界清楚的囊性肿块，有类似于水或脑脊液的密度。B 型超声显示眼眶上方囊性病变等应考虑此诊断。

5.畸胎瘤

本病发生于儿童，特征表现有出生时严重单侧眼球突出、睑裂增宽伴眼睑过度延长和极端球结膜水肿、眼球移位。眼部超声检查显示一个半囊性肿块，常同眼球后表面方向同位。X 线片和 CT 扫描显示扩大的眼眶内有一不规则的多囊性软组织肿块。较大的眼眶畸胎瘤可通过眶骨扩展人鼻窦或颅内。

【治疗】

耳鼻喉科医师一般采用经鼻内镜筛窦开窗术或眶缘切开额窦刮除，额窦-鼻管开放。囊肿较大，突入眼眶明显者，眼科医师可经结膜入路，进行额窦或筛窦刮除，鼻腔引流，术后不遗留可见瘢痕。

四、血管瘤

【病因及发病机制】

血管形成过程中每个阶段均可发生肿瘤。由单一细胞形成的肿瘤为单源性肿瘤，如血管内皮瘤、血管外皮瘤和平滑肌瘤，属于真正的新生物；多种细胞成分构成的肿瘤为多源性肿瘤，如毛细血管瘤和海绵状血管瘤，常被视为迷芽瘤；由比较成熟的血管构成的静脉血管瘤、静脉曲张、动静脉血管瘤和动脉瘤属于血管畸形。

【临床表现】

1.血管内皮瘤

良性者位于婴幼儿眼睑皮下，眼眶少见，眼睑局部隆起，呈紫红色或紫蓝色，边界不清的软性肿物，发生于眶内可引起眼球突出，生长较快。恶性者呈浸润性生长，有高度局部复发和转移倾向。

2.血管外皮瘤

多见于成年人，可发生于眶内任何部位。良性者增长缓慢，主要表现为渐进性眼球突出，X线和CT示眶腔扩大，边界清楚的高密度肿块；恶性者发展迅速，眼球运动障碍和视力减退比眼球突出出现早，眼睑水肿明显，CT示肿物边界不清，骨质破坏。

3.毛细血管瘤

是婴幼儿时期最常见的良性肿瘤，多发生于出生后3个月内。为皮下边界不清的软性肿物，可压缩，无波动，增长较快，哭闹时肿物增大，颜色加重。发生于眶深部者可使眼球突出移位，视力减退，并常伴有身体其他部位同类肿物。CT示形状不规则的高密度肿块。

4.海绵状血管瘤

常见于成年人，女性居多，表现为眼球突出、视力减退、眼球运动障碍和眼睑隆起，肿物呈紫蓝色，位于眶尖者可引起原发性视神经萎缩。B超有诊断意义，示肿物内回声多而强，且分布均匀，中等度声衰减，压迫眼球可使肿瘤变形。

【诊断及鉴别诊断】

根据发病年龄和临床表现诊断不难，影像学及病理学检查可协助诊断。

1.前脑膜膨出

发展较慢，无消退倾向，常有搏动，X线和CT检查可见骨质缺失。

2.横纹肌肉瘤

发展较快，且持续不断增长，肿物不可压缩，哭闹时不增大，为实体性肿物，内部血流丰富。

3.眶内绿色瘤

骨髓穿刺活检有诊断意义，末梢血内可发现幼稚细胞。

【治疗】

血管内皮瘤和毛细血管瘤应用皮质类固醇激素治疗有效，也可采用手术切除治疗、冷冻、放疗，化疗等方法治疗并防止复发。

五、肌原性肿瘤

【病因及发病机制】

是起源于中胚叶原始多潜能细胞的肌原性肿瘤。分为良性和恶性两种，良性者包括横纹肌瘤和平滑肌瘤，恶性者包括横纹肌肉瘤和平滑肌肉瘤。

【临床表现】

横纹肌瘤和平滑肌瘤具有一般良性肿瘤的症状和体征。横纹肌肉瘤是儿童时期最常见的眶内恶性肿瘤，呈急速发展的眼球突出和眶部肿块，伴有眼眶内占位和炎症表现，CT检查可见骨质破坏和眶外蔓延。平滑肌肉瘤多发生于中老年女性，早期出现眼球突出、视力减退和视盘水肿，影像学检查可示占位病变。

【诊断及鉴别诊断】

主要通过影像学和病理学检查确定诊断，也可根据发病年龄、进展情况和临床表现辅助诊断。

需同眶蜂窝织炎、黄色瘤病、绿色瘤、转移性神经母细胞瘤、皮样囊肿、视神经胶质瘤和眶内毛细血管瘤相鉴别。

【治疗】

主要通过手术切除治疗，恶性肿瘤术后可配合放射疗法。

六、结缔组织肿瘤

【病因】

结缔组织是由胚胎时期间叶组织发展而来，包括纤维组织、脂肪组织、黏液组织以及骨和软骨组织，由这些组织发生的肿瘤属于结缔组织肿瘤。分为良性肿瘤和不成熟细胞构成的恶性肿瘤，大剂量放射线照射可能为部分恶性肿瘤的诱因。

【临床分类】

包括纤维瘤、纤维肉瘤、纤维组织细胞瘤、脂肪瘤、皮样脂肪瘤、脂肪肉瘤、黏液瘤、软骨瘤、软骨肉瘤、骨瘤、骨肉瘤、动脉瘤样骨囊肿、骨纤维异常增生瘤、骨化纤维瘤和间叶瘤等。

【临床表现】

1.纤维瘤

为纤维组织良性肿瘤，男性常见，肿瘤生长缓慢，多单侧眼眶发病。位于眶缘者可触及硬性肿物，边界清楚，表面光滑，压痛不明显。眶深部肿瘤多位于眶上部，可致眼球突出和移位，肿瘤较大时可压迫视神经和眼外肌，出现视力下降及眼球运动障碍。CT 扫描显示为一边界清楚的软组织肿块，多为圆形，可见眶腔扩大和肿瘤压迫的继发性改变。超声检查病变的回声较少，声透性差，无可压缩性。

2.纤维肉瘤

为纤维组织的恶性肿瘤，女性多见，儿童发展快，表现为眼球突出，眼睑水肿，有的可形成巨大肿块。位于眶内的肿瘤可经眶缘触及肿物，也可透过结膜发现粉红色肿物。质地较硬，晚期可与骨壁固定。其他临床表现为视力下降、眼球运动障碍、复视。常局部复发而少远端转移。B 型超声示病变形状不规则，边界清楚，低回声，声衰减明显，无可压缩性。X 线可见软组织巨大肿块和眶腔扩大。CT 示眶内高密度软组织影，边界清楚，可见骨质破坏。

3.纤维组织细胞瘤

是成年人最常见的间叶肿瘤，包括良性和恶性两种，常发生于中年人，无性别倾向。最常见的临床体征是一侧性眼球突出，恶性者发展较快。因肿瘤多侵及肌锥之外，眼球常向一侧移位，良性者质地较硬，恶性者则较大、较软，不能推动。恶性者早期视力下降眼睑及结膜水肿，眼球运动受限及复视，并有自发疼痛及触痛。眼底检查正常或视盘水肿。B 型超声显示肿瘤形状不规则，边界清楚，内回声稀少，声衰减显著，无可压缩性。恶性纤维组织细胞瘤因有坏死、出血，肿瘤内出现块状回声。CT 扫描可见占位病变，轮廓清楚，基本均质，恶性者或因肿瘤内坏死而密度不一致或有骨质破坏。

4.脂肪瘤

是由成熟脂肪细胞组成的良性肿瘤,可发生于全身任何部位,有多发倾向。眼眶脂肪瘤多见于成年人,单侧发病。由于肿瘤少发于肌锥内,所以眼球突出为非轴性,位于眶上部者眼球突向前下方,位于眶外侧者眼球突向前内侧。一般无痛感,向眶前部生长,如翻转眼睑可透过结膜发现肿物,呈淡黄色,质地软,推动结膜肿瘤可在眼球表面滑动。B型超声显示边界清楚,回声强,由于内部的血管和纤维组织,回声不均匀并有轻度的可压缩性。CDI显示瘤体内缺乏血流信号。MR显示肿瘤的位置形态同CT,但T_1WI和T_2WI均呈中高信号。如瘤体内有较多的纤维组织,则信号可呈斑驳样,具有一定诊断价值。

5.脂肪肉瘤

是由不成熟脂肪细胞构成的恶性肿瘤,多发于成年人,眶内罕见。主要表现为单侧眼球突出,发展较快,位于眶尖者早期压迫视神经,引起视力下降,眼底检查可见视盘水肿或萎缩。肿块快速增长可致眼球运动障碍,眼球轴性突出或伴有移位。原发于眶前部的肿瘤,可于眶周触及肿块,质软,光滑可移动。B型超声显示边界清楚,内回声较强,由于肿瘤生长迅速多有坏死腔,在强回声的基础上又表现有透声腔。CT显示密度不均匀肿块,并可见骨破坏。MR显像在T_1WI和T_2WI均有高信号区。

6.软骨瘤

发生在软骨组织的良性肿瘤,眶内者多来源于滑车。在眶内上方可触及硬性肿块,固定且生长缓慢,常无明显自觉症状,当肿瘤影响上斜肌运动时,出现复视症状。CT扫描示眶上缘边界清楚的占位病变,密度低于眶骨,但多高于软组织。

7.软骨肉瘤

病因不明,部分病例继发于某些恶性肿瘤,多发生于长骨的上端、肋骨、肩胛带和骨盆,眼眶少见。成年人多见,无性别倾向。早期临床体征由病变部位而不同,继发于鼻腔或鼻窦的肿瘤,可有鼻窦、鼻出血等症状,肿物压迫泪道系统可致溢泪;眼眶的体征包括进行性眼球突出,眼球移位,视力下降等。B型超声显示多为低回声病变,内回声不均匀,可见强反射钙斑。CT扫描可显示肿瘤密度不均匀,形状不规则,病变多累及鼻窦,有骨质改变。

8.骨瘤

是发生于骨组织的良性肿瘤。眼眶骨瘤多为象牙质骨瘤,青少年时期增长较快。起源于鼻窦者早期无症状,当肿瘤侵犯眼眶则可致眼眶钝痛,眶骨不对称、眼球移位和突出。额窦、筛窦的骨瘤使眼球突出并向颞下移位,眶鼻上方可扪及肿块,压迫视神经可有视力损害。筛骨骨瘤可使眼球向外移位。蝶窦骨瘤可通过累及视神经管而致视力丧失、视神经萎缩。X线可见高密度块影,CT扫描显示骨密度的病变,边界清楚。超声检查A超为声衰减平面,B超表现为前部强回声,后界为声影。彩色多普勒示病变内无血流。

9.骨肉瘤

多发于长管状骨,原发于眼眶者少见,是高度恶性的骨性肿瘤。青年或成年人发病多见,发病迅速,单侧进行性眼球突出或眼球移位。严重者伴疼痛、眼睑水肿和结膜充血,于眶周可触及肿瘤时,为骨样硬度,肿块较大时呈中等硬度,有明显压痛。如肿瘤起自眶后部,可早期影响视力,可致视神经萎缩。X线显示明显的骨破坏或骨化斑,轮廓不清。CT扫描诊断价值较大，多具有溶骨性改变和肿块共同存在的特征。B型超声检查内回声不均匀，形状不规则，可伴有声影。

【诊断及鉴别诊断】

根据临床病史、眼部体征以及影像学表现，可做出临床初步诊断，确切诊断大多需要依靠病理组织学检查来确定。

1.横纹肌肉瘤

从婴儿到成年人均可发生，恶性程度高，有转移性，起病急、进展迅速。眼睑水肿，鼻上眼睑或结膜下可触及肿块，或有鼻出血史。CT扫描示典型的骨质破坏，尤其是鼻侧。MR检查肿块边界清晰，T_1WI与脂肪比为低信号，与肌肉比为高信号，T_2WI与脂肪和肌肉比均为高信号。

2.转移瘤

常见于中老年人，原发病灶多为乳腺、肺、泌尿生殖系统和胃肠道。CT检查示边界不清、弥散性肿块，形状与邻近眼眶结构相似，可伴骨质破坏。MR示弥散性、浸润性、无包膜肿块，TIWI与脂肪比为低信号，与肌肉比为等信号，T_2WI与脂肪和肌肉比均为高信号。

3.视神经鞘脑膜瘤

常见于中年女性，无痛性缓慢进展的视力丧失，常伴有轻度突眼。随着视力丧失，可出现传入性瞳孔障碍。眼底检查可见视盘水肿、萎缩，或视盘周围异常的旁路血管。CT示视神经增粗，可有"铁轨征"。

4.神经鞘瘤

良性者进展性无痛性突眼，偶伴有神经纤维瘤病。CT扫描示边界清晰的、呈纺锤形或卵圆形的肿块，常位于眼眶上方。MR示边界清晰的肿块，T_1WI与肌肉等信号或信号增高，不同程度对比增强，T_2WI信号可变。

5.血管外皮细胞瘤

见于任何年龄。症状进展相对缓慢，常位于眼眶上方。CT扫描示界限明显，于海绵状血管瘤和纤维组织细胞瘤近似。可破坏眶骨蔓延至颞窝和颅内。MR示肿块边界清晰，T_1WI与脂肪比为低信号，与肌肉比为等信号或信号增高，中度弥散性对比增强；T_2WI多样。A型超声示中低度回声。

【治疗】

手术治疗为首选途径，恶性肿瘤应做广泛切除，并行眶内容物剜除，术后结合放疗及化疗，但往往容易复发，预后欠佳。有时需要同耳鼻喉科医师联合手术。因肿瘤包膜不完整，良性纤维组织细胞瘤也认为是局部恶性肿瘤，易复发，需采用局部扩大切除，复发者易恶变，其死亡原因多为局部浸润，扩散蔓延至颅内或少见血行转移。眶脂肪瘤和软骨瘤生长缓慢，预后良好，复发及恶变者较少。

七、造血系统肿瘤

【病因】

是原发于骨髓和淋巴组织系统的肿瘤。常见于眶内的有非霍奇金恶性淋巴瘤、网状细胞肉瘤、霍奇金淋巴瘤、浆细胞肉瘤和白血病(绿色瘤)。其中非霍奇金淋巴瘤又可分为反应性淋巴样增生、非典型淋巴样增生和恶性淋巴瘤。

【临床表现】

1.非霍奇金恶性淋巴瘤

多发生在中老年人，恶性程度不等，为无痛性硬性肿块，常见于泪腺区，伴眼球突出，病变浸润性增生，波及视神经和眼外肌，致视力减退和眼球运动受限。CT扫描示非均质，造影剂一致性增强，与骨壁呈模铸样。

2.网状细胞肉瘤

多发生于中老年人，先有眼睑肿胀而后才发生眼球突出，眶周疼痛，发展快，可伴有视力下降和视盘水肿。影像学检查可见不规则肿物。

3.霍奇金淋巴瘤

好发于中年人，几乎均有全身或其他部位淋巴腺侵犯，可于眶缘扪及肿物压迫使眼球移位。其组织学特征是病变内含有Reed-Sternberg细胞(巨网状细胞)。

4.浆细胞肉瘤

多见于老年人，常为多发，眶缘可扪及肿块，伴眼球突出。X线和CT示骨质破坏，红细胞沉降率加速，高血钙，尿毒症，高球蛋白血症，尿液中含Bence-Jones蛋白。

5.绿色瘤

多见于10岁以下儿童，眼球突出和眶部肿物，质地硬，表面不光滑，移动度差，常伴有明显的炎症现象，肝脾大及淋巴腺肿大，骨髓穿刺有大量不成熟淋巴细胞。

【诊断及鉴别诊断】

根据发病年龄、临床表现和影像学检查帮助诊断，病理学及实验室检查具有明确诊断意义。

需同眶内皮样囊肿、毛细血管瘤、横纹肌肉瘤、淋巴管瘤、神经纤维瘤和畸胎瘤相鉴别。

【治疗】

主要通过局部放疗配合全身放疗治疗，但部分病例预后不佳，也可采用手术切除治疗后配合放化疗。

八、神经源性肿瘤

【病因及发病机制】

源于眶内神经组织中的胶质细胞、脑膜细胞、鞘细胞和节细胞发生的肿瘤，几乎均为良性肿瘤。

【临床表现】

1.视神经胶质瘤

常以视力减退和视野缺失为首发症状，是由于肿块压迫视神经纤维所致，同时伴有眼球突出、视盘水肿或萎缩、斜视、眼球运动障碍和皮肤棕色斑。X线和CT检查示视神经孔扩大，视神经呈梭形肿大。

2.脑膜瘤

多见于中年女性，表现为轴性眼球突出及视力减退，继发性视神经萎缩，可见视神经睫状静脉。CT扫描示视神经增粗，呈车轨状，视神经增粗钙化，眶骨骨壁增生，MRI可显示肿瘤颅内蔓延。

3.神经鞘瘤

可发生于各种年龄，临床表现同一般眶内良性肿瘤。B超显示为低回声性，MRI图像T_1WI为中等低信号，明显低于脂肪。

4.神经纤维瘤

多发于儿童时期，眼睑肿大，局部扪及肿物为软性，边界不清，内有蚯蚓状条索或结节样肿物，可伴有全身神经纤维瘤病，包括骨缺失、脑膜脑膨出、虹膜结节、皮肤咖啡色素斑和皮下软性肿物等。

【诊断及鉴别诊断】

根据临床表现、影像学检查以及病理学检查不难诊断。

【治疗】

多主张手术切除肿瘤，术后配合放化疗。但脑膜瘤对放化疗不敏感，神经纤维瘤容易复发。

九、继发性肿瘤和转移性肿瘤

【病因及发病机制】

继发性肿瘤是指原发于眶周结构的肿瘤，通过血管或神经周围间隙、骨孔及破坏眶壁蔓延入眶；转移性肿瘤是指身体其他部位的肿瘤经淋巴道或血循环转移入眶的肿瘤。继发于眼球的肿瘤主要包括视网膜母细胞瘤和恶性黑色素瘤；继发于眼睑及结膜的肿瘤包括基底细胞癌、睑板腺癌和眼睑结膜鳞状细胞癌；继发于鼻窦的肿瘤包括鼻窦良性、恶性肿瘤和鼻咽腔肿瘤；继发于颅内的肿瘤包括蝶骨脑膜瘤、视交叉胶质瘤、嗅沟脑膜瘤和蛛网膜囊肿等。

【临床表现】

均可引起眼球突出、眼球移位和运动障碍，硬性乳腺癌可导致眼球内陷。继发性肿瘤可扪及硬性肿物，伴有视力下降、痛觉减退和视盘水肿和萎缩等表现。影像学检查可定位原发病、侵入途径及周围组织浸润情况。眶内转移肿瘤常发生于中老年人，急性起病，进展快，早期即有疼痛，且有炎性反应和骨质破坏。

【诊断及鉴别诊断】

根据病史、临床表现及影像学检查可诊断。

同眶内其他肿瘤及神经系统疾病相鉴别。

【治疗】

以手术治疗为主，必要时行眶内容物去除，配合术后放疗、化疗，同时治疗原发病。

十、静脉曲张

【病因及发病机制】

静脉曲张是一种先天性、发育性血管异常，因其眼球突出与体位有关，又名体位性眼球突出和间歇性眼球突出。

【临床表现】

多见于年轻人，单侧发病，表现为体位性突眼、眼球内陷、眼球搏动、反复眶内出血、视力丧失和视神经萎缩，同时可伴有结膜、眼睑和其他部位的静脉异常。

【诊断及鉴别诊断】

体位性和间歇性眼球突出，X线可发现静脉石，B超可见患眼突出时球后出现大小不等的透声腔隙，压迫眼球时无回声区可完全消失。CT扫描显示与肌肉圆锥一致的高密度影或形状不规则、边界不整齐的团块影。

应与炎性、外伤性及颅内占位病变导致的眼球突出相鉴别；还应与全身疾病引起的眼球突出鉴别，如甲状腺相关眼病、白血病、获得性免疫缺陷综合征等。颈动脉-海绵窦瘘多见于外伤者，表现为搏动性眼球突出，眼球表面血管怒张和红眼，复视及眼外肌麻痹，巩膜静脉窦充血和眼压增高，同时伴眼底出血水肿和头痛，超声检查和动脉造影可协助诊断。

【治疗】

无有效疗法，多考虑手术治疗。

第七节　眼眶手术

一、眶内植入物充填术

【适应证】

(1)由于各种原因需将眼球摘除或眼内容物剜出的患者。

(2)已安装义眼，但因活动差、植入体脱落或移位等原因感到不满意者。

【禁忌证】

(1)眼部恶性肿瘤者。

(2)局部严重感染者。

(3)局部血循环差，伤口愈合困难者，如放疗术后。

【术前准备】

患眼滴用抗生素眼药水3日。

【麻醉】

(1)球结膜下浸润麻醉和球后阻滞麻醉。

(2)儿童或不合作的成人可采用基础麻醉联合局部麻醉，或采用全身麻醉。

【操作方法及程序】

1.眼球摘除术后的义眼台植入术

(1)按常规行眼球摘除。

(2)褥式缝扎6条眼外肌或上、下、内、外直肌。

(3)剪开眼球去除角膜及眼内容物。

(4)翻转巩膜，将义眼台塞人其中，以3-0线缝合好巩膜。

(5)以视神经盘为前极中心，在距其约4mm处上下左右尖刀片各打开4个小窗，约3mm×6mm。

(6)用蚊式钳在球筋膜的底部作十字形切开，将义眼台植入肌锥中。

(7)将下直肌缝合在相应的小窗的上缘。然后缝合上斜肌，其缝合位置在上直肌止点后

3～4mm，稍偏鼻侧。分别缝合上、内直肌。缝合下斜肌，其位置在外直肌止点向后到赤道部偏下。缝合外直肌。

(8)间断缝合筋膜囊，连续缝合结膜切口。

(9)将备用的临时眼模置叭结膜囊，加压包扎。

2.眼球内容物摘除术后的义眼台植入

(1)环形剪去角膜、去除眼内容物及葡萄膜组织，络合碘或2%碘酒烧灼，75%乙醇脱碘，生理盐水反复清洗。

(2)环形切开视神经盘周围巩膜，并剪除视神经盘。从巩膜腔底部的小孔分别沿颞上、颞下、鼻上和鼻下从小孔向前放射状切开至赤道部。扩大巩膜前部切口，将义眼台塞入巩膜腔中。

(3)间断缝合前部巩膜伤口。

(4)分别缝合筋膜及结膜伤口。加压包扎。

3.Ⅱ期义眼台植入

(1)常规消毒铺巾。

(2)结膜下注射麻药。

(3)水平剪开结膜囊及筋膜囊，并分离至上下穹隆部。

(4)一手持有齿镊，一手持3-0丝线的缝针。嘱患者向鼻侧注视，可见到内直肌肌肉收缩点。再嘱患者向颞侧注视，以眼科镊插入内直肌收缩点，将其夹持，患眼向内侧转动，可感到有牵拉感，予以缝合。以同法分别找出四条直肌。

(5)分离出足够的肌肉组织，十字扩开筋膜囊底部。

(6)植入义眼台，将眼台上的4条缝线与眼肌缝扎相连并打结。

(7)分别缝合筋膜及结膜伤口。加压包扎。

【术后处理】

(1)术后10天拆线，术后2～3周佩戴义眼。

(2)如要打孔固定义眼片，一般在术后半年左右进行。

【注意事项】

(1)尽量将6条眼外肌(至少4条直肌)与植入物相连。

(2)肌肉连接植入物位置尽量靠前。

(3)植入眼台一定要有足够的深度，缝合筋膜和结膜时一定不能有张力。

二、眶内肿物摘除术

(一)侧路开眶术

【适应证】

(1)球后肌锥内的肿瘤。

(2)眶外上部位置较深的肿瘤。

(3)眶尖部肿瘤。

【禁忌证】

眶部组织感染，如眶部蜂窝织炎等。

【术前准备】

(1)向患者或监护人解释手术目的,术中和术后可能出现的危险和意外,并请在知情同意书上签字。

(2)术前1天,将患者额、颞部的头发剃去,进行清洁消毒。

(3)全身麻醉患者术前6小时禁饮食。肌内注射阿托品,成人用量0.5mg,儿童用量按0.01mg/kg计算。

(4)配血型,备血。

【麻醉】

(1)局部麻醉:可用2%利多卡因和0.5%布比卡因等量混合后加少许1/100000肾上腺素进行局部麻醉,麻醉范围包括上、下睑,眶外侧上至眉弓上,下至眶下缘,眶缘外深达骨膜,和球后麻醉。

(2)全身麻醉。

【操作方法及程序】

(1)患者安静仰卧。头部位置升高一些,可减轻眶部静脉充血。

(2)眼部皮肤常规消毒。

(3)根据肿瘤部位选择相应的皮肤切口:①自患侧外眦角水平皮肤切口;②起自眶上缘外上方到外眦后转向水平的S切口。

(4)分离皮下组织及肌层到骨膜。沿眶外缘后3～5mm切开骨膜,切开范围分别至上下眶缘,沿上下眶缘水平切开骨膜,暴露眶外侧壁。

(5)用骨膜分离器向眶内分离骨膜达眶深部,一般为1.5～2.0cm。

(6)上、下方分别沿骨膜切开处,取65°角向眶底方向倾斜,用往复式锯锯开或骨凿凿开外侧壁眶骨,游离所切开的骨瓣。

(7)从前向后垂直剪开眶外侧壁内侧骨膜。

(8)先用纹式血钳或剪刀逐层分离肿瘤周围组织;达到一定程度后,改用剥离器在肿瘤周围和深部作钝性分离。

(9)充分暴露肿瘤后,一般用组织钳夹取肿瘤并轻轻脱出。

(10)用5个0肠线缝合眶内侧骨膜切口后,行外侧壁骨瓣复位并固定。

(11)依次缝合眶外侧壁外侧骨膜、皮下组织和皮肤切口。

(12)绷带适当加压包扎伤口。

【术后处理】

(1)术后给以抗生素及糖皮质激素治疗,以预防感染和减轻炎症反应。

(2)绷带加压包扎4～5天。

(3)手术后6～7天拆除皮肤缝线。

【注意事项】

(1)眶外侧水平切口的长度尽量不超过3cm,否则可能会损伤面神经分支,导致面部麻痹。

(2)骨面出血可用骨蜡或电灼止血。

(3)切开眶外侧壁时,注意防止损伤骨膜或肿瘤。

(4)分离肿瘤前可将示指伸入眶内,以探明肿瘤与眶内组织之间的解剖关系。

(5)应尽量在直视下进行肿瘤的分离。

(6)尽量减少眶尖部操作,尤其是视神经的下方和外下方的操作,以免引起视力丧失或永久性眼球运动障碍。

(7)神经鞘瘤直接夹取时,易导致肿瘤破裂,手术后易于复发。

(8)缝合切口前,应该注意充分止血;对于术中止血不充分或有出血可能时,在手术结束时,应该放置眶内引流条或行负压引流。

(9)术后应该注意患者的视功能改变。

(10)将切除组织做病理检查。

(二)前路开眶术

【适应证】

位于眶前 1/3 的肿瘤。

【禁忌证】

眶部组织感染,如眶部蜂窝织炎等。

【术前准备】

(1)向患者或监护人解释手术目的、术中和术后可能出现的危险和意外,并请在知情同意书上签字。

(2)术前 1 天,将患者手术部位进行备皮处理。

(3)全身麻醉患者术前 6 小时禁饮食。肌内注射阿托品,成人用量 0.5mg,儿童用量按 0.01mg/kg 计算。

(4)配血型,备血。

【麻醉】

(1)局部麻醉:可用 2%利多卡因和 0.5%布比卡因等量混合后加少许 1/100000 肾上腺素来进行麻醉。

(2)全身麻醉。

【操作方法及程序】

(1)根据肿瘤具体位置和病变性质选择合适的手术切口和手术入路,包括:

1)外上方皮肤入路,沿外上眉弓下缘做弧形皮肤切开,达外眦部。切口长 2～3cm。

2)内上方皮肤入路,沿眶内上方眉弓下缘做弧形皮肤切开,达内眦部。切口长 2～3cm。

3)眶上部皮肤入路,沿眉弓下缘做一较大的弧形切口,达外眦部。根据手术需要,可扩大切口达内、外眦部。

4)眶下部皮肤入路,沿眶下缘皮肤做一较大的弧形切口,分离皮下组织及眼轮匝肌肉,达眶下缘。

5)睫毛下皮肤入路,自内眦部下方,沿下睑睫毛下 2mm 皮肤做一弧形切口,至外眦部时,将切口向外下方延长 1cm。

6)双重睑入路,自内眦部上方,沿上睑缘上方约 3mm 处,相当于双重睑位置的皮肤做一弧形切口。

7)结膜入路,开睑器或缝线开睑。于肿瘤部位行结膜弧形或梯形切开。

8)外眦切开联合下穹隆结膜入路,剪开外眦韧带达眶外缘,再剪断外眦韧带下支,游离下眼睑。

(2)眼部皮肤常规消毒。

(3)分离皮肤,暴露眶缘及眶隔。

(4)在近眶缘处打开眶隔,探查病变及其周围情况。

(5)仔细分离并摘除肿瘤。

(6)依次分层缝合眶隔、皮下组织和皮肤。

(7)术毕时适当加压包扎伤口。

【术后处理】

(1)术后给予抗生素及糖皮质激素,以预防感染和减轻炎症反应。

(2)绷带加压包扎 4～5 天。

(3)手术后 6～7 天拆除皮肤缝线。

【注意事项】

(1)外上方皮肤入路时若非泪腺肿瘤,注意勿伤及泪腺及泪腺导管。

(2)内上方及眶上部皮肤入路时,注意对上斜肌、滑车以及提上睑肌止端等组织结构的损伤,万一损伤尽量予以修复。

(3)眶下部皮肤入路时,注意勿损伤下斜肌和下直肌。

(4)睫毛下皮肤入路时,注意部分患者可以发生下睑退缩或使原先下睑退缩加重。

(5)双重睑入路,主要适合无粘连或粘连轻微的眶上部肿瘤;切开眶隔后注意勿伤及提上睑肌。

(6)结膜入路主要适合眶周围前部无明显粘连或结膜下肿瘤;若手术中结膜组织切除过大时,可行结膜或嘴唇黏膜移植。

(7)外眦切开联合下穹隆结膜入路在剪开外眦时,应该用血管钳夹外眦片刻后再剪开,防止出血;操作时勿损伤下斜肌或下直肌;外眦缝合时,注意保持外眦角的正常形态。

(8)手术后应该注意患者的视功能改变。

(9)注意将切除组织做病理检查。

(10)本术式也可适用于眶底爆裂性骨折修复,以及严重的甲状腺相关眼病眶减压术。

(三)经筛窦内侧开眶术

【适应证】

(1)位于视神经内侧或内直肌内侧的肿瘤。

(2)位于眶尖部视神经内侧的肿瘤。

【禁忌证】

(1)眶部组织感染,如眶部蜂窝织炎等。

(2)鼻窦急性感染性疾病。

【术前准备】

(1)向患者或监护人解释手术目的、术中和术后可能出现的危险和意外,并请在知情同意书上签字。

(2)全身麻醉患者术前6小时禁饮食。肌内注射阿托品，成人用量0.5mg，儿童用量按0.01mg/kg计算。

(3)术前行鼻窦组织影像学检查。

(4)配血型，备血。

【麻醉】

(1)局部麻醉：可用2%利多卡因和0.5%布比卡因等量混合加入少许1/100 000肾上腺素进行局部阻滞麻醉。

(2)全身麻醉。

【操作方法及程序】

(1)患者安静仰卧，眼部皮肤常规消毒。

(2)皮肤切口距离内眦4mm，上端达眶上切迹内侧，下端达眶内、下壁交界处的泪囊下端，长度约2cm；切口深达骨膜。

(3)切开骨膜后，用骨膜分离器将泪囊、滑车等组织结构向外侧分离，暴露鼻骨、上颌骨额突及筛骨纸板；向眶后部分离时，可将筛前、后动脉及神经结扎或电凝后切断。

(4)咬除上颌窦额突、后部筛骨纸板和部分气房，刮除筛窦内黏膜。上颌骨额突咬除范围为上至鼻额缝，下至泪囊窝中部，内侧保留一窄骨板与鼻骨相连；筛窦咬除范围，上不超过鼻额缝，后界达到后筛孔即可。

(5)自眶中部水平切开骨膜，仔细分离并娩出肿瘤。

(6)将脱出的眶脂肪复位。

(7)依次缝合眶内侧骨膜、皮下组织和皮肤。

(8)绷带适当加压包扎伤口。

【术后处理】

(1)术后给以抗生素及糖皮质激素治疗，预防感染和减轻炎症反应。

(2)绷带加压包扎4～5天。

(3)手术后6～7天拆除皮肤缝线。

【注意事项】

(1)儿童及筛窦较浅的患者，不宜采用该术式。

(2)手术时，注意不要损伤滑车、内眦韧带和泪囊。

(3)咬除骨质的范围不要过高，以免损伤筛骨水平板导致脑部并发症。

(4)眶内侧骨膜缝合应该严密，以防手术后眼窝内陷。

(5)术后应该注意患者的视功能改变。

(6)注意将切除组织做病理检查。

(四)内外侧联合开眶术

【适应证】

(1)位于视神经内侧的肿瘤。

(2)位于视神经内侧眶尖部的肿瘤。

(3)范围较广并波及视神经内侧的肌圆锥内肿瘤。

【禁忌证】

眶部组织感染,如眶部蜂窝织炎等。

【术前准备】

(1)向患者或监护人解释手术目的、术中和术后可能出现的危险和意外,并请在知情同意书上签字。

(2)全身麻醉患者术前6小时禁饮食。肌内注射阿托品,成人用量0.5mg,儿童用量按0.01mg/kg计算。

(3)术前眼部滴用抗生素滴眼药液。

(4)配血型,备血。

【麻醉】

(1)局部麻醉:可用2%利多卡因和0.5%布比卡因等量混合加入少许1/100 000肾上腺素进行局部阻滞麻醉。

(2)全身麻醉。

【操作方法及程序】

(1)患者安静仰卧,眼部皮肤常规消毒。

(2)自外眦向外水平切开皮肤,长约2cm。

(3)放置牵张器,暴露眶外侧缘;沿着眶外侧缘5mm弧形切开骨膜,分离骨膜暴露骨壁。长度约为5mm。

(4)用电锯在眶顶和眶底水平锯开眶外侧壁,用咬骨钳将骨瓣咬除。

(5)在眶骨膜中央水平剪开骨膜。

(6)将内侧球结膜于泪阜前弧形剪开180°,暴露分离内直肌;预置3个0套环丝线,自直肌附着处剪断内直肌和节制韧带;将内直肌向内牵拉,眼球向外牵拉,沿眼球向后分离进入肌圆锥内,此时可行眶尖部和眶内侧肿瘤的分离和切除。

(7)手术中,根据肿瘤位置、范围及粘连程度,也可自外侧开眶术野,分离娩出肿瘤。

(8)吻合内直肌,缝合球结膜。

(9)复位固定骨瓣,依次缝合骨膜、皮下组织和皮肤。

(10)绷带适当加压包扎伤口。

【术后处理】

(1)手术后给予抗生素及糖皮质激素治疗,预防感染和减轻炎症反应。

(2)绷带加压包扎4~5天。

(3)手术后6~7天拆除缝线。

【注意事项】

(1)手术时,为扩大手术野,可将眶外侧壁后端部分咬除。

(2)术中不要过度牵拉眼球,以防眼球血供发生障碍,影响术后视功能。

(3)其他注意事项参见外侧开眶术。

第十章 眼外肌病

第一节 隐斜

隐斜是一种潜在的眼位倾斜，能在融合反射控制下保持双眼单视，不显露出眼位偏斜。人为消除融合反射时，如遮盖一眼，就会表现出斜视。根据偏斜眼偏斜的方向可分为：有向鼻侧偏斜趋势者为内隐斜；有向颞侧偏斜趋势者为外隐斜；有向上方偏斜趋势者为上隐斜；有向下方偏斜趋势者为下隐斜；角膜垂直轴上端有向鼻侧偏斜趋势者为内旋转隐斜；反之有向颞偏斜趋势者为外旋转隐斜。解剖、调节和神经支配等因素是导致隐斜的主要原因。

【临床表现】

(1)如果患者隐斜度小，融合储备力大时，则可无任何症状。

(2)如果患者隐斜度大，融合储备力小时，常出现肌性视疲劳的症状，当遮盖一眼或仅用一眼阅读时，症状可完全消失。这些症状有：

(1)阅读稍久后即有头痛、眶周酸痛或球后疼痛感。有时有上睑沉重或强直感，似有上睑黏着眼球的感觉。

(2)患者改变注视点困难，当其看近后再看远距离目标时视物模糊，反之亦然。

(3)出现神经反射症状，如恶心、呕吐、球结膜充血和其他神经官能症状。

(4)长时间用眼后可出现间歇性斜视，以致患者诉说间歇性复视。

(3)患者的空间定位及深径觉较差，如驾车、打网球的准确性差等。

(4)内隐斜患者的视疲劳与外隐斜不同。内隐斜是在双眼视线平行看远的视标，如看电影、球赛时出现，与近距离工作无关，常有整个头痛，尤其在看快速移动的景物时出现。外隐斜患者是在近距离工作后出现，严重者完全不能进行近距离工作。

(5)严重隐斜患者可产生睑缘炎。

【诊断】

(1)根据视物后眼部及全身不适的症状。

(2)行双眼交替遮盖法及单眼遮盖-去遮盖法检查。

(3)马氏杆检查马氏杆竖着或横放在非注视眼前，双眼注视前方光点，光点和光柱呈交叉分离时则有隐斜。

(4)棱镜片法检查在前两种方法基础上加用棱镜片可准确测定隐斜度数，一只眼前放置棱镜片，交替遮盖检查，直至去遮盖后眼球不再移动。此时的棱镜片度数即为隐斜度数。

【鉴别诊断】

(1)屈光不正行交替遮盖法检查,去遮盖时被遮眼无移动。

(2)间歇性外斜视行双眼交替遮盖法及单眼遮盖一去遮盖法检查加以鉴别。

【治疗】

(1)不论隐斜的类型,当患者双眼单视功能正常,无视疲劳症状,则无须治疗。但对有症状的患者应给予治疗。

(2)矫正屈光不正,消除精神紧张和过度疲劳。

(3)因 AC/A 比值过高引起的内隐斜可配双焦点镜矫正,或用缩瞳剂使睫状肌痉挛,以便加强调节作用,从而减少调节时所伴有的集合力,减轻或消除视疲劳症状。

(4)应用同视机训练融合功能,以便扩大融合范围。集合训练适合于中青年集合不足导致的外隐斜。分开训练对小于 $15^{\triangle}$ 的非调节性内隐斜患者也有好处。

(5)佩戴棱镜片,多用于矫正上隐斜及老年人的内、外隐斜,但不适用于中青年的外隐斜,这是因为棱镜片只能暂时缓解症状,但戴棱镜片后融合功能及肌力逐渐减弱,会使隐斜程度加重。

(6)手术治疗:隐斜度数大或经上述治疗不能改善的患者可行手术治疗。手术原则同麻痹性斜视手术原则。

【临床路径】

1.询问病史

视物久后有无视疲劳的症状。

2.体格检查

应用双眼交替遮盖法、单眼遮盖一去遮盖法、马氏杆检查法可确定有无隐斜;棱镜片法、隐斜计可准确测定隐斜度数。

3.辅助检查

应进行屈光状态的检查。

4.处理

矫正屈光不正后,首先以非手术方法治疗。只有当非手术治疗无效后方可考虑手术治疗。尤其对于 50 岁以上患者的手术要慎重。手术前须妥善设计手术方案。

5.预防

无特殊预防措施。

第二节　共同性内斜视

一、调节性内斜视

(一)屈光调节性内斜视

屈光调节性内斜视是调节性内斜视中的一种,是由于远视未经矫正,过度使用调节引起集合过强,加上融合性分开功能不足,而引起内斜视。调节性内斜视是共同性内斜视的常见类型。共同性内斜视是指偏斜眼向鼻侧偏斜，在任何注视方向斜视角均无变化，眼球运动无异常，第一和第二斜视角基本相等，向上、向下注视时斜视角之差$<10^{\triangle}$。

【临床表现】

(1)多为中高度远视。

(2)好发年龄为2～3岁，斜视角常在$20^{\triangle}\sim30^{\triangle}$。

(3)发病初期，内斜呈间歇性，与情绪有关系，多在视近物或哭闹、注意力不集中时出现。

(4)戴眼镜矫正屈光不正后，内斜视消失呈正位。

(5)AC/A比值正常。

(6)部分患者伴有单眼或双眼弱视。

(7)如不治疗，可转为部分调节性内斜视。

(8)不尽早治疗，双眼视破坏或不健全。

【诊断】

充分睫状肌麻痹下验光，如发现有中度远视且有内斜视，应观察散瞳后及散瞳戴镜下的眼位，如果正位或者明显好转，基本可确诊为调节性内斜视。

【鉴别诊断】

非屈光性调节性内斜视：与屈光因素无关，即使完全矫正屈光不正后，视近目标仍有内斜。

【治疗】

(1)一旦发现，尽快在睫状肌麻痹下检影验光。按检影的屈光度给眼镜处方，必要时继续麻痹睫状肌下戴用眼镜。

(2)治疗弱视。

(3)双眼视功能训练。

【临床路径】

1.询问病史

注意内斜视出现的时间和程度，是否呈间歇性，患儿注意力不集中或看近物时是否容易出现内斜视。

2.体格检查

充分麻痹睫状肌后检影验光。检查眼位。

3.辅助检查

无须特殊的辅助检查。

4.处理

一经确诊，应立即开始戴用矫正眼镜。部分患儿需阿托品化后戴镜。眼镜要定期酌情更换。并同时治疗弱视。

5.预防

及时矫正屈光不正。每半年至一年验光一次，根据斜视和弱视的变化更换眼镜。

(二)非屈光性调节性内斜视(集合过强性调节性内斜视)

非屈光性调节性内斜视又称集合过强性调节性内斜视，是调节性内斜视中的一种。它的发生与屈光因素无关，是调节与调节性集合间的一种异常联合运动，表现为调节力引起的一种异常高调节性集合反应。

【临床表现】

(1)验光戴镜矫正远视后,视远时双眼可以正位,视近仍内斜>$10^{\triangle}$以上。

(2)屈光状态可以是近视、正视、远视,以中度的远视多见。

(3)看近时内斜度大于看远时内斜度,一般>$10^{\triangle}$以上。

(4)AC/A 比值高。

(5)可伴有弱视。

【诊断】

主要通过屈光矫正,戴足屈光眼镜后,视近目标仍内斜,视远物可能正位,以及 AC/A 比值一般大于 7,进行诊断。

【鉴别诊断】

1.调节低下型内斜视

屈光不正为轻度,与同年龄相比调节近点变远。在看近时,为了看清物体,必须使用过强的调节力,诱发过多的集合。看远时内斜度数小,看近时内斜度数大。

2.非调节性集合过强型内斜视

看远有双眼单视,看近出现内斜视,AC/A 比值正常,因此测定 AC/A 比值可资鉴别。

3.远视欠矫

在睫状肌充分麻痹下进行验光,将远视充分矫正后可以避免因欠矫引起的看近内斜视大于看远内斜视。

4.内斜视Ⅴ征

向下看时内斜度也加大,而且不管看远、看近,只要向下注视时,内斜度均加大。而非屈光性调节性内斜视无论向上、向下或原在位注视,只要是近距离注视内斜度都加大。

【治疗】

(1)戴双焦点眼镜:上镜为检影的屈光度,看远目标用;下镜是在上镜度数基础上增加+2.50～+(3)00DS 的屈光度,看近目标用,以达到控制眼位的目的。

(2)滴用强缩瞳剂:用于不易佩戴双光镜者。开始以高浓度药液滴眼,每日双眼一次,观察眼位。如有效,6 周后降低药液浓度及用药次数,以维持双眼单视的强缩瞳剂的浓度和次数为宜。常用药:碘磷灵:0.06%,0.125%,0.25%,1 次/日。异氟磷(DFP),0.01%,0.025%,1 次/日。毛果芸香碱 1%,3 次/日。

(3)同时治疗弱视,并行双眼视训练,增加分开性融合的范围以抵消内斜视。

(4)当上述方法效果不好或者出现眼位回退时,可行手术治疗。

【临床路径】

1.询问病史

注意内斜视出现的时间和程度,是否呈间歇性,患儿注意力不集中或看近物时是否容易出现内斜视。

2.体格检查

充分睫状肌麻痹下检影验光,检查眼位。测量 AC/A 比值。

3.辅助检查

无须特殊的辅助检查。

4.处理

首选戴双焦点眼镜或者强缩瞳剂使眼位正位。配合同视机双眼视外融合训练，增强融合性分开的范围，消除内斜。上述治疗效果不好可行手术矫正。

5.预防

无特殊预防措施。

(三)部分调节性内斜视(失代偿性调节性内斜)

本病是共同性内斜视的一种，由一种混合机制，即部分是由于眼外肌的不平衡，部分是由于调节/集合的不平衡所引起的。因此屈光矫正后内斜视度数减小，但不能完全正位。它可能是由先天性内斜视随年龄增长而使调节因素增加转化而来，也可能是完全调节性内斜视治疗不及时，失代偿所致。

【临床表现】

(1)矫正屈光不正戴镜后仍残留内斜视，一般＞$10^{\triangle}$。

(2)AC/A 比值正常。

(3)常伴有弱视。

(4)异常视网膜对应，双眼视功能不健全。

(5)常合并垂直斜视原发下斜肌亢进或 A-V 征。

【诊断】

根据发病于大龄儿童的内斜视，通过麻痹睫状肌下检影，矫正屈光不正后斜视角变小，但不能正位，AC/A 比值正常，可以诊断。

【鉴别诊断】

1.屈光调节性内斜视

由于远视未经矫正，过度使用调节引起集合过强，加上融合性分开功能不足，而引起内斜视。多为中高度远视，好发年龄为 2～3 岁，斜视角常在 $20^{\triangle}$～$30^{\triangle}$。发病初期，内斜呈间歇性。戴眼镜矫正屈光不正后，内斜视消失呈正位。AC/A 比值正常。

2.非屈光性调节性内斜视

发生与屈光因素无关，是调节与调节性集合间的一种异常联合运动，表现为调节力引起的一种异常高调节性集合反应。验光戴镜矫正远视后，视远双眼可以正位，视近仍内斜＞$10^{\triangle}$以上。屈光状态可以是近视、正视、远视。看近内斜度大于看远内斜度，一般＞$10^{\triangle}$以上。

【治疗】

(1)戴矫正眼镜以获得最佳视力，矫正部分内斜。

(2)治疗弱视，进行双眼视训练。

(3)待双眼视力比较平衡时，剩余的内斜行手术矫正。

【临床路径】

1.询问病史

注意内斜视出现的时间和程度，是否呈间歇性，患儿注意力不集中或看近物时是否容易出现内斜视。

2.体格检查

充分睫状肌麻痹下检影验光，检查眼位。测量 AC/A 比值。

3.辅助检查

无须特殊的辅助检查。

4.处理

首选戴双焦点眼镜或者强缩瞳剂使眼位正位。配合同视机双眼视外融合训练，增强融合性分开的范围，消除内斜。上述治疗效果不好可行手术矫正。

5.预防

无特殊预防措施。

二、非调节性内斜视

(一)先天性内斜视

非调节性内斜视与调节因素没关系。佩戴矫正屈光的眼镜和双焦点眼镜均改变不了内斜状况。出生后 6 个月内发生的恒定性内斜视称为先天性内斜视。其发生可能是由于支配集合和发散活动的上核神经控制系统的问题，部分病例是由于主持水平活动的眼外肌的解剖微量错位而引起。

【临床表现】

(1)斜视角大，一般在 $50^{\triangle}$ 以上。斜视度稳定，远近不同距离斜视角相同。

(2)AC/A 值正常。

(3)屈光状态一般呈轻度远视，其次是中度远视。

(4)眼球运动：内转呈亢进，外转不足。

(5)如果是交替注视，弱视发生机会少；若为单眼注视则非注视眼很易发生弱视。

(6)伴发病：分离性垂直性偏斜(DVD)、下斜肌功能亢进和眼球震颤。

【诊断】

根据发病年龄，具有斜视角大和稳定，AC/A 比值正常的特点，可以诊断。

【鉴别诊断】

1.假性内斜视

通常因内眦赘皮及鼻梁宽使婴儿外观显示内斜，用角膜映光法交替遮盖，反复检查眼位对称。

2.婴幼儿调节性内斜视

婴幼儿调节性内斜视通常发生在 6 个月到 7 岁之间，平均屈光度约为＋(4)75D。与先天性内斜视的鉴别方法是睫状肌麻痹下检影验光，戴用矫正镜后观察斜视角的变化，若是调节性内斜视，戴镜后眼位好转。

3.先天性展神经麻痹

原在位呈内斜。如果单侧麻痹有代偿头位，可用娃娃头试验，将患儿的头突然转向右侧或左侧，观察外转运动的程度，若为先天性展神经麻痹，外转仍然不到位。另一种方法是将一只眼遮盖一段时间，展神经麻痹者未遮盖眼外展正常。

4.Duane 眼球后退综合征

是一种先天性眼球运动障碍性眼病。眼位可能是内斜、外斜或正位。做常规儿童斜视运动检查时应注意睑裂的改变，一般常见的类型是内转不能，企图内转时睑裂缩小，外转时睑裂开大。

5.眼球震颤阻滞综合征

本征是以婴儿早期发生眼球震颤伴内斜视、代偿头位及假性展神经麻痹为特征。眼球内转时眼震消失或减轻，外转时眼震加大，内斜度愈大，眼震愈轻。内斜度与眼震呈反比关系是本病的特征。

6.Moebius 综合征

又称先天性眼-面麻痹。罕见，特点是内斜视，双侧展神经麻痹和双侧面神经麻痹，并常合并其他颅神经的障碍和发育异常及智力低下。

7.知觉性内斜视

由于一只眼视力不好，影响或破坏了双眼单视导致的内斜视。因此内斜视儿童必须散瞳，常规检查眼底及晶状体。

8.神经损伤性内斜视

如脑麻痹、脑积水等神经系统的病变可引起小儿内斜视。

【治疗】

(1)早期手术矫正内斜视是预防弱视的重要手段，应在生后 6 个月到 2 岁前行手术，以获得功能性治愈的机会。

(2)术后处理

(1)过矫或欠矫：低度的过矫可用棱镜片补偿。低度的欠矫（$<10^{\triangle}$ 内）交替注视者不必处理，大于 $20^{\triangle}$ 的残余内斜择期再手术。

(2)弱视：术后残留小角度内斜或过矫呈外斜会导致弱视，因此术后要定期复查，用选择观看等婴幼儿检查视力的方法早期发现，尽早治疗弱视。

(3)术后发生的调节性内斜视：需戴眼镜矫正远视以控制内斜再发生，因此术后的屈光检查非常必要。

(4)DVD 的处理：若为隐性 DVD 无须手术，若为间歇性 DVD 要根据出现的频率和斜视度大小决定是否手术。

【临床路径】

1.询问病史

询问内斜视发生的时间。

2.体格检查

全面检查眼部，注意眼位和屈光状态。为了鉴别真假外直肌麻痹可用娃娃头试验。

3.辅助检查

无须特殊的辅助检查。

4.处理

早期手术治疗。应早期防止发生弱视。

5.预防

无有效的预防措施。

（二）后天获得性内斜视

A.基本型内斜视

出生后6个月后直至且童期结束前所发生的内斜视称为基本型内斜视，或获得性内斜视。与先天性内斜视相似，在基本型内斜视发生中调节因素不起作用。虽然大多数患儿的其他系统是健康的，但可能有中枢神经系统的异常。

【临床表现】

(1)无明显屈光不正。

(2)看远看近斜视角相等，发病时斜视角比先天性内斜视小。

(3)发病早期呈间歇性，时有复视。

(4)斜视度逐渐增加。

(5)在全身麻醉下内斜视消失或呈外斜位，牵拉试验阴性。

(6)外伤、疾病、情绪波动等诱因导致内斜视的发生。

(7)部分患儿有中枢神经系统的异常，如损伤、畸形、肿瘤等，头颅CT或MRI检查可发现相应的病变。眼底可能会有视神经盘水肿、视神经萎缩。

【诊断】

根据发病时间、屈光状态和眼位，及可能伴有的中枢神经系统病变，可以诊断。

【鉴别诊断】

先天性内斜视：常发生于生后6个月前。斜视度数大，一般在$50^{\triangle}$以上。斜视度稳定，远近不同距离斜视角相同。AC/A值正常。屈光状态一般呈轻度远视，其次是中度远视。眼球内转呈亢进，外转不足。

【治疗】

(1)针对可能的病因进行治疗。

(2)针对弱视进行治疗。

(3)对偏斜的眼位尽早施行手术矫正。

【临床路径】

1.询问病史

重点注意斜视发生的时间。有无外伤或其他疾病。

2.体格检查

注意眼位和屈光状态。注意有无中枢神经系统病变。应散瞳后检查眼底，除外视神经盘水肿和视神经萎缩。

3.辅助检查

无须特殊的辅助检查。

4.处理

尽早手术矫正眼位。针对可能的病因和弱视进行治疗。

5.预防

无特殊的预防措施。

B.非调节性集合过强型内斜视

本病又称近距离内斜视。引起本病的集合过强不是由调节因素引起的，而是由于神经紧张所致。

【临床表现】

(1)发病年龄在2～3岁。

(2)屈光度为正视或远视。

(3)远距离为正位或小度数内斜，看近时内斜加大，一般$20^{\triangle}$～$40^{\triangle}$。

(4)用梯度法检查AC/A比值正常或低于正常，调节力正常。

(5)戴双焦点眼镜或用缩瞳剂不能改变视近的斜视度。

(6)可发生弱视。

【诊断】

根据发病年龄，看远和看近时眼位，AC/A比值，可以诊断。

【鉴别诊断】

调节性集合过强型内斜视：当戴用双焦点眼镜或滴用缩瞳剂可以改变视近的斜视度。

【治疗】

(1)矫正屈光不正。

(2)弱视治疗。

(3)必须尽早、择期手术矫正内斜。

【临床路径】

1.询问病史

重点注意斜视发生的时间。

2.体格检查

注意看近和看远的眼位和屈光状态。

3.辅助检查

无须特殊的辅助检查。

4.处理

矫正屈光不正，尽早手术矫正眼位。

5.预防

无特殊的预防措施。

C.分开不足型内斜视

本病又称远距离内斜视，为看远时的内斜视大于看近时的内斜视度数。

【临床表现】

(1)看远时呈内斜视，看近时正位或内斜视的度数小，相差达$10^{\triangle}$以上。

(2)无屈光不正，双眼视力相等。

(3)AC/A比值低。

(4)远近距离的分开性融合范围均下降。

(5)外展功能下降。

【诊断】

根据临床表现可以诊断。

【鉴别诊断】

展神经麻痹:进行 Hess 屏检查,确定是否有展神经麻痹。

【治疗】

(1)如看远内斜度数<$10^{\triangle}$,可给予底向外的棱镜片治疗。

(2)如看远内斜度数>$10^{\triangle}$的可手术治疗。手术可行双侧外直肌少量截除。

【临床路径】

1.询问病史

注意内斜视是何时发生的。

2.体格检查

注意看远和看近时的眼位。

3.辅助检查

无须特殊的辅助检查。

4.处理

如斜视度数小,可给予棱镜片治疗。如斜视度数大,应行手术治疗。

5.预防

无特殊预防措施。

D.内斜视伴近视眼

在非调节性内斜视患者中有 3%～5%伴有近视眼。由于近视眼看不清远距离目标,只能看清近距离目标,其远点在眼前有限距离,故视近距离目标必须加强两眼集合,日久形成内斜视。

【临床表现】

1.复视型

(1)近视度数一般为≤－(5)00D。

(2)开始时视远复视,后来视近也出现复视。

(3)多见于年轻人。

(4)眼位可呈内隐斜或内斜视。

2.内斜视合并高度近视的成年人

(1)近视度多在－1(5)00D～－20.00D 之间。

(2)病程为缓慢的进行性。

(3)病程后期类似固定性内斜视,呈极度内斜位,外展明显受限,被动牵拉各方向运动受限。

【诊断】

可根据眼位、屈光状态而诊断。

【鉴别诊断】

1.分开不足型内斜视

为看远时的内斜视大于看近时的内斜视度数。无屈光不正，双眼视力相等。

2.展神经麻痹

进行 Hess 屏检查，确定是否有展神经麻痹。

【治疗】

(1)对复视型患者，如果斜视度数小，可给予棱镜片治疗。如果内斜度数大，可行手术矫正，行斜视眼内直肌后退和外直肌截除。

(2)对于内斜视合并高度近视的成年人，应做牵引缝线将眼球固定在外侧眶骨膜上。但即使这样处理，内斜视也可复发。

【临床路径】

1.询问病史

注意有无高度近视的病史和内斜视出现的时间。

2.体格检查

检查眼位和屈光状态。

3.辅助检查

无须特殊的辅助检查。

4.处理

根据不同的类型进行不同处理。复视型内斜度数小的患者，可戴用棱镜片来矫正。度数大时须手术治疗。对于内斜视合并高度近视的成年人，采用常规的手术方法会失败。

5.预防

无特殊措施可预防本病。

E.急性共同性内斜视

临床上偶见年长儿童、成人甚或老年人突然出现复视，发生内斜视，但无眼外肌麻痹症状，神经科检查无器质性病变，称为急性共同性内斜视。其发病可能与融合遭到人为破坏有关，或与近视有关。

【临床表现】

(1)多见于成年人。

(2)发病突然，先感觉复视，或者斜视与复视同时出现。

(3)复视为同侧水平位，各方向复视距离相等，看远距离大，看近距离小。

(4)眼球运动正常，无眼外肌麻痹征。

(5)各个诊断眼位的斜视角相等。左右眼注视斜视角相等。看远、看近的斜视角相等，在$10^{\triangle}$～$40^{\triangle}$之间。

(6)双眼视功能正常。

【诊断】

根据急性发病，有复视，无眼外肌麻痹的症状和眼位改变，可以诊断。

【鉴别诊断】

1.分开麻痹

临床表现与急性共同性内斜视相同,但其发病为中枢神经系统疾病所致,常有脑炎、多发性硬化、肿瘤、眼外伤等病史。

2.双展神经麻痹

眼球向双侧水平麻痹肌作用方向转动时,复视像距离加大。

3.集合痉挛

看远时有同侧复视,但看近时呈交叉性复视。融合性分开力不受影响,远视力减退。

【治疗】

(1)内斜度小,复视可耐受者,可观察或佩戴底向外的棱镜片。

(2)内斜度大,症状稳定时可行手术治疗。

【临床路径】

1.询问病史

复视和内斜视是否急性发生。

2.体格检查

检查眼位和屈光状态。

3.辅助检查

检查复视像。

4.处理

内斜度数小,可耐受复视者行保守治疗。内斜度数大,且症状稳定者,可考虑手术治疗。

5.预防

无特殊预防措施。

F.眼球震颤阻滞综合征

一些内斜视患者合并眼球震颤。当眼球内转或集合时眼震减轻或消失,呈现内斜视。当眼球外转时眼震加剧。这种病症称为眼球震颤阻滞综合征。

【临床表现】

(1)内斜视:发生于婴儿期,常为单眼,也可双侧,突然发病。内斜视度数的大小与眼震的幅度成反比。

(2)眼球震颤:一般为水平位,显性冲动型眼震,也可伴有隐性眼震,当眼球在内转位时眼震消失或不明显,随着眼球向外转动,眼震强度及幅度明显变大。

(3)代偿头位:双眼视力相差大时,患者将面部转向注视眼侧,以便使该注视眼处于内转位。当双眼视力相差不大时,则面部转动有时向右,有时向左。

(4)AC/A 比值正常。

(5)假性展神经麻痹:当双眼视力相仿时,会出现明显假性展神经麻痹,表现为双眼同向水平运动时,外直肌力弱,眼球外展障碍。如遮盖一眼,令另一眼作单眼水平转动时,外转不受限。

(6)神经系统异常的发生率高。

【诊断】

根据内斜视和眼球震颤的临床表现，可以诊断。

【鉴别诊断】

1.先天性内斜视

本病少见，斜视角稳定且度数大，可有交叉性注视，向前方注视时不会出现眼震。只有当向外转动至外眦时，才会出现终点性眼震。

2.先天性双侧展神经麻痹

在全身麻醉下，本病的内斜视并不消失，但眼球震颤阻滞综合征的内斜视可消失。

【治疗】

采取手术治疗，可采用双眼内直肌后徙，双眼内直肌后固定缝线或双眼内直肌后徙加固定缝线。

【临床路径】

1.询问病史

注意内斜视和眼球震颤发生的时间和次序。

2.体格检查

检查眼位、眼球震颤及两者的关系。

3.辅助检查

进行棱镜试验、眼震电流描记、前庭一眼反射等检查。

4.处理

手术治疗。

5.预防

无特殊预防措施。

（三）微型斜视

本病又称单眼固视综合征，斜视度一般小于5$^{\triangle}$，映光法检查眼位无斜视，遮盖法也看不出眼球的移动，称为微型斜视，以微型内斜多见，常合并弱视。双眼注视时，弱视眼有中心抑制暗点或旁中心注视。发生的原因见于大角度斜视治疗后，或继发于屈光参差，继发于单眼黄斑病变或者原发于双眼黄斑融像功能障碍。是一种不影响外观，但视功能受到损害的斜视。

【临床表现】

(1)常以轻度弱视就诊。

(2)异常视网膜对应。

(3)有黄斑抑制暗点，多为旁中心注视，也有中心注视者。

(4)正常或者接近正常的周边融合功能。

(5)伴有屈光参差，可能是微型斜视的原因，以远视性屈光参差多见。

(6)立体视功能受到损害。

【诊断】

(1)对单眼视力下降的患者，尤其是儿童，经检查没有斜视及斜视病史，没有屈光不正和屈光参差，眼部无器质性病变，应该考虑微型斜视的诊断。

(2)$4^{\triangle}$棱镜片试验是检查微型斜视简易、快速、准确的方法。先做$4^{\triangle}$棱镜片底向外查微型内斜视，如果阴性再做底向内查微型外斜视。

(3)或者用Bagolini线状镜查中心暗点。

【鉴别诊断】

屈光参差型弱视：有屈光参差，无眼位偏斜，为中心凹注视，呈轻度或中度弱视，具有周边融合，不易查出中心凹融合，有一定程度的立体视，对弱视治疗的反应好。如果在上述特征中，弱视眼有中心抑制性暗点或旁中心注视及异常视网膜对应者为微型斜视。

【治疗】

(1)大龄儿童及成人不需治疗。

(2)对适龄儿童的弱视应先矫正屈光不正或参差，常规弱视治疗。

【临床路径】

1.询问病史

是否有弱视，有无眼位的改变。

2.体格检查

检查眼位和屈光状态。

3.辅助检查

$4^{\triangle}$棱镜片试验和Bagolini线状镜检查有助于诊断。

4.处理

矫正屈光不正和弱视。

5.预防

无特殊预防措施。

三、继发性内斜视

(一)知觉性内斜视

婴幼儿期因一眼失明或视力低下，如角膜瘢痕、白内障、眼外伤、视神经萎缩及黄斑部病变等引起知觉性融合障碍而形成的斜视，称为知觉性斜视。知觉性斜视可为内斜视或外斜视。外斜视主要发生在年龄较大的儿童或成年人中。知觉性内斜视好伴发下斜肌或上斜肌过强，以下斜肌过强为多见。

【临床表现】

(1)一般呈共同性，眼球运动各方向不受限制。

(2)长时间的内斜视可出现外转障碍，内转过强，牵拉试验阳性，外转有阻力，这与内直肌、球结膜及眼球筋膜的挛缩有关。

【诊断】

根据眼部有引起视力低下的病变，及眼位状况，可以诊断。

【鉴别诊断】

1.其他原因引起的内斜视

知觉性内斜视有引起一眼失明或视力低下的眼部病变。

2.假性内斜视

通常因内眦赘皮及鼻梁宽使婴儿外观显示内斜，用角膜映光法交替遮盖，反复检查眼位对称。

【治疗】

(1)对于单眼先天性白内障的患儿应早期做白内障手术，戴角膜接触镜，并矫正斜视。对有外伤性白内障的成人，应做白内障手术，术后早期矫正斜视。

(2)对于角膜瘢痕、视神经萎缩或黄斑部病变等所致的斜视，手术矫正眼位只能取得美容的效果。

(3)一眼已失明的内斜视施行手术时，应欠矫 $10^{\triangle}\sim15^{\triangle}$。

(4)手术方法可选择斜视眼的内直肌后退和外直肌截除。如有下斜肌过强，则行下斜肌减弱术。

【临床路径】

1.询问病史

是否有引起一眼失明或视力下降的眼病。

2.体格检查

检查眼位和眼部状况。

3.辅助检查

无须特殊的辅助检查。

4.处理

应手术治疗，以期增加视力。

5.预防

无特殊预防措施。

(二)连续性内斜视

一般指因外斜视手术过矫引起的内斜视，或在无外因及外直肌麻痹史等情况下自然转变成的内斜视，均称为连续性内斜视。

【临床表现】

外斜视矫正术后发现大角度过矫，复视难忍。

【诊断】

根据外斜视手术矫正史和眼位，可以诊断。

【鉴别诊断】

因有外斜视手术过矫史，因此诊断明确，无特殊的眼病需要鉴别。

【治疗】

(1)术后第一天发现外斜视明显过矫，且有运动障碍，应立即手术探查。

(2)当内斜角度小于 $10^{\triangle}\sim15^{\triangle}$ 时，常会逐渐缓解，因此两周内不宜任何处理。

(3)以后若持续复视，可用缩瞳剂或戴用远视矫正眼镜，使内斜视角减少到患者的融合范围内。

(4)上述处理无效时可以遮盖单眼消除复视和内斜视。

(5)为避免复视,可佩戴基底向外的棱镜片。

(6)若观察3～6个月后,内斜视仍在10△以上且有复视者,可再次手术。

【临床路径】

1.询问病史

有无外斜视过矫史。是否有复视。

2.体格检查

检查眼位。

3.辅助检查

检查复视像。

4.处理

如术后第一天发现外斜明显过矫,且有运动障碍时应手术探查。否则可观察3～6个月后再考虑手术治疗。

5.预防

外斜视矫正术时不要过矫。

第三节 共同性外斜视

一、先天性共同性外斜视

本病少见,一般发生于1岁以内,不伴有眼部或全身异常。

【临床表现】

(1)斜视度大,在30△～50△之间。

(2)多为交替性恒定性外斜,因此双眼视力较好。

(3)眼球运动正常。

(4)可合并分离性垂直偏斜(DVD)或上斜肌功能亢进所致的A型外斜视。

(5)部分患者看近时外斜度变化。

【诊断】

根据发病时的年龄和临床表现,可以诊断。

【鉴别诊断】

1.假性外斜视

大多是双眼眶距过大或者头部畸形所致。检查眼位仍正常。

2.知觉性外斜视

眼科系统检查有知觉性外斜的原因,例如一只眼的视力极低所致的废用性外斜。

3.眼球后退综合征

外斜伴运动时的睑裂改变:常见的类型是内转时睑裂缩小,外转时开大。

4.动眼神经麻痹

除了因内直肌麻痹引起的外斜视外,还有上、下直肌及下斜肌的运动障碍,上睑下垂等。

【治疗】

尽早手术矫正斜视，恢复或建立双眼视功能。

【临床路径】

1.询问病史

询问发病的时间。

2.体格检查

重点注意眼位。

3.辅助检查

无须特殊的辅助检查。

4.处理

尽早手术治疗。

5.预防

无特殊的预防措施。

二、后天性共同性外斜视

（一）间歇性外斜视

此型外斜视是介于外隐斜和共同型外斜视之间的一种过度性斜视。可随年龄增长，失代偿发展成为恒定性外斜视。可分为：①分开过强型：远距离斜视度大于近距离斜视度，AC/A比值高。②集合不足型：近距离斜视度大于远距离的斜视度，AC/A 比值低。③基本型：远、近距离斜视度相同，AC/A 比值正常。④类似外展过强型：远距离外斜度大于近距离外斜度，遮盖一只眼一段时间后双眼相似。

【临床特点】

(1)斜视角变化大：外斜视可受内融合控制为正位或减轻。斜视度因注视距离不同而不同，视远时内融合困难易出现外斜视。斜视是否出现与患者的健康状况及注意力有关系。

(2)双眼控制正位时，为正常视网膜对应，出现外斜位时为异常视网膜对应，因此，多数患者远距离立体视不好，而近距离容易控制正位，立体视较好或正常。

(3)因为有单眼抑制，一般没有复视、视物模糊及视力疲劳的主诉。

(4)有些患者可以感知眼位是处于外斜还是正位，外斜位时只用单眼注视物体清晰。

(5)在户外强光下特别畏光，喜闭一只眼。

(6)可伴有 A-V 征或垂直斜视。

【诊断】

(1)外斜位的间歇出现及斜视度的变化为本病突出的特征。就诊时或者手术前因为紧张始终控制正位。可通过反复交替遮盖法，注视 5m 以外的目标，破坏内融合，引出确切的外斜程度。

(2)短期遮盖法遮盖 30 分钟至 1 小时后查斜视度，结合远和近不同距离的斜视度检查，可鉴别真正的分开过强型外斜还是类似分开过强型外斜，前者遮盖后视近外斜增加至接近视远斜视度。

(3)查 AC/A 比值作为间歇性外斜的分型依据，为手术设计提供依据。

【鉴别诊断】

外隐斜:与间歇性外斜均为内融合功能低所致的斜视,其鉴别比较困难。但临床表现不同,大部分隐斜有视力疲劳的表现,而间歇性外斜视患者往往采用单眼注视,因而很少有症状。用遮盖一去遮盖法检查,如果去遮盖后被遮盖眼还停留在斜位上则为间歇性外斜。反之去遮盖后从外斜位自行回到原在位为外隐斜。

【治疗】

1.治疗原则

一般需择期手术治疗。在等待手术期间,可做增强融合功能的训练,部分小度数的患者可能通过非手术治疗达到正位而避免手术。

2.非手术治疗

(1)矫正屈光不正:明显的屈光不正,如散光或屈光参差必须矫正。近视者应完全矫正。远视者根据年龄、屈光度大小及 AC/A 比值酌情处理。通常小于+2.00D 的儿童远视不予矫正,如有屈光性视力疲劳的成人应予矫正。

(2)负透镜治疗:AC/A 比值高的外斜视患者戴负透镜增加调节性集合减少外斜程度。集合不足型外斜视儿童将负透镜放在双光镜的下镜。外展过强型外斜的负透镜放在双光镜的上镜,这样可增强正常双眼刺激。

(3)棱镜片治疗:外展过强型外斜使用底向内的棱镜片,增加内融合功能,可使部分小度数间歇性外斜恢复正位。

(4)正位视训练:可增强融合范围,作为手术的辅助疗法。

(5)暂时观察:对尚不能接受手术和双眼视功能好的、小角度外斜儿童应定期检查,如果外斜出现的频率增加,持续的时间长,集合近点变远,双眼视功能减退,应及时手术。

3.手术治疗

(1)外展过强型外斜:首选外直肌后退。

(2)类似外展过强型和基本外斜型,可行一只眼的外直肌后退,内直肌截除。

(3)集合不足型:首选内直肌截除,但不能过量,预防术后运动不足。

【临床路径】

1.询问病史

询问发病的时间,斜视度数是否改变。

2.体格检查

重点注意眼位,检查 AC/A 比值。

3.辅助检查

无须特殊的辅助检查。

4.处理

应择期手术治疗。等待手术期间可行非手术治疗,增强融合功能,部分小度数的患者可能会达到正位而避免手术。

5.预防

无特殊的预防措施。

(二)恒定性外斜视

本病有两种情况。一种为发生于幼年、预后差的外斜视。另一种发生于成年人,开始为间歇性外斜视,以后因调节力减退,失去代偿,成为恒定性外斜视,预后好,术后可获得双眼视功能。

【临床表现】

(1)常无症状,在强光下要闭合一眼。

(2)外斜度恒定。

(3)集合不足。

(4)屈光不正。

(5)单眼注视可引起弱视。

(6)向右或左侧注视时斜视减轻,称为侧向非共同性。

(7)可伴 A-V 征或垂直斜视或斜肌功能异常,或有垂直位斜视。

【诊断】

根据发病年龄及临床表现,可以诊断。

【鉴别诊断】

间歇性外斜视:恒定性外斜视在开始时可为间歇性的,随着调节力减退,失去代偿,成为恒定性外斜视。

【治疗】

(1)发生在幼年者应尽早手术。

(2)成人一旦确诊为本病也应手术。

【临床路径】

1.询问病史

询问发病的时间,斜视度数是否恒定。

2.体格检查

重点注意眼位。

3.辅助检查

无须特殊的辅助检查。

4.处理

应选择手术治疗。

5.预防

无特殊的预防措施。

第四节　麻痹性斜视

一、麻痹性斜视

麻痹性斜视是支配眼外肌的神经核、神经干或者肌肉本身病变所致的斜视。根据肌肉瘫痪的程度可分为完全性或部分性肌肉麻痹。其病因复杂，与全身性疾病关系密切，可能是全身性疾病的一部分或者是全身性疾病的最早表现。先天性麻痹性斜视是先天肌肉发育异常或产伤及生后早期的疾病所致。后天性麻痹性斜视多由炎症、血管性疾病、内分泌性疾病、肿瘤、外伤等引起。

【临床表现】

(1)复视与视混淆：患者自觉视物成双，双眼同时视物时感觉模糊。

(2)眼性眩晕与步态不稳：遮盖一只眼后眩晕减轻或消失，为眼性眩晕的特征。眼位突然偏斜，视觉定位被破坏，故患者走路向某方向偏斜。

(3)异常投射：发病初期患者用麻痹眼注视物体并触摸该物体时，总是摸不准。

(4)眼位偏斜：患眼向麻痹肌作用相反方向偏斜。麻痹很轻时，没有偏斜或表现为隐斜。

(5)第二斜视角大于第一斜视角。

(6)斜视角因注视方向而异。眼球向麻痹肌作用方向转动时斜视角明显增大。

(7)运动受限：麻痹眼向麻痹肌作用方向运动受限，受限的程度反映麻痹程度。

(8)代偿头位：患者通过头位的变化使其注视野内的复视消失，保持双眼单视的异常姿势，又称眼挫斜颈。先天性麻痹性斜视多有代偿头位。由 3 部分组成：①面向左/右转。②下颌上举或内收。③头向左/右肩倾斜。

(9)继发共同化：某一条肌肉麻痹后，会引起同侧眼和对侧眼其他肌肉的功能失调和继发改变。常见的改变是麻痹肌的对抗肌作用亢进，配偶肌也亢进，而配偶肌的对抗肌(称间接拮抗肌)因发生抑制性麻痹而表现不足。经过一段时间后麻痹肌的功能有所恢复，双眼其他肌肉相互间也重新调整协调，表现出共同性斜视的特点，叫做麻痹性斜视共同化。

【诊断】

(1)根据自觉症状，如发病突然、复视、眩晕、双眼同时视物模糊及异常投射，眼球运动及眼位的检查，可以诊断。

(2)应用复视像和 Hess 屏检查，可确定麻痹肌。代偿头位的分析帮助确定麻痹肌。

(3)Parks 三步法对先天性陈旧性垂直肌麻痹的诊断有帮助。

【鉴别诊断】

1.共同性斜视

多在 5 岁前发病，病因尚未确定，无明显症状，眼球运动正常，第一斜视角与第二斜视角相等，各方向注视的斜视度不变。

2.牵制性斜视

虽然大多数麻痹性斜视是由于眼外肌的神经或肌肉疾患，导致眼球向受累肌作用方向转动障碍、眼位偏斜而发生的，但部分麻痹性斜视是由于眼眶内肌肉或筋膜异常，产生牵制力，限制眼球向其相反方向转动，称为牵制性斜视。进行眼球被动牵拉试验可对这两种情况进行鉴别。

【治疗】

1.先天性麻痹性斜视

(1)如有弱视，应及早积极地治疗弱视。

(2)如双眼视力正常,以不明显的代偿头位能保持双眼外观正位和双眼视觉者,可不予处理。

(3)有代偿头位或斜视度大者应予手术治疗。

2.后天性麻痹性斜视

(1)主要是针对病因进行治疗。

(2)对症治疗:遮盖一眼,可解除复视症状。

(3)可用针灸、理疗和药物治疗。常用的药物有维生素 B_1、B_6 和 B_{12},肌苷、腺苷三磷酸、辅酶等神经能药物。

(4)保守治疗 6 个月,病情稳定,可考虑手术治疗。

【临床路径】

1.询问病史

询问是否突然发病,有无复视症状。

2.体格检查

重点注意眼位,各方向注视的斜视度是否一致。

3.辅助检查

复视像或 Hess 屏检查。

4.处理

对于先天性和后天性麻痹性斜视应做不同处理。对于前者,当有代偿头位或斜视度大者应予手术治疗。对于后者,遮盖一眼可解除复视症状。

5.预防

及时治疗影响眼外肌的疾病。

二、滑车神经麻痹(上斜肌麻痹)

滑车神经麻痹又称上斜肌麻痹,是垂直斜视中发病率最高的一种。它可分为先天性或后天性、单侧性或双侧性,以单侧性不完全麻痹为多见。先天性滑车神经麻痹与神经肌肉的发育异常有关。头颅的闭合性外伤可引起滑车神经麻痹。中枢神经系统血管病变、糖尿病或颅内肿瘤也可引起滑车神经麻痹。额窦手术引起眶骨骨折或滑车移位,可导致上斜肌麻痹或不全麻痹。

【临床表现】

1.单侧的上斜肌麻痹

(1)原在位健眼注视时患眼呈上斜视。

(2)代偿头位:70%的患者出现代偿头位。头向健侧肩倾斜,下颌内收又称眼性斜颈。少部分患者头向患侧倾斜,目的是增加复视物像距离。

(3)双眼运动时患眼的上斜肌运动减弱,下斜肌亢进。病程发展中可发生继发改变,对侧眼(健眼)的上直肌表现出部分或完全麻痹,称抑制性麻痹。

(4)部分先天性上斜肌麻痹患者可有面部发育不对称。

(5)部分合并患侧的假性上睑下垂。用患眼注视时上睑下垂消失。

(6)后天性上斜肌麻痹患者若发病突然,则有自觉症状,如头晕、恶心、呕吐等明显。

(7)患者 Bielschowsky 征阳性。

(8)马氏杆复视像或眼底检查患眼呈外旋位。

2.双侧上斜肌麻痹

(1)侧向注视时出现交替上斜视。原在位可无垂直偏斜。

(2)Bielschowsky 征双侧阳性。

(3)常见 V 征和下颌内收,以内斜 V 征多见。

(4)双眼运动时,双侧上斜肌均弱,下斜肌均亢进。

(5)无代偿头位或头向麻痹轻的一侧倾斜。

(6)双眼呈外旋位。外旋大者可达到 $20^{\triangle}$。

【诊断】

根据眼位、Bielschowsky 征阳性,以及代偿头位,可以诊断。

【鉴别诊断】

1.上直肌麻痹

一只眼上斜肌和另一只眼上直肌麻痹所表现的眼位离低是一致的,可做 Bielschowsky 征头位倾斜试验进行鉴别,如 Bielschowsky 征阳性应考虑上斜肌的麻痹。

2.原发性外科斜颈

须与儿童眼性斜颈鉴别。随意遮盖一只眼半小时观察头位的变化,若代偿头位改善或正常为眼性斜颈。

3.原发性下斜肌亢进

反复仔细检查上斜肌功能正常,Bielschowsky 征阴性,常伴水平斜视。

4.分离性垂直性斜视综合征(DVD)

双眼运动均由上方向原在位移动,双眼无高低眼位,Bielschowsky 征阴性。

【治疗】

(1)先天性上斜肌麻痹$<10^{\triangle}$的上斜视可佩戴棱镜片消除斜颈。$>10^{\triangle}$的上斜视或有代偿头位,即使斜视度数并不大的患者也需手术治疗,首选下斜肌减弱术。

(2)后天性的上斜肌麻痹应针对病因进行治疗,并给予神经营养药物。$<10^{\triangle}$的可佩戴棱镜片矫正原在位的复视。半年后病情稳定者可考虑手术治疗。

【临床路径】

1.询问病史

以斜颈就诊的儿童,如果视物呈双影,且为上、下影者,或者突然双眼视物不清,伴头晕,不能同时睁眼者应考虑垂直肌是否麻痹,首先考虑上斜肌麻痹。

2.体格检查

仔细检查眼位及代偿头位。

3.辅助检查

可做歪头试验,如 Bielschowsky 征阳性是诊断上斜肌麻痹的可靠体征。进行复视像、Hess 屏、同视机等检查可确定麻痹肌。

4.处理

按麻痹性斜视的治疗原则制定具体治疗方案。

5.预防

尚无有效的预防措施。

三、展神经麻痹

展神经在颅底的径路长，患病机会较其他眼球运动神经多，麻痹的发病率高。单侧比双侧多见，可能为完全麻痹或部分麻痹。先天性展神经麻痹多为神经肌肉发育不良或肌肉缺如所致。后天性展神经麻痹原因复杂，较常见的有颅底炎症或脑膜炎，传染性疾病如流行性感冒、白喉，外伤，各种原因引起的颅内压升高、脑肿瘤或邻近组织的肿瘤侵犯颅底如鼻咽癌、血管性疾病等。

【临床表现】

(1)内斜视。

(2)后天性新发病例可见第二斜视角大于第一斜视角，患眼外转完全或部分受限，向麻痹侧注视时眼球震颤。

(3)后天性者水平同侧复视，向麻痹肌作用方向注视复视明显。先天性外直肌麻痹多无复视，而有弱视。

(4)代偿头位为面水平转向患侧。

【诊断】

根据眼位和复视像可以诊断。

【鉴别诊断】

1.Duane 眼球后退综合征

本病内转时睑裂变小后退。

2.先天性内斜视

娃娃头试验外转正常，常伴分离性垂直偏斜(DVD)或下斜肌亢进。

3.Moebius 综合征

有面肌麻痹，常伴有其他颅神经和肢体肌肉、骨骼异常。

4.重症肌无力

斜视度有变化，伴上睑下垂，新斯的明试验阳性。

【治疗】

(1)先天性外直肌麻痹以手术治疗为主，病情稳定半年后可行手术治疗。行患眼内直肌后退术或 Jensen 直肌联接术。

(2)后天性外直肌麻痹以病因和神经营养治疗为主。

【临床路径】

1.询问病史

有无复视和眼位偏斜。

2.体格检查

重点检查眼位和代偿头位。

3.辅助检查

复视像检查。

4.处理

先天性外直肌麻痹以手术治疗为主。后天性外直肌麻痹针对病因治疗为主。

5.预防

及时治疗可能损伤展神经的疾病。

四、双上转肌麻痹(上直肌、下斜肌麻痹)

一只眼的上直肌、下斜肌同时麻痹称双上转肌麻痹,少见。先天性双上转肌麻痹可能是神经肌肉发育不良所致,后天性双上转肌麻痹可能因甲状腺功能失常减退或外伤性眶底骨折引起。

【临床表现】

(1)垂直斜视明显。健眼注视时,患眼下斜视,伴有假性上睑下垂;患眼注视时,健眼明显上斜视。

(2)代偿头位头向后倾、仰头。

(3)眼球运动向鼻上方(下斜肌)及颞上方(上直肌)均受限,其他方向运动正常。

【诊断】

根据眼位和代偿头位,可以诊断。

【鉴别诊断】

牵制性下斜视:也表现为鼻上及颞上方运动的受限,被动牵拉试验时有很强的抵抗力。

【治疗】

以手术治疗为主。根据注视眼不同,采用不同的手术设计。若健眼为注视眼,麻痹眼下斜视,轻者应选择做麻痹眼的下直肌后退术,重者行上斜肌减弱术加下直肌后退术,或者内外直肌联合移位术。若患眼为注视眼,健眼呈上斜视者,应选择健眼的上直肌后退加下斜肌后退或移位术。

【临床路径】

1.询问病史

有无眼位偏斜。

2.体格检查

重点检查眼位和代偿头位。

3.辅助检查

复视像检查。

4.处理

以手术治疗为主。

5.预防

无有效的预防措施。

五、动眼神经麻痹

动眼神经进入眼眶前分上下两支,上支支配上直肌与提上睑肌;下支支配下直肌、内直肌、下斜肌及瞳孔括约肌与睫状肌。无论病变发生在神经核、神经干均会引起多条眼外肌的功能障碍。神经病变部位和麻痹的程度不同,临床表现也就各不相同。

【临床表现】

(1)完全性动眼神经麻痹

1)眼位为外斜,合并轻度下斜,内旋位,上睑下垂。

2)只有外转运动正常,其余各方向不能,外转时伴轻度下转。

3)眼球轻度突出。

4)眼内肌受累:瞳孔散大,调节麻痹,对光反射和近反射消失。

(2)不完全麻痹的表现:动眼神经支配的各条肌肉尚有部分功能。

(3)急性动眼神经麻痹:应考虑炎症、血管病及肿瘤所致。

(4)部分先天性动眼神经麻痹再生后迷失方向,又称迷走再生,表现为:

1)假性 Graves 征,眼睑迟落。

2)眼球内转时睑裂开大,外转时缩小。

3)假性 Argyll-Robertson 瞳孔,患眼瞳孔散大,对光反应消失。眼球集合时瞳孔缩小。

4)眼球上转时伴眼球内转和退缩。

5)先天性动眼神经麻痹可致斜视性弱视。

【诊断】

根据眼位及眼部其他改变,可以诊断。

【鉴别诊断】

1.甲状腺相关性眼病

有或无甲状腺功能亢进病史,单眼或双眼突出,上睑退缩和迟落,结膜充血,眼外肌肥大,最常受累的是下直肌和内直肌,常引起眼位偏斜和眼球上转、外转受限。常有复视。

2.重症肌无力

可累及提上睑肌和所有眼外肌。可有上睑下垂,休息后减轻。新斯的明试验阳性。

【治疗】

(1)针对病因治疗。

(2)治疗弱视。

(3)手术治疗:手术应分两次以上进行。上睑下垂矫正术要在斜视矫正术后进行。术前应检查是否有 Bell 现象,避免术后睑裂闭合不全。如果患眼下斜视矫正不好,尽量不做上睑下垂手术。

【临床路径】

1.询问病史

有无眼位偏斜和上睑下垂等改变。

2.体格检查

重点检查眼位。并注意有无眼内肌受累的征象。

3.辅助检查

复视像检查。

4.处理

以手术治疗为主。

5.预防

无有效的预防措施。

第五节　A-V 综合征

A-V 综合征是一种特殊类型的水平斜视，临床常见。由于本症水平斜视患者同时伴有垂直性麻痹，所以向上和向下注视时斜视角不同。用字母 A 和 V 的形态表示上、下斜视角的集合和分开。V 型斜视较 A 型多见，V 型外斜居首位。分为：①外斜 V 征：向上注视时斜视角比向下注视时的大≥15△；②内斜 V 征：向上注视时斜视角比向下注视时的小≤15△；③外斜 A 征：向上注视时斜视角比向下注视时的小≤10△；④内斜 A 征：向上注视时斜视角比向下注视时的大≥10△。

【临床表现】

(1)视力疲劳：患者常有间歇性、一过性复视和视力疲劳。向下注视时斜视角加大患者(外斜 A 或内斜 V 征)的视力疲劳较明显。

(2)代偿头位：患有水平斜视伴下颌上举或内收应考虑 A-V 征的存在，患外斜 V 征和内斜 A 征时下颌上举，患外斜 A 征和内斜 V 征时下颌内收，因为这个位置可获得双眼视轴平行。

(3)发育性弱视。

(4)异常视网膜对应。

【诊断】

(1)向上注视与向下注视的斜视度之间的差异必须≥10△才能诊断 A 现象。

(2)向上注视与向下注视的斜视度之间的差异必须≥15△才能诊断 V 现象。

【鉴别诊断】

无特殊疾病需要鉴别。

【治疗】

1.治疗目的

使原在位和下方位获得视轴平行和双眼单视功能，改善代偿头位和美容。

2.手术适应证

(1)正前方与向下注视有斜视者需要手术。外斜 V 征向上 15△外斜，向下为正位，如无症状无须手术。

(2)有明显的代偿头位。

(3)明显影响美容：如下斜肌功能亢进。

3.手术方法

(1)水平肌的垂直移位或垂直肌的水平移位：斜肌功能无异常者或者轻度 A-V 征可选用此法。

(2)水平直肌止端的倾斜移位治疗。

(3)斜肌手术：通过加强上、下斜肌或减弱上、下斜肌的作用而矫正 A-V 征。如果水平斜合并有斜肌的异常，首选斜肌手术解决A-V征，例如：外斜V征，减弱双下斜肌功能：下斜肌断腱、后退、部分切除均可以。又如：外斜A征行双上斜肌断腱术效果很好。

【临床路径】

1.询问病史

有无视力疲劳的症状和代偿头位。

2.体格检查

重点检查眼位。检查斜视角时，应戴矫正屈光不正眼镜，用棱镜片加遮盖法分别检查上方和下方的斜视度。让患者下颌内收、上举25°，注视6m处的目标。因为视近目标时尤其是向下注视时有调节，影响检查结果，可能引出假性A-V征。

3.辅助检查

无须特殊的辅助检查。

4.处理

可采用手术治疗。

5.预防

无有效的预防措施。

第六节 眼球震颤

眼球震颤为一种有节律的不自主的眼球摆动，它是中枢神经系统、眼外肌、视觉系统和内耳迷路疾病的常见体征。按其震颤节律分为冲动性和钟摆型两类。前者有快、慢相的差别。按其震颤形式分为水平性、垂直性、旋转性和混合性4型。眼球震颤又可分为生理性和病理性两大类。后者按发病时间分为先天性眼球震颤和后天性眼球震颤两型。

【临床表现】

1.生理性眼球震颤

发生于正常眼，例如两眼极度向侧方注视时终位性眼球震颤，采用旋转、冷热、注视黑白条纹转鼓或其他刺激所诱发的眼球震颤。

2.先天性眼球震颤

先天性者无症状。

(1)婴儿型眼球震颤：生后即发现眼球震颤，且终生不变。双眼多见，极个别为单眼。部分患儿常以侧头视物为主诉。生后2～3个月发病者，有大的摇摆性眼球运动；到4～6个月时又有小的钟摆样眼球运动；6～12个月时，出现冲动性眼球震颤和零点征(双眼处于眼球震颤最轻或完全消失位置，即为零点位，或称中间带)。常为水平摆动性，偶为斜向性、旋转性或混合性。震荡的频率较高。可伴有点头动作。可发生代偿性头位异常，面部总是转向快相侧，双眼转向慢相侧而形成慢相侧的侧视现象，是为了使双眼处于眼震的零位。除特发性眼球震颤外，常伴有白化病、无虹膜、Leber先天性黑矇、双侧先天性白内障、视神经或黄斑病变。

(2)隐性眼球震颤：隐性眼球震颤为双眼睁开时无眼球震颤，遮盖一眼后可诱发双眼眼球震颤,震颤为冲动型,快相向注视眼一侧,多合并有斜视或弱视。隐性眼球震颤常发生于一眼有斜视或视力下降的儿童中,为双眼睁开时非注视眼或视力差的一眼起到遮盖眼的作用,因此仅用一眼注视,就出现眼球震颤,快相指向注视眼。

(3)眼球震颤阻滞综合征:为先天性冲动性眼球震颤合并内斜视。婴儿早期出现眼球震颤时,采取注视眼内斜视来减轻或消除眼球震颤。

3.后天性眼球震颤

视力严重丧失,可因致密的白内障、外伤、锥体营养不良引起。表现为单眼及双眼眼球震颤。可见于中毒及代谢性疾病,如酒精、锂、巴比妥酸盐、苯妥英钠、水杨酸盐及其他抗惊厥药或镇静药中毒。也可见于维生素 B_1 缺乏,及神经系统疾病,如丘脑出血、肿瘤、卒中、外伤、多发性硬化等。可见下列类型:

(1)跷板型:为一眼向上向内,另眼向下向外。最常见于累及视交叉和(或)第三脑室的病变。可由于侧脑室肿物导致双颞侧偏盲。先天性者罕见。

(2)集合退缩型:当患者向上注视时,眼球出现集合样运动,伴有眼球退缩入眶内。患者向上注视受限,眼睑退缩,以及无反应的瞳孔散大。可有视神经盘水肿。常由松果体肿瘤或其他中脑异常所致。

(3)上跳型:眼球震颤的快相向上。当眼球震颤出现在原位时,病变最常见于脑干或小脑蚓部。当眼球震颤只在向上注视位发生时,最可能病因是药物作用。

(4)下跳型:眼球震颤的快相向上。最常见的病变位于脑干下端、颈髓交界处,如 Arnold-Chiari 畸形。

(5)回跃型:由改变注视方向触发。快相向着注视方向,但当持续注视发生疲劳时,快相会改变方向。当注视回复到原位时,快相运动在眼球回复原位的方向增加。最常见的病变位于小脑。

(6)凝视诱发型:向前注视时不出现眼球震颤,但当双眼向侧方注视时出现。当向眼球震颤快相方向注视时震颤幅度增加。眼球震颤的频率较低。最常见的原因是酒精中毒、应用镇静剂、小脑及脑干的病变。

(7)周期性交替型:眼球震颤快相向一个方向持续 60～90 秒,伴有头转向,然后转向相反方向持续 60～90 秒。如此周而复始。可能是先天性的,少见的情况是盲的结果。除盲之外,获得性眼球震颤可能由于颈髓交界处病变引起。

(8)前庭型:为水平或水平旋转性眼球震颤。可伴有眩晕、耳鸣或耳聋。可能由于前庭终末器官(内耳疾病)、第Ⅷ颅神经,或脑干中第Ⅷ颅神经核的病变引起。结构破坏性病变产生的眼球震颤快相背向受累的终末器官,刺激性病变产生的眼球震颤快相向着受累的终末器官。前庭型眼球震颤与基质角膜炎相关时称为 Cogan 综合征。

【诊断】

(1)病史:注意发病年龄,有无点头症状,有无眼部和全身异常,有无滥用药物及嗜酒史,有无眼球震颤、白化病家族史。

(2)全面眼部检查:观察眼球运动,检查虹膜透照除外白化病,有无视神经和黄斑部疾病。

(3)确定有无面部转动的代偿头位,及面部转动的角度,观察眼球震颤有无零点位及其方向。对跷板型眼球震颤应做视野检查。

(4)如果婴儿型眼球震颤的诊断难于确定时，可做眼球运动的电生理检查。

(5)做与药物、中毒、饮食因素相关的尿液或血清学检查。

(6)必要时头颅部 CT 或 MRI 影像学检查，以除外器质性病变。

【鉴别诊断】

1.婴儿型眼球震颤

(1)眼阵挛：表现为重复性、不规则多方向眼球运动，由小脑或脑干疾病、病毒性大脑炎等引起。成人可在药物成瘾或脑梗死中见到。

(2)点头状痉挛：表现点头和转头，伴有垂直、水平或旋转性眼球震颤，于 6 个月～3 岁起病，2～8 岁消失。可为单眼或双眼。视交叉的神经胶质瘤可能造成相同的临床表现，需做 MRI 影像检查予以排除。

(3)眼球震颤阻滞综合征：一些内斜视患者合并眼球震颤。当眼球内转或集合时眼震减轻或消失，呈现内斜视。当眼球外转时眼震加剧。这种病症称为眼球震颤阻滞综合征。

2.后天性眼球震颤

(1)上斜肌肌纤维颤搐：一眼小的单侧垂直性和旋转性眼球运动，可在裂隙灯显微镜下看清楚。当受累眼向鼻下注视时，症状和体征明显。常为良性，自行消退，可用卡马西平治疗，每次 200mg，每日 3 次。用药前应请血液科医师会诊，并做血液学检查，用药期间定期复查血液学。

(2)眼阵挛：表现为重复性、不规则多方向眼球运动。

(3)肌阵挛：眼球摆动性震荡，伴有非眼外肌如腭、舌、面部肌肉收缩，病变在脑桥和小脑的下橄榄核。

【治疗】

1.婴儿型眼球震颤

(1)矫正屈光不正，尽量提高视力。

(2)应用增视疗法治疗弱视，提高视力。

(3)对于小角度的面部转动代偿头位，佩戴棱镜片，其基底朝向面部转动相反的方向。

(4)对于大角度的面部转动代偿头位，而且固定在一定的方向时，可行眼肌手术，将零点位所在一侧的水平直肌后退，其对侧水平直肌缩短，使零点位转移到正前方。

2.隐性眼球震颤

(1)矫正屈光不正，尽量提高视力。

(2)应用增视疗法治疗弱视，提高视力。

(3)如果伴有斜视，并有症状时，可考虑眼肌手术。

3.眼球震颤阻断综合征

对于大角度面部转动代偿头位时，一般采用手术矫正内斜视。

4.后天性眼球震颤

(1)必须找出原发病因。

(2)对于定期交替性眼球震颤，巴氯芬口服，每日 3 次，开始时为每日 15mg，以后每 3 日增加 15mg，直到达到理想的治疗作用。但每日不能越过 80mg。如果达到最大耐受剂量时仍无疗效，应逐渐减量直至停用。儿童不宜服用。

(3)严重功能丧失性眼球震颤可以球后注射肉毒素治疗。

【临床路经】

1.询问病史

重点注意发病年龄，有无点头症状、斜视或弱视，用药史，家族史。

2.体格检查

应进行全面而详细的眼部检查。

3.辅助检查

若婴儿性眼球震颤的诊断不能确定时，可做眼球运动的电生理检查。对于后天性眼球震颤，应进行药物、中毒、饮食因素相关的尿液和血清检查。按需要做 CT 或 MRI 影像学检查，对易引起特殊类型眼球震颤的区域进行详细的检查。

4.处理

对于先天性眼球震颤，应尽量针对病因治疗，佩戴棱镜片，大角度的面部转动代偿头位手术治疗。对于后天性眼球震颤，应尽快明确原发病并给予相应处理。必要时应请耳科及神经科等多学科会诊，排除中枢神经系统及内耳迷路异常。

5.预防

无切实有效的预防措施。

第七节　眼外肌手术

一、直肌后退术

【适应证】

减弱引起水平或垂直斜视的直肌过强的肌力，常用于矫正水平或垂直斜视。

【禁忌证】

(1)怀疑调节性内斜视，验光戴镜不足 6 个月者。

(2)重症肌无力、轻度眼肌麻痹、核间麻痹、急性斜视、集合或分开麻痹等未经非手术治疗，病程 6 个月以内者。

(3)严重的心血管疾病患者。

(4)精神异常者。

(5)眼部有感染性病灶者。

【术前准备】

(1)眼部滴用抗生素滴眼液 2～3 日，每日 3～4 次。

(2)冲洗泪道。

(3)全身麻醉者术前禁食 6 小时。

【麻醉】

1.合作的儿童和成人采用

①表面麻醉。②球结膜下浸润麻醉。

2.不合作的儿童采用

全身麻醉。

【操作方法及程序】

(1)铺无菌单,暴露双眼术野,置开睑器。

(2)结膜切口:可做平行于直肌止端的球结膜切口、近穹隆部球结膜切口、角膜缘球结膜梯形切口或角膜缘球结膜半梯形切口。

(3)暴露直肌止端后,剪开少许肌鞘及肌间膜。用斜视钩勾取直肌,暴露巩膜及肌肉附着点。剪开肌腱鞘膜及节制韧带,游离肌肉。

(4)预置缝线:以 5-0 丝线或 6-0 尼龙线在直肌止端后 1mm 的肌腱上下缘各作 1 针肌腱 1/3 宽度的套环缝线,然后用剪刀分次剪断肌肉。

(5)用双脚规测量预计后退的距离为直肌新的止端。将肌腱断端上下缘的套环缝线缝于新止端巩膜处,并与原止端保持平行,宽度相同。

(6)球结膜复位,以 5-0 丝线或 10-0 尼龙线间断或连续缝合球结膜伤口。

(7)术眼涂抗生素眼膏后遮盖。

【术后处理】

(1)术后可能有恶心、呕吐,应安静卧床休息。

(2)术后第 2 日换药。滴用抗生素和糖皮质激素滴眼液 2～3 周。

(3)术后 5～6 日拆除球结膜缝线。

(4)术后记录眼位变化。如眼位仍不满意,一般须经 6 周后再次手术。

【注意事项】

(1)直肌后退量:后退的极量由直肌与眼球接触弧决定。内直肌为 3～5mm,外直肌为 5～7mm,上、下直肌为 2.5～5mm。

(2)暴露直肌止端后切忌将肌鞘和肌间膜进行不必要的分离,以免术后广泛粘连。

(3)剪断肌肉时不要采用一次性剪断的方法,以防误伤巩膜。一旦发生巩膜穿孔,应立即进行巩膜外冷凝或热凝。

(4)缝合直肌新止端时,为了使其保持平坦而不形成弧形,可于肌腱断端中间加缝 1 针褥式缝线。

(5)缝合球结膜时,应将切口后唇球结膜与其下球筋膜分离,使结膜下组织和球结筋膜后退,以免外直肌后退时因球结膜连同筋膜后退造成结膜缝合困难,或内直肌后退时造成泪阜后退。

(6)术中保护角膜。

(7)注意术中、术后的眼心反射,手术操作要轻巧,预防出现眼心反射。如果出现了应立即停止牵拉肌肉,吸氧,必要时请心内科协助处理。

二、直肌缩短术

【适应证】

加强力量薄弱的直肌，常用于矫正水平或垂直斜视。

【禁忌证】

同直肌后退术。

【术前准备】

同直肌后退术。

【麻醉】

同直肌后退术。

【操作方法及程序】

(1)铺无菌单、置开睑器和球结膜切口与直肌后退术相同。

(2)暴露直肌止端后，在肌腱两侧以剪刀分离球筋膜和肌间膜，形成一小口。于球筋膜与直肌缘两侧的肌间膜，分别伸入一个斜视钩，向反方向牵引肌腱，并将肌腱上的筋膜和结膜分离。两个斜视钩间距应大于拟缩短的肌肉长度。

(3)用双脚规测量预计缩短的直肌长度。以 5-0 丝线或 6-0 尼龙线在拟缩短肌肉长度之后 1mm 处，于肌肉内外缘，由后向前各作 1 针肌腱 1/3 宽度的套环缝线。

(4)于直肌缝线前 2mm 处切断肌肉。再将肌肉止端切除残余肌肉。将肌肉两侧的套环缝线缝合于直肌止端的巩膜处。

(5)缝合球结膜伤口及用药、遮盖等与直肌后退术相同。

【术后处理】

与直肌后退术相同。

【注意事项】

(1)直肌缩短量：直肌缩短的起点量为 3mm。内直肌可缩短 7～8mm，外直肌为 8～10mm，上、下直肌为 5mm。

(2)剪断直肌止端的残余肌肉时不要采用一次性剪断的方法，以防误伤巩膜。

(3)缝合直肌新止端时，为了使其保持平坦而不形成弧形，可于肌腱断端中间加缝 1 针褥式缝线。

(4)缝合球结膜时，应将切口后唇球结膜与其下球筋膜分离，使结膜下组织和球结筋膜后退，以免外直肌手术时因球结膜连同筋膜后退造成结膜缝合困难，或内直肌手术时造成泪阜后退。

三、下斜肌后退术

【适应证】

(1)原发性下斜肌功能过强。

(2)上斜肌麻痹时，其拮抗肌下斜肌功能过强。

【禁忌证】

诊断不明确时。

【术前准备】

(1)同视机检查9个方向眼位、水平和垂直斜视度、旋转偏斜度、眼的融合和立体视觉功能。仔细分析复视像和代偿头位状况。如条件允许,可做眼肌电图检查。

(2)眼部滴用抗生素滴眼液2～3日,每日3～4次。

(3)冲洗泪道。

(4)全身麻醉者术前禁食6小时。

【麻醉】

同直肌后退术。

【操作方法及程序】

(1)铺无菌单,暴露双眼术野。置开睑器。

(2)结膜切口颞侧角膜缘球结膜梯形切口,将结膜和球筋膜向后方分离,暴露外直肌止端。

(3)在外直肌止端下穿过缝线为牵引线。牵引眼球向内上方极度转动。将有齿颞伸到外直肌下缘止端10mm处,分离球筋膜,在直视下将斜视钩伸入下斜肌下。

(4)以5-0丝线或6-0尼龙线在下斜肌止端的前后端各做1针肌腱套环缝线,然后从止端分次剪断下斜肌。

(5)在外直肌止端下缘垂直向下6mm处作一标记,再由该点向后6mm作另一标记。将下斜肌止端前端的套环缝线缝合于这一位置时,相当于将下斜肌后退8mm。当将下斜肌止端前端缝合于距下直肌止端的颞侧和下方各1mm的巩膜,将下斜肌止端后端缝合于下直肌颞侧3mm、止端下方5mm巩膜时,则将下斜肌后退了10mm。

(6)拆除外直肌牵引线,以5-0丝线或10-0尼龙线间断或连续缝合球结膜伤口。

(7)术眼涂抗生素眼膏后遮盖。

【术后处理】

(1)术后第2日起每日换药1次,滴用抗生素和糖皮质激素滴眼液2～3周。

(2)术后5～6日拆除球结膜缝线。

(3)术后记录眼位变化。上斜肌麻痹术后仍残留垂直斜视或斜颈时,可于1～8周后视斜视的性质、肌肉的功能状态再次手术。

【注意事项】

(1)下斜肌后退1mm可矫正$1^{\triangle}$原位垂直偏斜及向下斜肌作用方向$2^{\triangle}$垂直偏斜。

(2)剪断下斜肌止端后端时应避免伤及下方和外侧涡静脉和黄斑部。

第十一章　眼外伤

第一节　眼球前段机械性眼外伤

一、角膜外伤

多见于钝挫伤、表浅的异物划伤或手指擦伤。钝力可引起角膜浅层组织擦伤。钝力也可使角膜组织急剧内陷，角膜内皮层和后弹力层破裂，造成角膜基质层水肿混浊。严重时可导致角膜破裂。

【临床表现】

(1)眼部外伤史。

(2)角膜浅层擦伤视力减退、剧烈疼痛、畏光、眼睑痉挛和流泪。可造成上皮脱落及前弹力层损伤。瞳孔反射性缩小，角膜缘有睫状充血。荧光素染色可确定角膜上皮脱落的范围。

(3)角膜基质层损伤症状较少，疼痛、畏光和流泪都较轻。基质层水肿、增厚和混浊，后弹力层出现皱褶。

(4)角膜破裂角巩膜缘较易发生。可有虹膜脱出或嵌顿，前房变浅或消失，瞳孔呈梨形。

【诊断】

根据眼部外伤史和眼部的改变，可以诊断。

【治疗原则】

(1)角膜浅层擦伤、板层裂伤滴用抗菌药物滴眼液，涂抗菌眼膏或配戴软性角膜接触镜。禁忌为了止痛而使用局部麻醉剂。角膜基质水肿混浊时，眼部可滴用糖皮质激素眼药水，必要时滴用睫状肌麻痹剂。

(2)角膜全层裂伤，长度大于 3mm 者需缝合伤口，脱出的虹膜数小时内经抗菌冲洗后可复位，时间长者需剪除以避免感染。

(3)必要时结膜下注射或全身抗菌治疗。

【治疗目标】

闭合伤口，预防感染，促进愈合。

二、角巩膜缘和前部巩膜外伤

严重钝挫伤可致眼球破裂，常见部位为角巩膜缘和前部巩膜，尤其在眼直肌下。这种外伤可造成严重后果。

【临床表现】

(1)眼部钝挫伤史。

(2)视力降低,甚至为光感以下。

(3)眼压常降低,但可以为正常或升高。

(4)球结膜出血水肿。

(5)角膜可变形。

(6)在眼球破裂方向,眼球运动受限。

(7)伤口内葡萄膜嵌顿,或玻璃体、晶状体脱出。

(8)直肌下巩膜破裂时,外部检查不易发现,称为隐匿性巩膜破裂。

【诊断】

根据外伤史和眼部所见,可以诊断。

【治疗原则】

(1)一期缝合伤口。如外伤累及玻璃体,可于术后2周左右行玻璃体手术,尽量保留眼球甚至有用视力。

(2)除非眼球不能缝合,不应做一期眼球摘除。

(3)眼部应用抗菌治疗,预防感染。

(4)必要时应用糖皮质激素。

【治疗目标】

手术修复伤口,预防感染。

三、外伤性前房出血

外伤性前房出血又称前房积血,见于眼球钝挫伤或手术后,以运动伤最常见。出血来源为虹膜动脉大小环、睫状体血管。伤后立即出现前房出血者称为原发性前房积血。伤后2～5天出现者为继发性前房积血。积血在1周以内者为新鲜出血,1～2周为亚急性陈旧性出血,2周以上者为慢性出血。

【临床表现】

(1)前房积血较多时,血液沉积于前房下部,于其上缘形成血平面。

(2)根据前房积血量,前房积血分为三级:积血量不到前房容积的1/3,血平面位于瞳孔下缘之下者为Ⅰ级;积血量占据前房容积的1/2,血平面超过瞳孔下缘者为Ⅱ级;积血量超过前房容积的1/2,甚至充满整个前房者为Ⅲ级。

(3)前房积血多能自行吸收,有时前房积血吸收后,因血管扩张而再度出血。

(4)复发性前房积血一般要比第1次出血量更多。

(5)前房积血可引起许多并发症,最重要的是继发性青光眼,多见于继发性出血。

(6)其次是角膜血染,在前房充满血液和眼压升高时,更易发生。

【诊断】

根据有外伤史和明确的临床表现,可做出诊断。

【治疗】

(1)半卧位安静休息。

(2)双眼包扎,限制眼球活动。

(3)不扩瞳,不缩瞳。

(4)先冷敷,阻止继续出血。然后热敷,促进积血吸收。

(5)精神紧张者,给予安眠镇静药。

(6)给予止血药,如止血芳酸、安络血等。

(7)可行前房穿刺术,防止积血。

(8)手术适应证为前房出血后眼压达 60mmHg,用降眼压药 72 小时后毫无好转;眼压达 50mmHg,持续 5 日不降;裂隙灯下可见角膜呈水肿及少量血染;眼压为 25mmHg,前房积血为全量,持续 6 日;或前房积血为Ⅱ级,持续 9 日。

【治疗目标】

前房出血消失。

四、外伤性虹膜根部离断

外伤性虹膜根部离断是指虹膜根部与睫状体相连处分离。当钝力从正面作用于眼球后的一瞬间,瞳孔发生阻滞,周边巩膜扩张,潴留于前房内的房水向无晶状体支撑的周边部虹膜冲击,钝挫伤的力量除在打击部位产生直接损伤外,由于眼球是不易压缩的球体,钝力在眼内传递,致外伤性虹膜根部离断;或穿通伤直接致外伤性虹膜根部离断。

【临床表现】

(1)裂隙灯活体显微镜或前房角镜下,虹膜周边部新月形黑色裂缝或破损,通过离断处看见晶状体周边部或睫状突,甚至玻璃体疝出,可伴前房出血。

(2)有时全部虹膜从根部完全离断,称外伤性无虹膜。

(3)小的虹膜根部离断,无自觉症状。

(4)中等大小的离断可产生瞳孔变形,引起视觉混乱。

(5)大的虹膜根部离断,可产生双瞳,出现单眼复视。

【诊断】

根据外伤史和临床表现,可做出诊断。

【治疗原则】

虹膜根部离断伴有复视时,可行虹膜根部缝合术,将离断的虹膜缝合于角巩膜缘内侧。

【治疗目标】

当虹膜根部离断伴有复视时,可行虹膜根部缝合术,将离断的虹膜缝合于角巩膜缘内侧。

五、外伤性前房角后退

当钝力从正面作用于眼球后的一瞬间,瞳孔发生阻滞,周边巩膜扩张,潴留于前房内的房水向无晶状体支撑的周边部虹膜冲击,钝挫伤的力量波及睫状体的前面,导致环状机及放射状肌纤维与纵行肌的纤维分离,纵行肌仍附着于巩膜突上,环状肌及放射状肌纤维及虹膜根部均痉挛后退,前房角变宽,周边前房加深,称为前房角后退。

【临床表现】

(1)前房角变宽,周边前房加深。

(2)有前房出血的病例,在出血吸收后多能查见不同程度的前房角后退。

(3)前房角镜下可见。

(1)一度撕裂:虹膜末卷及睫状体带撕裂。

(2)二度撕裂：睫状肌撕裂，睫状体带变宽。

(3)三度撕裂：睫状肌撕裂加深，前房角明显加宽。

(4)少数患者前房角后退较广泛，在伤后数月或数年，因房水排出受阻发生继发性青光眼，称前房角后退性青光眼。伤后1～10年是发生青光眼的高峰时间。

【诊断】

根据外伤史、临床表现和房角镜检查结果，可做出诊断。

【治疗原则】

以降眼压药物或眼外滤过术治疗继发生性青光眼。

【治疗目标】

如发生继发性青光眼，降低眼压至合理范围。

六、外伤性晶状体脱位

眼球突然遭受钝挫伤时，外力使眼球变形，房水冲击晶状体。随后玻璃体回跳冲击晶状体。经反复震动，将晶状体悬韧带部分或全部扯断，引起晶状体脱位。

【临床表现】

(1)部分断裂时，晶状体向悬韧带断裂的相对方向移位。

(2)在瞳孔区可见部分晶状体的赤道部，可有部分虹膜震颤、散光或单眼复视。

(3)晶状体全脱位时，可向前脱入前房或嵌顿于瞳孔区，引起继发性青光眼和角膜内皮损伤。

(4)晶状体全脱位时，可向后脱入玻璃体，前房变深，虹膜震颤，出现高度远视。

(5)如果角巩膜破裂，晶状体也可脱位于球结膜下。

【诊断】

根据外伤史和临床表现，可做出诊断。

【治疗原则】

(1)晶状体嵌顿于瞳孔或脱入前房，需急诊手术摘除。

(2)晶状体半脱位时，可用眼镜矫正散光，但效果差。

(3)晶状体脱入玻璃体，可引起继发性青光眼、视网膜脱离等并发症，应行晶状体切除和玻璃体手术。

【治疗目标】

改善患者视力，必要时摘除脱位的晶状体。

七、外眼及眼前节异物

外眼及眼前节异物伤较常见。大多数异物为铁质磁性金属。也有非磁性金属异物如铜和铅。非金属异物包括玻璃、碎石及植物性(如木刺、竹签)和动物性(如毛、刺)异物等。不同性质的异物所引起的损伤及处理有所不同。异物的损伤因素包括机械性破坏、化学及毒性反应、继发感染等。眼内的反应取决于异物的化学成分、部位和有无带菌。

【临床表现】

1.眼睑异物

多见于爆炸伤时，可使眼睑布满细小的火药渣、尘土及沙石。

2.结膜异物

常见的有灰尘、煤屑等,多隐藏在睑板下沟、穹窿部及半月皱襞,异物摩擦角膜会引起刺激症状。

3.角膜异物

以铁屑、煤屑较多见,有明显刺激症状,如刺痛、流泪、眼睑痉挛等;铁质异物可形成锈斑;植物性异物容易引起感染。

4.前房及虹膜异物、晶状体异物

常伴有穿通伤的表现。如角膜有线状伤口或全层瘢痕,相应的虹膜部位有穿孔,晶状体局限性混浊,表明有异物进入眼内。

【诊断】

(1)诊断主要根据外伤史、临床表现和影像学检查。

(2)诊断前房、虹膜和晶状体异物时,发现眼球壁伤口是诊断的重要依据。

【治疗】

1.眼睑异物

对眼睑异物可用镊子或无菌注射针拨出。

2.结膜异物

滴用表面麻醉剂后,用无菌湿棉签拭出异物,然后滴用抗菌药物滴眼液。

3.角膜异物

(1)对于角膜表层异物,在表面麻醉后,用棉签拭去。

(2)对于较深的角膜异物,可用无菌注射针头剔除。如有锈斑,尽量1次刮除干净。

(3)对多个角膜异物可分期取出,即先取出暴露的浅层异物,对深层异物暂不处理。

(4)若角膜异物较大,已部分穿透角膜进入前房,应行显微手术摘除异物。异物取出后滴用抗菌药物滴眼液或眼膏。

4.前房及虹膜异物

靠近异物的方向或相对方向作角膜缘切口取出,磁性异物可用电磁铁吸出,非磁性异物用镊子取出。

5.晶状体异物

若晶状体大部分透明,可不必立即手术;若晶状体已混浊,可连同异物摘出。

【治疗目标】

去除异物,预防感染。

第二节 眼球后段机械性眼外伤

一、眼球内异物

眼球内异物是一类比较常见的严重危害视功能的眼外伤。进入眼内异物的种类繁多,理化性质各异。眼内异物对眼部损伤作用包括机械性损伤、化学及毒性反应、继发感染以及由此造成的后遗症等。对于任何眼部或眶部外伤，都应该高度怀疑并排除球内异物的可能，以免造成不必要的损害。

【临床表现】

(1)多有异物本身对眼球的机械性损伤的表现，如结膜、角膜、虹膜的穿通伤口，晶状体局限性混浊、眼底出血等。

(2)根据异物的性质、球内位置以及有无带菌等因素，可有不同的临床表现。

(3)性质不活泼的异物如沙石粒、玻璃、塑料、睫毛等，由于其性质比较稳定，眼内耐受性较好，异物本身对眼球的损害较轻。

(4)性质活泼的异物，如铁、铜、铝、锌等是较常见的性质活泼的球内异勒。当异物较大时，可引起眼部严重刺激性反应，其中尤以铁和铜的反应为重。

(5)铁质沉着症：铁质异物可发生铁质沉着症，引起夜盲、视野向心性缩小或失明等。角膜基质铁锈沉积、虹膜异色、瞳孔扩大及光反射迟钝、晶状体前铁锈棕色沉着、玻璃体棕褐色混浊、视网膜色素增生、血管变细、视神经盘色浅和萎缩，以及继发性青光眼等；视网膜电图(ERG)检查多见 a 波和 b 波反应异常。

(6)铜质沉着症：铜质异物可发生铜质沉着症，角膜周边部可见 Kayser-Fleischer 环、虹膜黄绿色变、瞳孔中度散大及光反射迟钝、晶状体前后囊黄绿色物附着、玻璃体内金黄色反光、视网膜上可见血管两侧金黄色反光、黄斑部出现黄色病变区；有时出现无菌性炎症。

(7)还可发生玻璃体积血、化脓性眼内炎、虹膜睫状体炎、白内障、视网膜脱离、眼球萎缩等。

【诊断】

(1)根据明确的眼外伤史，眼球穿通伤痕以及临床表现，可以诊断。

(2)前房角镜、三面镜以及眼部超声、X 线、CT 和 MRI 等检查有助于诊断。

(3)对于视网膜毒性异物，可有 ERG 结果的异常，也有助于诊断。

【鉴别诊断】

1.脉络膜骨瘤

好发于青年女性，单眼居多，肿瘤多位于视神经盘附近。根据脉络膜骨瘤好发部位、荧光素眼底血管造影、超声、CT 等影像学检查以及无眼部外伤史等特点，可资鉴别。

2.视网膜母细胞瘤

可有视网膜瘤体局限性钙化，但本病多发于婴幼儿，多有斜视，瞳孔反光异常，视网膜黄白色隆起样肿物以及无眼部外伤史等特点。

【治疗】

(1)积极抗炎治疗和及早手术取异物。手术方法取决于异物性质、位置、可见度等因素。

(2)前房及虹膜异物经靠近异物的方向或相对方向作角膜缘切口取出。

(3)晶状体异物，若晶状体大部透明，不必立即取出；若晶状体已经混浊，可连同异物一并摘除，根据具体情况决定是否一期植入人工晶状体。

(4)玻璃体或球壁异物，可见度好的磁性异物可应用磁铁取出；有条件的可采用玻璃体切除手术直视下取出。

(5)积极治疗相关并发症，如继发性青光眼、虹膜睫状体炎、外伤性白内障等。

【临床路径】

1.询问病史

重点询问视力减退情况及有无眼外伤史。

2.体格检查

重点注意眼球穿通伤痕以及不同性质异物的特征。

3.辅助检查

三面镜以及眼部B超、X线、CT和MRI等辅助检查。

4.处理

及早取出异物和抗炎治疗。

5.预防

加强眼外伤防治的宣传教育，加强劳动保护。

二、外伤性玻璃体积血

眼部遭受钝挫伤和穿通伤时，可引起睫状体、脉络膜和视网膜血管破裂，导致玻璃体积血。

【临床表现】

(1)视力不同程度下降，严重者仅有光感。

(2)玻璃体积血程度不同时，瞳孔红色反光可以消失，窥不见眼底。

(3)玻璃体积血易使玻璃体液化或有胆固醇性结晶沉积。

(4)严重者可发生增生性玻璃体视网膜病变、牵拉性视网膜脱离及继发性青光眼。

【诊断】

(1)根据明确的眼外伤史、玻璃体积血混浊，可以诊断。

(2)眼部超声检查，可见低回声光点、光斑或光团、后运动活跃，有助于诊断。

【鉴别诊断】

(1)糖尿病、视网膜静脉周围炎、Coats'病等的玻璃体积血无外伤史，有原发病史。

(2)玻璃体炎症：玻璃体内有炎性渗出物和白细胞，呈现致密、灰黄色或灰白色膜状混浊，甚至积脓；细菌涂片或培养可阳性。

【治疗】

(1)少量积血，多可自行吸收；或可给予止血药和促进血液吸收的药物治疗。

(2)大量积血或积血外伤后1个月不吸收者，可行玻璃体切除术；如伴有视网膜脱离者，应该及早手术治疗。

【临床路径】

1.询问病史

重点询问视力减退情况及有无眼外伤史。

2.体格检查

重点注意玻璃体积血的程度及眼压。

3.辅助检查

眼部超声检查对本病的诊断具有一定参考价值。

4.处理

主要是根据玻璃体积血量进行相应的治疗。

5.预防

加强眼外伤防治的宣传教育,加强劳动保护。

三、外伤性视网膜脱离和增生性玻璃体视网膜病变

机械性眼外伤可使血眼屏障破坏,产生严重炎性反应,眼内出血,玻璃体嵌顿,外伤性视网膜脱离和增生性玻璃体视网膜病变(PVR)。其中后两者后果严重,其手术时机和方式的选择均与患者视力预后相关。

【临床表现】

(1)多见于青少年。

(2)有明确眼球外伤史。

(3)视力明显下降。大量、浓厚玻璃体积血可致光感消失。

(4)眼球有受伤部位。

(5)前房炎性反应或出血。

(6)瞳孔散大,对光反应可灵敏,也可消失。

7.晶状体位置正常或脱位,透明或混浊。

8.玻璃体积血,根据出血量的多少,决定可否窥见眼底。

9.视网膜表面出血,视网膜前或视网膜下增生膜。

10.玻璃体内机化条索,牵拉性视网膜脱离,视网膜裂孔。

11.严重玻璃体积血、机化时,眼底不能窥入。

12.B 超检查可显示玻璃体视网膜增生及视网膜脱离。

【诊断】

(1)根据眼外伤史和临床表现,可以诊断。

(2)眼部超声检查,有助于诊断。

【鉴别诊断】

1.陈旧性视网膜脱离

无明确的眼外伤史,病程较长,常伴有视网膜脱离、划线。

2.孔源性视网膜脱离

有视网膜裂孔。

3.视网膜血管性疾病的 PVR

常有眼底出血,原发病史。

【治疗】

(1)眼球穿通伤时,首先急诊显微镜下关闭伤口,必要时行巩膜外环扎术。

(2)眼外伤后 7～14 天根据病情行视网膜脱离复位术或玻璃体切除术。

(3)外伤性视网膜脱离(外路)

(1)详细检查眼底,若发现有视网膜裂孔,术中直视下行巩膜外冷凝所有裂孔。

(2)巩膜外切开放视网膜下液。

(3)巩膜外加压;巩膜外环扎。

(4)外伤性PVR/视网膜脱离(内路)

(1)行玻璃体切除术,须将玻璃体基底部的牵引增生膜彻底切除。

(2)将伤口处视网膜表面的玻璃体切干净。

(3)将视网膜从嵌顿的伤口中充分分离,必要时切除。

(4)伤道与正常视网膜之间要有一个隔离带。

(5)视网膜前及视网膜下增生条索必须切除。

(6)眼内放液,眼内激光封闭裂孔及视网膜切开处。

(7)硅油或气体填充,倾向于手术后硅油填充至少半年。

【临床路径】

1.询问病史

注意受伤的具体情况,伤后治疗情况。

2.体格检查

眼部检查注意眼球伤口的位置,有无眼内炎的征象,有无眼内异物、视网膜脱离和PVR。

3.辅助检查

眼底不能窥入时,应进行眼部超声检查。

4.处理

同治疗;但对无光感的患者也要抢救,尽可能恢复部分视功能。不要轻易放弃治疗。

5.预防

加强宣传,增强安全意识,减少外伤的发生。

四、视网膜震荡与挫伤

视网膜震荡与挫伤是一种常见的眼外伤。其发病机制是由于眼球钝挫伤时,在对应的后极部视网膜上发生对冲力,造成视网膜组织功能或器质性的损伤。

【临床表现】

1.视网膜震荡

(1)受伤后视力减退较轻微,伤后数天后视力可恢复。

(2)眼底可见视网膜轻度灰白色混浊、水肿,黄斑中心凹光反射可消失。

(3)一般无视网膜出血,痊愈后眼底正常,不遗留色素变性和其他病理性改变。

(4)伤后早期荧光素眼底血管造影有轻度弱荧光,无荧光渗漏和视网膜屏障的破坏。

2.视网膜挫伤

(1)视力减退明显,呈现不可逆性(3个月内)。

(2)眼底可见视网膜乳白色混浊、出血,水肿范围大,中心凹光反射消失,严重者黄斑区出现类似樱桃红样改变,愈合后眼底有脱色素区或色素紊乱。

(3)荧光素眼底血管造影多有荧光渗漏。

(4)视网膜电图(ERG)检查可见a波和b波波幅下降。

【诊断】

(1)根据明确的眼外伤史、特殊的眼底改变,可以诊断。

(2)荧光素眼底血管造影和ERG检查有助于区分视网膜震荡与挫伤。

【鉴别诊断】

1.视神经损伤

视力明显减退,甚至失明,可出现瞳孔光反射异常,视诱发电位(VEP)检查可见P100潜伏期延长、波幅降低,CT检查可有视神经管骨折。

2.黄斑囊样水肿

视力减退,眼底可见黄斑区组织水肿,荧光素眼底血管造影晚期多呈现花瓣状强荧光改变,无眼外伤史。

3.黄斑裂孔

直接检眼镜、间接检眼镜及前置镜下可见视网膜黄斑裂孔,有时孔前可见漂浮的盖膜。

【治疗】

可应用糖皮质激素、血管扩张剂、维生素类等药物治疗。目前对药物治疗视网膜震荡与挫伤的有效性仍未有定论。

【临床路径】

1.询问病史

重点询问视力减退情况及有无眼部外伤史。

2.体格检查

注意视网膜的改变。

3.辅助检查

ERG和荧光素眼底血管造影检查,可区分视网膜震荡与视网膜挫伤。

4.处理

对症治疗。

5.预防

加强防治眼外伤的宣传教育,加强劳动保护。

五、视神经损伤

视神经损伤是一种严重影响视功能的眼外伤。由于视神经主要位于眼眶和视神经管内,眼球后面,又有软组织围绕,为此视神经损伤多为间接性外伤,直接外伤较少见。常见病因有颅脑外伤、颅底骨折、视神经管骨折以及眼部严重锐器冲击伤或眼球严重挤压伤等。根据视神经损伤性质和机制的不同,可分为视神经挫伤、视神经撕脱伤和视神经鞘膜内出血3种类型。

【临床表现】

(1)视力突然性减退,甚至完全丧失;瞳孔散大,对光反射异常。

(2)不同类型视神经损伤,眼底改变可不同:

(1)视神经挫伤:视神经盘水肿多见于外伤性蛛网膜炎,颅内视神经损伤,眼底早期多正常,晚期可出现视神经萎缩的表现。

(2)视神经撕脱伤:部分性撕脱者,可见撕脱处视神经盘下陷呈类似青光眼样视杯凹陷;完全撕脱者,待眼底出血吸收后,可见视神经盘呈井状凹陷,似无底的洞穴,周围有严重挫伤样改变。

(3)视神经鞘膜内出血:视网膜静脉怒张、迂曲,视网膜出血、渗出,视神经盘水肿,邻近视神经盘有红色圈形成,晚期可有视神经萎缩。

(3)视诱发电位(VEP)P100波幅显著降低,潜伏期显著延长,严重者呈现熄灭型改变。

(4)根据视神经损伤程度不同,视野损害呈多样化改变。

(5)颅脑、眼部CT可见相应的阳性结果,如视神经管壁骨折、颅底骨折等。

【诊断】

(1)有明确的眼外伤史,明显的视功能障碍和临床体征,可以诊断。

(2)VEP和CT检查的阳性结果有助于诊断。

【鉴别诊断】

1.视神经盘水肿

多有引起视神经盘水肿的原发病因,对视力影响不大,VEP多无改变。

2.球后视神经炎

视力减退,瞳孔对光反射多有异常,但无眼部及颅脑部外伤史。

3.皮质盲

根据瞳孔对光反射正常以及颅脑影像学检查结果,可资鉴别。

【治疗】

(1)针对病因治疗。如视神经管骨折,早期可行视神经管减压术;如视神经鞘膜内出血导致的视神经损伤,可试行视神经鞘膜切开术。

(2)给予糖皮质激素和高渗剂,以减轻水肿对视神经的进一步的损伤。

(3)可给予维生素B_1、B_6、C,威氏克等营养神经和扩张血管性药物作为辅助治疗。

【临床路径】

1.询问病史

重点注意视力减退情况以及有无眼部、颅脑等处的外伤史。

2.体格检查

重点检查瞳孔和眼底改变。

3.辅助检查

VEP和CT检查可以确诊本病并且了解视神经损伤的具体原因等。

4.处理

主要是针对病因进行治疗。

5.预防

加强防治眼部和颅脑外伤的宣传教育,加强劳动保护。

六、眼球破裂

眼球破裂是一种极其严重的眼外伤。当眼球遭受的钝挫力足够强时,可在撞击部位或远离撞击部位处发生眼球破裂。直接的眼球破裂极少见,而间接性眼球破裂较多见。发生破裂的部位多见于角膜缘,也可见于结膜下、直肌下或后部巩膜,称为隐匿性巩膜破裂。

【临床表现】

(1)视力明显减退,严重者无光感。

(2)眼压降低,眼球塌陷。

(3)结膜下出血或血肿,角膜可变形,前房及玻璃体积血。

(4)眼球向破裂方向运动时出现障碍。

(5)眼部B超检查可显示球壁裂口;CT检查可有眼环变形或不连续样改变。

【诊断】

(1)有明确的眼部外伤史,视力和眼压明显减低,可以诊断。

(2)眼部B超和CT检查的阳性结果有助于诊断。

【鉴别诊断】

无特殊疾病需与眼球破裂鉴别诊断。

【治疗】

(1)仔细检查眼球伤口。

(2)尽可能缝合伤口,恢复眼球完整的解剖结构。

(3)根据损伤愈合情况,再决定进一步处理,如行玻璃体切除术。

(4)若眼球结构已经彻底破坏,无法修复,应行眼球摘除术,以防交感性眼炎。

(5)应用抗生素和糖皮质激素,预防感染,治疗眼部炎症。

【临床路径】

1.询问病史

重点询问视力减退情况及有无眼部外伤史。

2.体格检查

重点检查眼压和有无隐匿性巩膜破裂的发生。

3.辅助检查

B超和CT检查对确诊本病和了解眼球破裂部位具有重要作用。

4.处理

主要是手术恢复眼球解剖结构的完整性。

5.预防

加强防治眼外伤的宣传教育、加强劳动保护。

第三节 眼附属器机械性眼外伤

一、眼睑外伤

眼睑为眼附属器中最容易受伤的部位。根据致伤物的性质、大小、力量的不同,可发生不同类型的眼睑损伤,一般分为:①钝挫伤;②破裂伤。

【临床表现】

1.钝挫伤

(1)有钝挫伤史。

(2)眼睑皮肤擦伤,眼睑水肿或者气肿,皮下出血,严重时可有血肿。但眼睑结构和眼睑皮肤基本完整。常常合并结膜下出血或者结、角膜外伤的表现。

2.破裂伤

(1)由于锐器导致的眼睑切割伤或钝伤(常导致裂伤)史。

(2)眼睑皮肤裂开,深度可达眼睑全层。切裂伤的创缘整齐,而挫裂伤的创缘不规则。严重的外伤可有眼睑组织的部分或全部缺失。

【诊断】

根据眼外伤史,眼睑肿胀、出血或皮肤破裂,甚至眼睑组织缺损,可以诊断。

【鉴别诊断】

复杂眼外伤合并的眼睑外伤:除眼睑外伤外还有眼球组织或者眼眶的受损表现。

【治疗】

(1)钝挫伤:首先是促进止血,局部48小时冷敷,以后改为热敷。如有血肿且长时间不吸收时需考虑切开引流,同时加用全身广谱抗生素预防感染。

(2)切裂伤:进行清创、止血、探查伤口、清除异物。眼睑的各层组织应分层缝合。尽量顺皮肤纹理加以对合。应尽量保留睑部组织,使正常眼睑位置尽可能得到恢复。并尽量保证眼睑的结构和形态的完整。口服广谱抗生素预防感染,肌内注射破伤风抗毒素。伤口愈合良好时,可于术后4～5天拆线。

(3)如果发生眼睑缺损,且不能一期完整修补时,可与整形外科合作,同时注意保护暴露的结、角膜,避免继发感染。

【临床路径】

1.询问病史

是否有明确的眼外伤史。

2.体格检查

重点检查眼睑,并注意是否合并眼球和眼眶的损伤。

3.辅助检查

注意是否合并眼球和眼眶的损伤。必要时做相应的影像学检查。

4.处理

眼睑挫伤引起的出血和水肿可自行吸收,无须特殊处理。余同治疗。

5.预防

注意安全,避免事故和外伤。

二、泪小管断裂伤

多因为内眦侧的眼睑切断或撕裂伤所导致,下泪小管裂伤较多见,上下泪小管同时受累少见。

【临床表现】

(1)眼睑切裂伤病史。切裂伤位于内眦侧眼睑。

(2)眼睑全层或次全层裂开,从上下泪点冲洗泪道时,可发现皮肤裂开处有液体流出。

【诊断】

(1)根据眼睑外伤史,泪小管部位的眼睑切裂伤,可以诊断。

(2)泪道冲洗可发现皮肤裂开处有冲洗液体流出,必要时可用染色剂证实。

【鉴别诊断】

1.鼻泪管阻塞

泪道冲洗时冲洗液常常从另一泪点或原泪点反流。

2.泪总管断裂伤

受伤位置多位于鼻梁和内眦之间,泪点冲洗可见断端。

【治疗】

(1)清洁创面,尽量一期吻合断裂的泪小管。

(2)泪小管内置入支撑物,并留置2～4周后拔除。

(3)滴用抗生素眼药水,必要时加用抗生素口服。

【临床路径】

1.询问病史

有无眼睑外伤史。

2.体格检查

眼部检查可直接看到泪小管断端。

3.辅助检查

冲洗泪道可证实泪小管断裂。

4.处理

吻合断裂的泪小管。

5.预防

避免外伤。

三、爆裂性眼眶壁骨折

爆裂性眼眶壁骨折是由于间接外力引起的一组综合征。一般眶缘完整,眶壁薄弱处裂开,软组织嵌顿疝出。多由于在外力作用下,眶压突然增高,导致眶壁最薄弱处爆裂,骨折多位于眶底的眶下管、筛骨纸样板处。爆裂性眼眶壁骨折多见于运动、打斗或车祸事故。

【临床表现】

(1)外伤后即可有眼睑瘀血、水肿、皮下气肿、眼球突出、复视等表现,然后出现典型的临床症状,如眼球内陷、眼球运动障碍等。

(2)眼球内陷,见于眶底和眶内壁骨折。多在外伤10天后发生,轻者眼球突出度较健侧低2～3mm,重者可达5～6mm,睑裂变小;因眶下部脂肪、下斜肌、下直肌、眼球悬韧带等软组织疝入上颌窦,可导致眼球向下移位,重者脱入筛窦或上颌窦;若眶下神经管骨折伤及眶下神经,则伤侧颧面部感觉异常。

(3)眼球运动障碍,眼球向上运动不足为常见,偶有下转受限,出现复视症状。

(4)可有眼球破裂伤、视神经管骨折,导致视功能严重障碍,甚至完全丧失。

【诊断】

(1)根据明确的眼和颅脑部外伤史,爆裂性眶壁骨折典型的临床表现,可以诊断。

(2)眼部X线和CT检查的阳性结果有助于诊断。

(3)视诱发电位(VEP)可以了解视神经功能损伤情况。

【鉴别诊断】

眼球萎缩：可有上睑下垂，眼位异常；但视功能丧失，眼球体积减小，眼眶X线和CT等影像学检查结果没有眶壁骨折征象。

【治疗】

(1)伤后早期应用糖皮质激素，可减轻水肿和组织粘连，泼尼松口服1～1.5mg/(kg·d)，每晨一次；应注意逐渐减量。同时应用抗生素防止感染。

(2)水肿消退后，若眼球内陷和眼球运动障碍较轻者，可以治疗观察；若3～6个月后眼球内陷和眼球运动障碍加重者，出现明显复视，应考虑及早行眶壁修复手术。

(3)有视神经管明显骨折者，可行视神经管减压术。

(4)伴有颅脑外伤者，请神经外科会诊。

【临床路径】

1.询问病史

重点询问致伤原因、视力改变以及有无复视、昏迷等病史。

2.体格检查

重点注意检查眼球突出度、眼位和眼球运动功能。

3.辅助检查

X线和CT检查可确诊本病，VEP检查可以了解视神经的损伤情况。

4.处理

药物保守治疗，观察眼部具体病变情况，决定是否手术治疗。

5.预防

加强眼眶损伤防治的宣传教育，对爆裂性眼眶壁骨折的发生能够起到重要的预防作用。

四、眶内异物

眼外伤导致异物进入并停留在眼眶内，称为眶内异物。眼眶周围有骨壁保护，因此眶内异物多从前方进入。也可以进入眼球后再度穿透球壁进入眼眶。常合并眼球的穿通伤。异物种类以金属最为多见，其次为植物性异物。可对眼眶组织造成损伤。

【临床表现】

(1)异物伤可见皮肤伤口，皮下组织出血、血肿、水肿以及各种相应的结构和功能障碍；当眼球受累时，有眼球穿通伤性表现。

(2)异物刺激可引起受损组织异物性反应，最终被纤维组织包裹或继发日艮外肌瘢痕粘连，眼球运动障碍，视神经受压引起视神经萎缩。

(3)植物性异物伤，可发生细菌感染，可引起眶蜂窝织炎，眶脓肿，脓肿破溃，多形成瘘管，经常有脓性分泌物排出。

(4)铜、铁等金属性异物铜性异物常引起无菌性化脓性反应，周围组织发生坏死；铁性异物，周围软组织常有铁锈沉着，少有功能障碍。

【诊断】

(1)根据明确的眼眶部外伤史，眼睑皮肤和眼球壁的穿通伤痕，可以诊断。

(2)眼部B超扫描、CT、MRI和X线等检查所显示的眶内阳性结果有助于诊断。

【鉴别诊断】

1.眶部炎性假瘤

非特异性炎症可累及眶内各种软组织，有眼眶痛、眼球运动障碍、眼球突出、眼睑结膜充血水肿等表现，但影像学检查眶内无异物存在。

2.球内异物

眼底检查可看到球内异物，或以影像学定位检查判断异物位于眼球壁内。

【治疗】

(1)冲洗伤口，应用大量抗生素治疗，积极预防感染。

(2)植物性异物，原则上应手术取出，并行瘘管切除。

(3)金属性异物，应视异物性质和部位决定是否手术取出。如邻近眶前部磁性金属性异物，可手术吸出；邻近视神经较大异物，因纤维组织收缩，影响到视神经血供，可外侧开眶取出；铜性异物常可引起化脓性炎症，通常需要手术取出。

(4)其他眶内非刺激性异物，如塑料、玻璃等，一般不必手术取出。

【临床路径】

1.询问病史

重点询问有无眼部外伤史以及外伤的性质。

2.体格检查

注意检查眼眶部皮肤和眼球壁的穿通性伤痕。

3.辅助检查

眼眶部B超、CT、MRI和X线等辅助检查，有助于确诊。

4.处理

根据异物性质和部位决定是否手术取出，同时积极抗炎治疗。

5.预防

加强眼外伤防治的宣传教育、加强劳动保护。

第四节　化学性眼外伤

一、眼部酸性烧伤

酸性烧伤是指酸性化学物质接触眼部所致的化学伤。致伤物质的浓度、剂量、作用方式、与眼部接触面积、时间以及温度、压力等情况不同，其对眼部组织损害程度也不同。酸性化学物质基本上是水溶性的，可使组织蛋白发生凝固。当其浓度低时，对眼部仅有刺激作用。当其浓度高时，可使组织蛋白发生凝固性坏死，在结膜和角膜表面形成焦痂，可减缓酸性物质继续向深部组织扩散，因此组织损伤比碱烧伤为轻。

【临床表现】

1.轻度

(1)多由于弱酸引起。

(2)眼睑结膜轻度充血水肿,角膜上皮点状脱落或水肿;修复后水肿消退,上皮修复,不留瘢痕。

(3)无明显并发症,视力多无影响。

2.中度

(1)由强酸引起。

(2)眼睑皮肤可起水疱或糜烂。

(3)结膜水肿,出现小片缺血坏死。

(4)角膜明显混浊水肿,上皮层完全脱落,或形成白色凝固层。愈合后可遗留角膜斑翳,影响视力。

(5)可伴有虹膜睫状体炎。

3.重度

(1)眼睑皮肤肌肉出现溃疡。

(2)结膜广泛性缺血性坏死。

(3)角膜全层混浊,甚至穿孔。

(4)巩膜坏死。

(5)有时引起眼球萎缩。

【诊断】

根据明确的眼部酸烧伤史,眼睑皮肤和眼球的临床表现,可以诊断。

【治疗原则】

(1)急救处理争分夺秒,彻底冲洗眼部,是处理眼部酸烧伤最重要的一步。可用自来水或生理盐水冲,冲洗时间不少于15分钟。

(2)应用抗菌药物,积极控制感染。

(3)结膜下注射5%磺胺嘧啶钠1～2ml。

(4)早期应用糖皮质激素,抑制炎症反应和新生血管的形成。

(5)滴用自家血清。

(6)应用胶原酶抑制药防止角膜穿孔,可点用2.5%～5%半胱氨酸滴眼液或10%枸橼酸钠滴眼液,也可口服四环素等药物。

(7)如发生虹膜睫状体炎,可给滴用1%阿托品滴眼液。

(8)切除坏死组织,防止睑球粘连;若角膜溶解变薄,可行角膜板层移植术。

(9)晚期针对出现的并发症进行相应的治疗,如行睑部整形术,穿透性角膜移植术等手术治疗。

【治疗目标】

进行现场急救和后续治疗,尽量保持眼部组织的完整性和功能。

二、眼部碱性烧伤

碱性烧伤是指碱性物质接触眼部所导致的一种化学烧伤。视碱性物质的性质、浓度、剂量、作用方式、接触面积、时间以及温度、压力等情况的不同,对眼部组织损害程度亦不同。常见的碱性烧伤多由氢氧化钠、生石灰、氨水等引起。由于碱能够溶解脂肪和蛋白质,与组织接触后能很快渗透到深层组织和眼内，使细胞分解坏死，一般来说，碱烧伤比酸烧伤的后果严重。

【临床表现】

1.轻度

(1)多由于稀释的弱碱引起。

(2)眼睑结膜轻度充血水肿。

(3)角膜上皮点状脱落或水肿；修复后水肿消退，上皮修复，不留瘢痕。

(4)无明显并发症，视力多无影响。

2.中度

(1)由较稀的弱碱引起。

(2)眼睑皮肤可起水疱或糜烂。

(3)结膜水肿，出现小片缺血坏死。

(4)角膜明显混浊水肿，上皮层完全脱落，或形成白色凝固层。烧伤愈合后可遗留角膜斑翳，影响视力。

(5)常伴有较严重的虹膜睫状体炎。

3.重度

(1)多由强碱引起。

(2)眼睑皮肤肌肉出现溃疡。

(3)结膜广泛性缺血性坏死。

(4)角膜全层混浊变白，溃疡形成，基质溶解，甚至穿孔，巩膜坏死等。

(5)晚期愈合后，常有睑球粘连、假性翼状胬肉、角膜白斑、角巩膜葡萄肿、继发性青光眼、白内障、甚至眼球萎缩等发生。

【诊断】

根据明确的眼部碱烧伤史，眼睑皮肤和眼球由碱烧伤所产生的一系列临床表现，可以诊断。

【治疗原则】

(1)急救处理争分夺秒，彻底冲洗眼部，是处理眼部碱烧伤最重要的一步。可用自来水或生理盐水冲，冲洗时间不少于15分钟。

(2)应用抗菌，积极控制感染。

(3)应用维生素C，如结膜下注射维生素C 2ml，每日1～2次，也可口服或静脉点滴维生素C。

(4)早期应用糖皮质激素，抑制炎症反应和新生血管的形成。

(5)滴用自家血清。

(6)应用胶原酶抑制药防止角膜穿孔，可滴用2.5%～5%半胱氨酸眼药水或10%枸橼酸钠眼药水，也可口服四环素等药物。

(7)如发生虹膜睫状体炎，滴用1%阿托品滴眼液。

(8)0.5%依地酸钠(EDTA)滴眼，可促进钙质排出，可用于石灰烧伤的患者。

(9)切除坏死组织，防止睑球粘连；若角膜溶解变薄，可行角膜板层移植术。

(10)晚期针对出现的并发症进行相应的治疗,如行睑部整形术、睑球分离术、穿透性角膜移植术等手术治疗。

【治疗目标】

采取现场急救和后续治疗,尽量保持眼组织的完整和功能。

第五节 热烧伤性眼外伤

高温物质,例如火焰、沸水、铁水,直接接触或者通过周围的高温气体的传导接触,导致的眼部的热损伤,称为眼的热烧性眼外伤。根据致伤原因的不同可以分为火焰性热烧伤和接触性热烧伤两大类。热烧伤性眼外伤多于日常生活或工农业生产事故中发生,也可见于战争。

【临床表现】

(1)眼部疼痛。

(2)视力下降,甚至失明。

(3)轻度热烧伤性眼外伤。

1)可见眼睑皮肤红斑、水疱。

2)结膜充血水肿。

3)角膜轻度混浊。

4)虹膜纹理不清。

(4)重度热烧伤性眼外伤。

1)可见眼睑皮肤全层坏死。

2)结膜凝固性坏死,其下巩膜也常受累出现坏死穿孔。

3)角膜瓷白色混浊,边界清晰,角膜混浊坏死后,轻者形成溃疡,重者形成局部葡萄肿,甚至发生角膜穿孔。

4)严重者引发睑球粘连、眼内容物脱出、眼内炎、眼球萎缩、眼睑缺损等。

【诊断】

根据明确的眼部热烧伤史,眼睑皮肤和眼球由热烧伤导致的一系列临床表现,可以诊断。

【治疗原则】

(1)防止感染,促进创面愈合,预防并发症的发生。

(2)对轻度热烧伤性眼外伤,眼部滴用抗菌药物滴眼液;有虹膜睫状体炎发生时,给予散瞳药散大瞳孔。

(3)对重度热烧伤性眼外伤,大剂量应用抗菌药物控制感染,去除坏死组织。有角膜坏死时,可行羊膜移植或角膜移植术;巩膜局限性坏死,可行巩膜修补术。

(4)晚期主要根据具体病情,针对相关并发症进行治疗。如行睑球分离术、眼睑整形术等。

(5)若合并全身烧伤,请烧伤科协助诊治。

【治疗目标】

防止感染,促进创面愈合以及针对后遗症的处理。

第六节　眼辐射性损伤

电磁波或者放射性离子对眼睛产生的损伤称为辐射性眼外伤。根据致伤辐射线电磁谱中波长的长短分为非电离辐射性眼损伤和电离辐射性眼损伤两类。非电离辐射性电磁波包括波长大于100nm的紫外线、可见光线、红外线、微波等，其对组织损伤的作用机制为热效应和光化效应；电离辐射性电磁波包括γ射线、X射线、中子、质子和波长在100nm以下的极短波紫外线，其对组织损伤的作用机制为电离效应。

【临床表现】

1.紫外线损伤

一般在接触紫外线3～8小时后发生，有强烈眼部异物感，刺痛，畏光，流泪及眼睑痉挛，结膜充血，角膜上皮点状脱落，荧光素钠染色阳性，瞳孔缩小；24～48小时后，角膜上皮愈合，症状减轻或痊愈。

2.可见光损伤

多由观察日蚀引起，也可由眼科仪器的强光源长时间照射引起。视力减退依据光损伤程度的不同而不同，严重者有中央黑点，视物变形；眼底检查可见黄斑水肿，出血或裂孔形成，中心凹光反射消失，黄斑区色素紊乱。视野检查可见中心暗点，眼底荧光造影可有荧光增强。

3.红外线损伤

多发生于高温环境下的工作人员，由于短波红外线可被虹膜和晶状体吸收，产生热作用，导致晶状体混浊，白内障形成，以及虹膜发生萎缩。

4.微波损伤

微波频率在3000～300万MHz，穿透性强，可引起白内障或视网膜出血等发生。

5.离子辐射性损伤

对肿瘤行放射治疗是常见的致病原因。可有放射性白内障、放射性视网膜病变、放射性视神经病变、放射性角膜炎、放射性虹膜睫状体炎等发生。

【诊断】

根据明确的眼部辐射线损伤史，及临床表现，可以诊断。

【治疗原则】

(1)主要是对症处理。

(2)紫外线性角膜病变促进角膜上皮愈合，同时应用抗菌药物防止继发感染。

(3)辐射性白内障可行白内障摘除联合人工晶状体植入。

(4)辐射性视网膜损伤早期可给以糖皮质激素、血管扩张药、能量合剂以及维生素B类、维生素C等药物治疗；晚期根据视网膜病变的具体情况，可行眼底激光治疗。

【治疗目标】

主要是对症治疗，保持眼组织的完整性和功能。

参考文献

[1]徐亮，吴晓，魏文斌.同仁眼科手册(第二版).北京:科学出版社，2015

[2]Adam T.Gerstenblity 编；魏文斌译.WILLS 眼科手册(第六版).北京:科学出版社，2015

[3]葛坚，王宁利.眼科学.北京:人民卫生出版社，2015

[4]魏文斌.同仁眼科手册.北京:人民卫生出版社，2014

[5]刘家琦.实用眼科学(第3版).北京:人民卫生出版社，2010

[6]黎晓新.现代眼科手册(第3版).北京:人民卫生出版社，2014

[7]张慧.眼科住院医师日记.北京:人民卫生出版社，2014

[8]龚向明，钟兴武，杨晓.临床眼科彩色图谱.广州:广东科技出版社，2012

[9]赵桂秋，刘桂香.眼科值班手册.北京:人民军医出版社，2009

[10](英)斯贝丝主编，孙兴怀译.眼科手术学原理与实践.北京:人民卫生出版社，2015

[11]马涛.眼科学.郑州:郑州大学出版社，2012

[12]潘颜选.实用眼科诊疗手册.北京:金盾出版社，2012

[13]黄厚斌.眼底荧光素血管造影学习精要.北京:人民军医出版社，2015

[14]王宁利.眼科疾病临床诊疗思维.北京:人民卫生出版社，2011

[15](印)卡纳原著，魏世辉，黄厚斌译.神经眼科临床检查与诊断.北京:人民军医出版社，2012

[16]孟祥伟.眼科手术要点图解.北京:中国医药科技出版社，2013

[17]王振常.同仁眼科影像诊断手册.北京:人民军医出版社，2013

[18]邢怡桥，陈长征.眼科疾病并发症鉴别诊断与治疗临床并发症.北京:科技文献出版社，2009

[19]魏世辉，钟敬祥.神经眼科速查手册(第7版).北京:人民军医出版社，2015

[20](美)欧弗雷，(美)斯科林，(美)霍尔德曼著，赵培泉，金海鹰译.眼科治疗手册——临床指南(第3版).北京:北京大学出版社，2013

[21](美)里奥丹-伊娃，(美)韦彻原著，张研译.韦阿普通眼科学(第17版).北京:人民军医出版社，2011